T0155758

Empathische Trauerarbeit

Lore Wehner
(Hrsg.)

Empathische Trauerarbeit

Vielfalt der professionellen Trauerarbeit in der Praxis

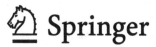 Springer

Herausgeberin
Lore Wehner, M.A.
Markt 145 b
8323 St. Marein bei Graz
Österreich
info@lorewehner.at
http://www.lorewehner.at

ISBN 978-3-7091-1588-6   ISBN 978-3-7091-1589-3 (eBook)
DOI 10.1007/978-3-7091-1589-3
Springer Wien Heidelberg New York Dordrecht London

Die Deutsche Nationalbibliothek verzeichnet diese Publikation in der Deutschen
Nationalbibliografie; detaillierte bibliografische Daten sind im Internet über
http://dnb.d-nb.de abrufbar.

Springer Medizin
© Springer-Verlag Wien 2014

Springer Medizin ist Teil der Fachverlagsgruppe Springer Science+Business Media
www.springer.com

Vorwort der Herausgeberin

Mit meinem Buch „Emphatische Trauerarbeit", möchte ich all jener gedenken, die wichtige Lebensbegleiter in meinem Leben waren.

Viele davon weilen nicht mehr unter uns, einige haben an Kreuzungen neue, andere Wege genommen. Manchmal habe ich mich für Wege entschieden, auf denen manche Lebensbegleiter mir nicht folgen konnten oder wollten.

So sind mir wunderbare, wertvolle, ganz besondere Menschen auf meinem Lebensweg begegnet. Manche von ihnen haben die Weichen in meinem Leben neu gestellt, wofür ich unendlich dankbar bin. Die Erinnerung an lustige, traurige, bewegende und freudige Ereignisse und Begebenheiten, sind die größten und wertvollsten Schätze meines Lebens.

So wünsche ich allen Lesenden, dass ihnen auf ihrem Lebensweg ganz besondere Lebensbegleiter begegnen, dass „Weichensteller" ihnen neue Wege aufzeigen, welche die Richtung in ihrem Leben ändern und somit Neues möglich machen können.

Ich danke Euch meine Lebensbegleiter. Ich werde die Erinnerung an Euch und an unsere gemeinsame Zeit in meinem Herzen bewahren.

Lore Wehner
Graz, im Herbst 2013

Vorwort der Koordinatorin

Mir wurde die spannende und herausfordernde Aufgabe zuteil, das vorliegende Buch zu koordinieren und es vom Zeitpunkt des Entstehens bis zur Abgabe an den Verlag zu begleiten.

Daher kann ich den Leserinnen und Lesern vorankündigen, was sie in diesem Buch erwarten wird. Es ist kein Buch, welches Anspruch auf reine Wissenschaftlichkeit stellt. Es ist kein Buch, das einzig aus Erfahrungsberichten besteht. Das Ihnen vorliegende Buch enthält einiges an Theorie, mehr noch an Praxis und vieles an Herz.

Beim Lesen werden Sie ein gutes Gefühl dafür bekommen, wie in der Trauer empathisch und verständnisvoll begleitet werden kann. Sie werden verstehen, wie mit Trauernden kommuniziert werden kann, welche Bedürfnisse sie haben und wie ihnen dabei geholfen werden kann, sich zu verabschieden und loszulassen. Sie werden sowohl einen Einblick in die Theorie der Trauer bekommen, als auch in den Umgang mit jenem Thema in anderen Kulturen. Im Praxisteil erwarten Sie unterschiedlichste Beiträge aus verschiedensten Bereichen, in welchen Trauerarbeit praktiziert wird. Sei es die Seelsorge, die Klangarbeit, Trauerarbeit mit Kindern, mit Eltern, tiergestützte Trauerarbeit oder Trauerrituale in Krankenhäusern und Pflegeheimen – es wird ein weiter Bogen gespannt. Und ich freue mich, Sie mit dieser Spannung ins Schmökern dieses Buchs schicken zu dürfen.

Auf dass es Ihnen im Beruflichen wie im Privaten ein wertvoller Begleiter sein wird.

Stephanie Mörz
Wien, im Herbst 2013

Inhaltsverzeichnis

II   Praxis

Über die Herausgeberin

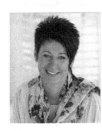

Lore Wehner, M. A.

Arbeitsbereiche:

- Coach, Geragogin, Mediatorin, Moderatorin, Supervisorin, Trainerin und Unternehmensberaterin im Gesundheits- und Krankenpflegebereich, in pädagogischen und sozialen Einrichtungen
- Leitung Institut ilw
- Konzeption
  - Sensorische Aktivierung
  - Lehrgang zum/zur Dipl. Aktivierungs- und DemenztrainerIn
  - Lehrgang zum/zur Betrieblichen Konfliktlotse/Konfliktlotsin im Gesundheits- und Krankenpflegebereich
  - ESAP: ein ganzheitliches Aktivierungs- und Pflegekonzept – Empathische Aktivierung und Pflege nach Lore Wehner und Alexandra Rauch

Autorin folgender Bücher:

Sensorische Aktivierung, Kreatives Konfliktmanagement im Gesundheits- und Krankenpflegebereich, Methoden und Praxisbuch der Sensorischen Aktivierung, Dicke Luft und Empathische Trauerarbeit

Mitarbeiterverzeichnis

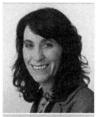

Susanne Auner
Kindergartenpädagogin, Trainerin in der Erwachsenenbildung, Mitarbeiterin im Kriseninterventionsteam Land Steiermark

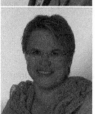

Heidi Ertl
Pflegehelferin, Dipl. Aktivierungs- und Demenztrainerin, Leitung des Tageszentrums Jenbach

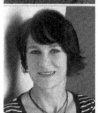

Mag. Sigrid Eysn
Freiberuflich arbeitende Dipl. Kinderkrankenschwester, Zusatzausbildung Palliative Care in der Pädiatrie, Kindertrauerbegleiterin, Doktoratstudium für Pflegewissenschaft

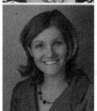

Margret Fritz
Transpersonale Klangtherapeutin nach Dr. Wolfgang Kölbl in eigener Praxis, Pädagogin, Erwachsenenbildnerin, ehrenamtliche Sterbe- und Trauerbegleiterin

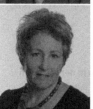

Anni Gygax
Pflegefachfrau, Dipl. Aktivierungsfachfrau HF, Therapieleiterin

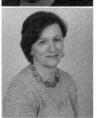

Gerhild Hirzberger
Akademische Gerontologin, FSB/A, ehemalige Koordinatorin der Plattform „Wenn Lebens-Anfang und Lebens-Ende zusammenfallen"

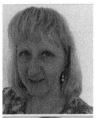

Brigitte Husi-Bader
Floristin, Dipl. Aktivierungsfachfrau HF, Bereichsleiterin Betreuung,
Spezialisierung: Palliative Care

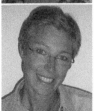

Dr. Petra Mair
Ärztin für Allgemeinmedizin, Dipl. für Palliativmedizin, Dipl. Aktivie-
rungs- und Demenztrainerin

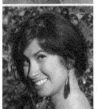

Mag. phil. Stephanie Mörz
Diplompädagogin, Lektorin, Begleitung von Kindern bei Trennung/
Scheidung der Eltern

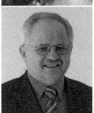

Franz Neuhold
Seit 1976 Religionslehrer in der Pfarre Anger

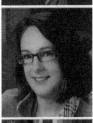

Nicole Prähauser
Kindergartenpädagogin und begeisterte Märchen-Autorin

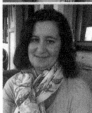

Alexandra Rauch
Dipl. Gesundheits- und Krankenpflegeschwester in der Pflegeeinrichtung des SHV Liezen

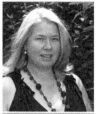

Eveline Riedler

Pädiatrische Palliative Care, Kinderhospizarbeit, Trauerbegleitung bei Kindern und Jugendlichen, derz. Masterlehrgang Palliative Care

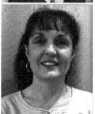

Dr. phil. Helga Schloffer

Klinische-, Gesundheits-, Arbeitspsychologin; Ganzheitliches Gedächtnistraining für Senioren©, Moderatorin Palliative Geriatrie; zertifizierte Kursleiterin „Gelassen und sicher im Stress"

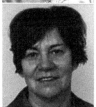

Ernestine Schnabl

Seit 17 Jahren Arbeit in Sozialeinrichtungen für Menschen mit besonderen Bedürfnissen

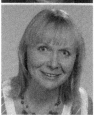

Dipl. Ing. Bc. Hana Vojtová

Studium Ökonomie und Management, Aktivierungstrainerin, Direktorin des Altenheimes Mistr Křišťan Prachatice

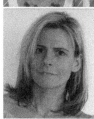

Margarethe Weiss-Beck

Dipl. Operationskrankenschwester, Palliativlehrgang für Pädiatrie, Pflegemanagement, Integrative Voltigier- und Reitpädagogik, Krisenintervention, Leitung Therapiehof Regenbogental

Einleitung

Zur Einstimmung: Das Zaubermittel?

L. Wehner, S. Mörz

L. Wehner (Hrsg.), *Empathische Trauerarbeit*,
DOI 10.1007/978-3-7091-1589-3_1, © Springer-Verlag Wien 2014

Es ist noch nicht allzu lange her, da suchte Herr Bauer einen im ganzem Land bekannten Mann mit außergewöhnlichen Fähigkeiten auf, um sich von ihm ein ebenso außergewöhnliches Zaubermittel zu holen. Herr Bauer war immer ein tüchtiger und erfolgreicher Geschäftsmann gewesen, aber seit geraumer Zeit schienen ihn seine Kräfte mehr und mehr zu verlassen. Er merkte, wie seine Knie zu schmerzen begannen, wenn er Stufen hinabging, wie seine Augen immer schlechter wurden und selbst sein Gedächtnis ließ ihn immer mehr im Stich.

Deswegen beriet er sich nun mit diesem sehr bekannten Mann, der ihm euphorisch und optimistisch gegenübersaß, wegen dessen Zaubermittel. „Herr Bauer", begann der bekannte Mann vielversprechend, „in meinen Händen halte ich *das* auf der ganzen Welt heißbegehrte Zaubermittel! Dieses Zaubermittel wird Sie von all Ihren Schmerzen befreien, Sie werden sich jung und kräftig fühlen und niemals sterben! Dieses Mittel ist die Antwort auf alle Ihre Sorgen!"

Herr Bauer zog kritisch die Augenbrauen zusammen. Das klang tatsächlich sehr vielversprechend! Doch der Geschäftsmann war stets sehr bedacht, wenn er große Entscheidungen traf. Also ließ er drei Menschen kommen: seinen besten Freund, seinen Geschäftspartner und seine alte Gärtnerin.

Herr Bauer fragte seinen besten Freund, ob er das Mittel schlucken sollte. Dieser antwortete: „Natürlich, sofort! Denn die Schmerzen werden dann ein Ende haben."

Herr Bauer stellte seinem Geschäftspartner dieselbe Frage. Dieser antwortete: „Selbstverständlich solltest du das Wundermittel schlucken! Du könntest deine Geschäfte für immer weiterführen und deinen Reichtum weiter vermehren! Was mehr könnte sich ein Geschäftsmann wie du wünschen?"

Zuletzt wollte Herr Bauer von seiner alten Gärtnerin wissen, ob er das Mittel zu sich nehmen sollte. Sie gab ihm zur Antwort: „Lieber Herr Bauer, ich weiß, Sie fühlen sich schon alt und schwach. Auch meine Glieder brennen und auch meine Augen sind nicht mehr so gut, wie sie einst waren. Aber für nichts in der Welt würde ich ewig leben wollen. Stellen Sie sich vor, Sie würden weiterleben und alle ihre Lieben würden eines Tages von Ihnen gehen: Ihre Frau, Ihre Kinder, Ihre Enkelkinder! Was bliebe Ihnen dann noch von Ihrer Gesundheit, Ihrer Jugend und Ihrem Reichtum?"

Im Raum wurde es still und der Mann mit dem Zaubermittel, der beste Freund und der Geschäftspartner schüttelten voller Unverständnis den Kopf. Herr Bauer aber nickte und sagte: „Niemals würde ich mein Leben ohne meine Frau, meine Kinder und Enkelkinder verbringen wollen. Verabreichen Sie jemand anderem Ihr Zaubermittel, ich will es nicht! Nichts anderes soll mich am Leben erhalten, als die Liebe meiner Familie. So nehme ich es als Geschenk an, dass auch meine Zeit irgendwann abgelaufen sein wird und ich in Liebe gehen kann."

Theorie

Trauerbegleitung

L. Wehner, B. Husi-Bader

L. Wehner (Hrsg.), *Empathische Trauerarbeit*,
DOI 10.1007/978-3-7091-1589-3_2, © Springer-Verlag Wien 2014

» Einen Trauernden zu begleiten, heißt mit ihm durch das Tal der Tränen zu gehen, gemeinsam die Trauer zu durchstehen, heißt auch ein Stück des Weges hinausbegleiten. Hinausbegleiten aus dem Land der Trauer, zurück in das Land des Lebens, der Freude, des Glücks und des Augenblicks. (Lore Wehner)

Mit Trauer verbinden die meisten Menschen den Tod, doch Trauer ist ein Grundgefühl des Menschen und gehört damit zum Leben wie die Liebe, das Glück, die Freude, aber auch Wut und Zorn. Über Trauer zu sprechen und sich von außen Hilfe zu holen war lange Zeit ein Tabuthema in unserer Gesellschaft. Über Trauer spreche man nicht, oder nur im Kreise der Familie. Gut gemeinte, aber wenig hilfreiche Ratschläge wie z. B. „Das wird schon wieder", „Alles braucht seine Zeit" oder „Die Zeit heilt alle Wunden" bekamen und bekommen auch heute noch Trauernde immer wieder zu hören. Unsere Gesellschaft befindet sich im Wandel. Damit einhergehend entsteht die Offenheit über Trauer zu sprechen, Hilfe zu suchen und auch Hilfe von außen annehmen zu können.

Auslöser für Trauer kann vielfältig sein: Verlust des Arbeitsplatzes, Umzug an einen anderen Ort, Verlust eines Lebenspartners oder Freundes, aber auch Krankheit oder der Auszug der Kinder u.v.m. Bleiben Menschen in Trauerkrisen verhaftet, kann sich die unbewältigte Trauer in Depression, in Panik oder Angstzustände aller Art, aber auch in verschiedenste psychosomatische und körperliche Krankheiten wandeln. Umso wichtiger erscheint es, dass hier „Trauerbegleiter" mit hohem Einfühlungsvermögen, Empathie aber auch einem großen Wissen über Trauerphasen, Trauerprozesse und Möglichkeiten der Trauerbewältigung beim Aufarbeiten der Trauer zur Seite stehen.

2.1 Trauerbegleiter

L. Wehner

Menschen in ihrer Trauer zu begleiten gewinnt in unserer Gesellschaft zunehmend an Bedeutung. Es ist ein Stück Normalität geworden, dass sich Menschen in diesen Phasen Personen suchen, die sie durch und in ihrer Trauer geleiten und begleiten.

So können Trauerbegleiter Familienmitglieder, Freunde oder Bekannte sein. Doch meist sind Trauerbegleiter aus dem näheren Umkreis selbst Betroffene und mit der Aufarbeitung ihrer eigenen Trauer beschäftigt. Gerade für Menschen in dieser Doppelrolle kann ein Gefühl der Überforderung, der Hilflosigkeit oder des Alleingelassenseins entstehen.

Die Offenheit, Hilfe von außen durch einen neutralen und unbekannten Trauerbegleiter anzunehmen, hat sich im letzten Jahrzehnt entwickelt. War Trauerbegleitung einst neben den Familienmitgliedern hauptsächlich kirchlicher Art oder abhängig von Religion oder Kultur, so entwickelt sich neben dem Aufgabengebiet der Trauerbegleitung auch ein Berufsbild, welches in Zukunft immer mehr an Bedeutung gewinnen wird.

Es gibt verschiedenste Aus- und Weiterbildungen zum Thema Trauerbegleitung, welche neben theoretischem Wissen meist auch sehr viel an praktischen Impulsen für die Arbeit als Trauerbegleiter vermitteln. Trauerbegleiter begleiten z. B. bei Scheidung, Trennung, Unfall, Krankheit, Tod, Verlust, Veränderung u.v.m.

Doch auch unterschiedlichste Berufsgruppen sind bewusst oder unbewusst Trauerbegleiter, wie z. B. Krankenschwestern, Krankenpfleger, Hebammen, Kindergartenpädagogen, Pädagogen, Lehrer, Polizisten, Pflegepersonal im mobilen und stationären Bereichen, Stationsleiter,

Ärzte, Reinigungspersonal in Krankenhäusern, Altenheimen und allen weiteren pflegenden Einrichtungen, Berufsgruppen im Bereich der Betreuung und Förderung, aber auch Frisörinnen und Sekretärinnen u.v.m. Trauerbegleitung ist auch ein wichtiger Aspekt in palliativen Bereichen, in der Hospizarbeit, den Kriseninterventionsteams, sowie den Einsatzkräften bei Rettung und Polizei.

> Ein Trauerbegleiter ist jemand, der Menschen in ihrer Trauer achtsam, respektvoll und einfühlsam zur Seite steht, der Wissen um die einzelnen Trauerphasen besitzt und dieses nützen kann, um ein bewusstes Durchleben der Trauerphasen möglich zu machen.

Ein Trauerbegleiter nimmt an, akzeptiert, stärkt, stützt und begleitet auf dem Weg des Loslassens, damit eine Neuorientierung und der Weg zurück ins Leben möglich wird. Trauerbegleiter zeigen mögliche Wege der Trauerarbeit auf und unterstützen Trauernde dabei, vorhandene Stärken und Ressourcen zu nützen.

Wird Trauerbegleitung durch Menschen nicht angenommen, hat sich Trauerbegleitung mit Tieren bewährt. So kann ein einfühlsamer Trauerbegleiter ein Hund, ein Pferd, eine Katze u.v.m. sein. Tiere sind sensible Begleiter, haben ein offenes Ohr und nehmen an ohne zu urteilen und zu werten. Sie sind einfach da und lassen sich streicheln, was eine positive Auswirkung auf das Wohlbefinden Trauernder haben kann.

» Rituale, verschiedenste Methoden oder Maßnahmen der Trauerarbeit, können die Trauer nicht verkürzen, doch die Trauer kann dadurch bewusst gelebt werden und bekommt so Platz und Raum. Rituale und Methoden können hilfreich sei, den Weg der Trauer zu durchschreiten. (Lore Wehner)

2.2 Bedürfnisse von Sterbenden

L. Wehner

» Lass mich noch ein Mal deine Hand berühren, deinen Atem spüren, deine Stimme hören, deine Augen sehen, dann kann ich gehen … (Lore Wehner)

In meiner Tätigkeit als Trauerbegleiterin von Menschen aller Altersgruppen teilten mir immer wieder Menschen auf dem Weg des Gehens, der Trennung und des Loslassens ihre Wünsche und Bedürfnisse mit. Diese Bedürfnisse waren vielfältig und höchst unterschiedlichster Art, doch hatten alle geäußerten Bedürfnisse und Wünsche etwas gemeinsam: die enorme Wichtigkeit und Bedeutung für den zurückbleibenden, aber auch für den gehenden oder sterbenden Menschen, um in Frieden gehen zu können. Diesen Wunsch äußern nicht nur sterbende Menschen. Er wird auch bei Trennung, Scheidung, Beziehungsende, Beendigung des Arbeitsverhältnisses, Arbeitsplatzwechsel, Übersiedelung etc. angeführt.

2.2.1 Geäußerte Bedürfnisse von Sterbenden

In meiner Praxis erlebe ich, dass Sterbende sehr genau wissen, was sie brauchen, bevor sie von ihrem Leben Abschied nehmen.

- Fr. K.: „Ich möchte so gerne noch ein Mal für meine Buben kochen."
- Hr. S.: „Wenn doch mein Sohn aus Amerika kommen könnte … Ich möchte ihn noch ein Mal sehen, ihm sagen wie leid es mir tut, ihn verstoßen zu haben."
- Fr. M.: „Wie gerne hätte ich jetzt ein Stück Schokolade."
- Fr. S.: „Ich möchte nach Hause. Ich möchte zu Hause sterben."
- Hr. B.: „Ich möchte so gerne meine Enkelkinder im Arm halten."
- Fr. I.: „Ich wünschte mir, mein Bruder wäre hier, dann könnte ich mich bei ihm entschuldigen, dann könnte ich ihm sagen, wie leid es mir tut."
- Fr. D:. „Bitte bringen Sie mir mein Lieblingsbuch, es hat mich ein Leben lang begleitet und soll auch jetzt bei mir sein."
- Fr. A.: „Ohne Schmerzen gehen zu können, das wünsche ich mir."
- Hr. L.: „Bitte sagen Sie meiner Tochter, sie soll gehen. Solange sie da ist, kann ich nicht …"

2.2.2 Wünsche von Sterbenden

Menschen äußern auf dem Weg des Gehens, wenn sie sich geborgen und sicher fühlen, ihre Wünsche und Bedürfnisse. Werden diese erfüllt, kann das Gehen und Loslassen zufrieden und ruhig sein. Erlebt habe ich auch, wie schwer es sein kann loszulassen, wenn Bedürfnisse und Wünsche unerfüllt bleiben. Oder wie groß die Angst wird , wenn zu vieles im Leben offen geblieben ist und nun, vor dem Tod, nicht mehr gelöst oder aufgearbeitet werden kann.

Erlebt habe ich, dass vom Umfeld Hoffnung aufgebaut wird, die sich dann doch nicht erfüllt. Hoffnung, dass z. B. die Tochter kommen wird, der Bruder zur Versöhnung die Hand reichen wird u.v.m. Was, wenn Sterbende vertröstet werden? Aussagen wie: „Ihr Sohn wird schon kommen. Glauben Sie ganz fest daran, dann geht Ihr Wunsch in Erfüllung" machen den Sterbenden manchmal falsche Hoffnungen und drücken für mich Hilflosigkeit und Überforderung aus. Zu oft habe ich Lügen erlebt, die Trost spenden sollten und es doch nicht taten. Ich habe erlebt, wie schmerzhaft die Wahrheit sein kann, aber auch wie gut und befreiend die Wahrheit auf dem Weg des Gehens tut.

> **Achtsame, respektvolle und liebevolle Ehrlichkeit sind hilfreicher für Sterbende, als gut gemeinte Lügen und Versprechungen.**

So möchte ich auch hier ein Beispiel anführen:

- **Fallbeispiel**
Frau B. bat mich ihren Sohn anzurufen: *„Ich weiß, ich muss jetzt gehen, er soll kommen."* Der Sohn war leider zu dieser Zeit gerade im Ausland. Nach einigen Versuchen konnte ich ihn erreichen, doch ein Zurückkommen war für ihn nicht möglich. So teilte ich Frau B. mit, dass ich ihren Sohn erreicht hatte und dass dieser leider nicht wie gewünscht bis zum Abend bei ihr sein konnte. Frau B. sagte daraufhin: *„Das ist schade. Sagen Sie ihm bitte, dass ich ihn lieb hab und er gut auf sich aufpassen soll. Werden Sie das tun?"* *„Ja, ich werde Ihrem Sohn alles ausrichten, was Sie mir gesagt haben."* Und so konnte Frau B. in Ruhe gehen.

Bewegt hat mich sehr oft, wie schwer es Angehörigen fällt, die Bedürfnisse Sterbender zu akzeptieren:

■ **Fallbeispiel**

Herr K. ist verzweifelt: „Ich möchte alleine sein, warum versteht das denn niemand?"

Der Vater von Frau B. liegt im Sterben. Frau B. hat sich mit ihren fünf Geschwistern zerstritten. Ihr Vater wünscht sich aber: *„Meine Kinder sollen kommen, alle sechs. Das wäre für mich das schönste Geschenk."* Frau B. antwortet: *„Sicher nicht, die haben sich ja auch sonst nicht um dich gekümmert!"*

Hat man mittels Patientenverfügung nicht vorgesorgt, bestimmen sehr oft Angehörige, wie das Gehen und Loslassen aussehen wird und was auf dem Weg des Sterbens geschieht oder auch nicht – dessen sollten wir uns bewusst sein.

Wenn Angehörige am Leben der Sterbenden festhalten, dann wird nach meinem Erleben auch dann, wenn kaum mehr Lebensfähigkeit oder Lebenswille gegeben ist, eine Magen- oder PEG-Sonde gesetzt, aber auch Herzschrittmacher halten am Leben. Selbst dann, wenn der Mensch schon gehen möchte.

Hier sollte man sich die Frage stellen, ob das Leben oder das Leiden verlängert wird. Die Antworten sind wohl vielfältig wie das Leben selbst.

Im Moment entwickelt sich dies zum Positiven: Es wird sensibler vorgegangen und Angehörige erhalten vermehrt Beratung.

❯ **Das Recht auf einen würdevollen Tod ist ein Recht, das jedem Menschen zusteht.**

2.2.3 Bedürfnisebenen von Sterbenden in Anlehnung an Maslow

Nach Maslow stehen die Bedürfnisse der Menschen in einer „Prioritätenreihenfolge". Erst wenn Grundbedürfnisse und körperlichen Bedürfnisse gestillt sind, verlangt der Mensch nach den Bedürfnissen der nächsten Ebene – den Sicherheits- und Schutzbedürfnissen. Doch die Praxis zeigt, dass es auch andere Strukturen und Wege der Bedürfnisebenen gibt und diese nicht immer in der genannten Reihenfolge ablaufen.

1. Grundbedürfnisse/körperliche Bedürfnisse
2. Sicherheits- und Schutzbedürfnisse
3. Soziale, emotionale, physisch-seelische Bedürfnisse
4. Ich-Bedürfnisse
5. Selbstverwirklichungsbedürfnisse
6. Spirituelle Bedürfnisse

Ebenso verhält es sich mit den Bedürfnissen Sterbender. Eine Bedürfnisebene muss gestillt sein, damit die nächste erreicht wird. Allerdings darf hierbei nicht außer Acht gelassen werden, dass Kontext, persönliche Geschichte, sowie kulturelle und soziale Prägung der Trauernden und Sterbenden, Bedürfnisebenen verschieben können (❏ Tab. 2.1).

▣ Tab. 2.1 Bedürfnisebenen nach Maslow

Bedürfnisse nach Maslow	Bedürfnisse Sterbender
Grundbedürfnisse Nahrung, Flüssigkeit, Aktivität, Bewegungsfreiheit, Ruhe, Schlaf, Sexualität, Luft, Gesundheit	Grundbedürfnisse Schmerzfreiheit, Medikamente, angenehme Temperatur, Selbstbestimmung ob Nahrungszufuhr oder Nahrungsreduktion, Ruhe und Schlaf, Flüssigkeit, Akzeptanz einer Ablehnung oder Annahme von lebensverlängernden Maßnahmen
Sicherheitsbedürfnisse Finanzielle Sicherheit, sichere Umgebung, sicherer Arbeitsplatz, Sicherheit für Familie und Kinder	Sicherheitsbedürfnisse Geborgenheit, sicherer Ort und Umgebung, wichtige Bezugspersonen oder sichere und sensible Pflegepersonen, vertraute Gerüche, Speisen, Kleidung, Musik, Möglichkeit finanzielle Themen zu regeln, z. B. Begräbnis, Testament etc.
Soziale Bedürfnisse Nähe, Freundschaft, Liebe, Zugehörigkeit, Gemeinschaft, Beziehungen, soziales Netzwerk, Familie	Soziale Bedürfnisse Vertraute, liebe Menschen; Gefühl nicht allein gelassen zu sein; Eingebettetsein in Familie, Freundeskreis oder in ein soziales Netzwerk; Nähe und Liebe; Aussprache und Versöhnung
Ich-Bedürfnisse Anerkennung; Geltung; Stellung; Position; Akzeptanz meiner Person, Meinung, Vorstellungen und Werte; Wertschätzung	Ich-Bedürfnisse Anerkennung meiner Person, meiner Wünsche und Bedürfnisse, meines Lebens, meiner Leistungen; oder Bedürfnis nach Gesellschaft oder alleine sein zu wollen, nach Abgrenzung oder Rückzug, nach Akzeptanz, Annahme, Respekt, Achtung, Rückblick auf das Leben, nach offener ehrlicher achtsamer, respektvoller Begleitung bis zum Tod
Selbstverwirklichung Hobbys, Reisen, Bildung, Lebensplanung und Umsetzung von Zielen, Träumen, Visionen	Selbstverwirklichung Selbstbestimmtes Sterben (alleine oder im Kreis der Familie; bestimmen, wer dabei sein soll, wie die Umgebung gestaltet sein soll) Selbstbestimmte Verabschiedung (z. B. die Begräbnisfeier selbst bestimmen und gestalten zu können: Lieder, Sprüche, Anekdoten aus dem Leben; Art der Bestattung – Feuerbestattung, Waldfriedhof etc.)
Maslows Pyramide wurde hier für Sterbende mit einer spirituellen Ebene ergänzt.	Spirituelle Bedürfnisse Sterbender Bedürfnis nach einem Gebet, einer Salbung, einer Aussprache, nach Vergebung und Versöhnung, einer Messe, einem Pfarrer, einem Kaplan, einem Rabbi, einem Iman oder anderen spirituellen Autoritäten, einem Rosenkranz, einem Kreuz, Buddha, Weihwasser, Blumen, Weihrauch, Räucherkerzen, der Taufkerze, dem Ehering, dem Hochzeitsfoto, einem geliebten Gegenstand mit Bedeutung etc.

2.3   Leben bis zum letzten Atemzug

B. Husi-Bader

» Nicht nur ein Leben haben – sondern am Leben sein bis zuletzt. (Erich Loewy)

2.3.1   Das bio-psycho-soziale Modell

Als Aktivierungsfachfrau HF in der Palliative Care habe ich die vier Dimensionen der Gesundheit nach dem Modell von Andreas Kruse kennen gelernt, die vom salutogenetischen Ansatz ausgehen (Dilitz et al. 2010). Der Mensch ist sehr vielschichtig und besteht aus verschiedenen Bereichen. Das Modell beinhaltet die körperliche, die seelisch-geistige, die existentielle sowie die soziale Dimension. Ebenfalls sind darin folgende Zielausrichtungen erkennbar: Präventiv, rehabilitativ oder palliativ.

Die Zielschwerpunkte sind nach diesen vier Dimensionen ausgerichtet und berücksichtigen Ressourcen, Fähigkeiten, Möglichkeiten, Bedürfnisse und Defizite der Patienten. Sie sind ein wichtiges Instrument, um die Patienten ganzheitlich zu erfassen und um sie individuell zu begleiten (Dilitz et al. 2010).

2.3.2 Der Mensch als Einheit von Körper, Psyche, Geist und Umfeld

Diese vier Dimensionen müssen bei der Begleitung und Betreuung von chronisch kranken und sterbenden Menschen unbedingt berücksichtigt werden. Sie beeinflussen sich gegenseitig und spielen eine große Rolle bei der Herstellung oder Aufrechterhaltung von Lebensqualität und Gesundheit.

1. Körperlich
2. Psychisch-Seelisch
3. Sozial
4. Geistig-Spirituell

Die körperliche Dimension
- Gepflegtes Äußeres (Kleidung, Frisur, Schminken, Schmuck, Maniküre, Pediküre usw.)
- Sportliche Hobbys (Wandern, Velofahren usw.)
- Tanzen, Beweglichkeit, Kraft
- Kochen, Essen
- Körperpflege (Sauna, Massage, Krafttraining usw.)
- Zärtlichkeit
- Sexualität
- Genussmittel (Alkohol, Zigaretten usw.)
- Wahrnehmung, Körpergefühl, Atmung

Die psychisch-seelische Dimension
- Kulturelle Interessen (Theater, Film, Musik, Literatur, Philosophie, Malerei, Wissenschaften usw.)
- Hobbys (spielen, sammeln, schreiben, werken, basteln, Fremdsprachen lernen und sprechen, gärtnern, musizieren, fotografieren, fernsehen, herumsitzen, träumen, Theater spielen usw.)
- Natur/Garten/Pflanzen
- Anteilnahme/Engagement
- Reisen
- Schönheitssinn/Ordnungssinn/Struktursinn/Genusssinn/Umgebungssinn/Tastsinn
- Tiefgang/Leichtigkeit/Ernsthaftigkeit/Humor

Die geistig-spirituelle Dimension
- Religion (frei, konfessionsgebunden, Glaubensgemeinschaft usw.)
- Natur, Kunst

- Schöpferisches
- Talisman
- Rolle, Tradition

Die soziale Dimension
- Familie/Verwandtschaft
- Freundschaften/Nachbarschaft/Vereins- und Gemeindeleben
- Beruf
- Tiere
- Alleinsein bevorzugen
- Zweisamkeit
- Geselligkeit, Zuwendung, Hilfsbereitschaft
- Gruppenzugehörigkeit (gemeinsames Tun, Feiern usw.)

(Porchet-Munro et al. 2006)

Die Auflistung ermöglicht es, sich systematisch an die vielfältigen Aspekte, die einen Menschen ausmachen, zu erinnern. Sie kann auch nützlich sein beim Verfassen einer Patientenverfügung, um sich Gedanken zu machen, was einem im Leben wichtig und was unwichtig ist. Oder wenn beim Eintritt in ein Pflegezentrum Angehörige Angaben zu Gewohnheiten, Vorlieben, Biografie usw. der eintretenden Person machen müssen.

2.3.3 Ängste von Sterbenden

Um die Bedürfnisse von Sterbenden wahrnehmen und darauf eingehen zu können, ist es sehr wichtig, dass man ihre Ängste kennt und sich mit ihnen auseinandersetzt. Aus diesen Ängsten heraus entstehen viele Bedürfnisse.

Aus diversen weltweiten Studien geht hervor, dass Sterbende hauptsächlich von vier Hauptängsten geplagt werden:

Vier Hauptängste Sterbender
1. Die Angst anderen zur Last zu fallen
2. Die Angst vor Abhängigkeit
3. Die Angst vor dem Alleinsein
4. Die Angst vor Schmerzen oder anderen Krankheitsbeschwerden

■ **Palliative-Care-Tagung Aarau vom 28.10.10, Matthias Mettner**
Als ich an der Tagung das Referat von Matthias Mettner gehört habe, fiel mir sofort auf, dass die Angst vor Schmerzen und anderen Krankheitsbeschwerden erst an vierter Stelle steht. Die drei Hauptängste davor betreffen die psychosoziale Ebene. Das bestärkte mich in meiner Haltung, dass ich als Aktivierungsfachfrau HF in der Palliative Care durchaus viele Herausforderungen meistern kann. Bei der Begleitung der Sterbenden habe ich mich intensiv mit diesen vier Hauptängsten befasst, sie reflektiert und wie folgt zusammengefasst:

Die Angst, anderen zur Last zu fallen Viele Menschen fürchten sich davor, ihrem Umfeld zur Last zu fallen. Mit dem Fortschreiten ihrer Krankheit werden sie zunehmend abhängig von fremder Hilfe und fürchten so um ihre Autonomie. Oft kommt es auch vor, dass Patienten glauben minderwertig zu sein, weil sie Unterstützung beanspruchen müssen. Den eigenen Kindern zur Last zu fallen ist für viele ein furchtbarer Gedanke. Plötzlich ist man als Mutter oder Vater in einer ganz anderen Rolle. Hat man seinen Kindern früher viele Werte beigebracht und war Beschützer, benötigt man auf einmal selber Schutz. Hinzu kommt, dass die heutige Gesellschaft auf junge, dynamische und gesunde Menschen ausgerichtet ist. Politiker und Krankenkassen sprechen von Kostenexplosionen der älteren und kranken Menschen wegen, ohne sich darüber bewusst zu sein, was sie damit bei den Betroffenen auslösen.

Die Angst vor Abhängigkeit Die Angst abhängig zu sein ist bei den meisten Patienten sehr groß. Die eigenen Entscheidungen nicht mehr selber treffen zu können oder gar übergangen zu werden, ist furchtbar. Abhängig zu sein von Medikamenten oder Maschinen, von Ärzten und Diagnosen löst bei vielen schlaflose Nächte aus. Ihr ganzes Leben haben diese Menschen gemeistert mit allen Höhen und Tiefen und jetzt müssen sie warten, um z. B. auf die Toilette begleitet zu werden. Kein spontaner Einkaufsbummel mehr oder ein Treffen mit Freunden. Alles muss geplant werden und immer ist man auf fremde Hilfe angewiesen.

Die Angst vor dem Alleinsein Die Angst alleine zu sein, nicht mehr dazuzugehören, einsam zu sein, frisst viele Menschen fast auf. Am Anfang einer Erkrankung erhalten die meisten viele Besuche. Je länger der Prozess aber dauert und je schwieriger er ist, desto mehr Menschen ziehen sich zurück. Wenn ich da an die fünf Sterbephasen denke und wie viele Emotionen damit verbunden sind, bedarf es viel Verständnis von Seiten der Besucher, um einem Menschen im letzten Abschnitt seines Lebens beizustehen. Viele Sterbende haben mir anvertraut, dass sie Angst haben alleine zu sterben. Alleine zu sein in schwierigen und belastenden Situationen, mit niemandem weinen zu können, niemanden zu haben, der sie versteht.

Die Angst vor Schmerzen Die Behandlung der körperlichen Schmerzen ist ein wichtiger Teil der Palliative Care. Cicely Saunders war eine Pionierin auf dem Gebiet der Schmerzforschung und hat viel dazu beigetragen, den Patienten ein „leichteres" Sterben zu ermöglichen. Schmerzen müssen immer ernst genommen werden, sie sind für jeden Patienten individuell. Bei dementiell Erkrankten und Menschen, die sich verbal nicht äußern können, ist es umso schwieriger, ihre Schmerzen richtig zu erfassen und zu behandeln. Ich habe gelernt, dass Schmerzen immer das sind, was der Patient als Schmerz empfindet, egal ob verbal oder nonverbal ausgedrückt. Es erfordert eine ausgezeichnete Wahrnehmung und viel Empathie (Einfühlungsvermögen), diese zu ergründen. Die meisten Patienten haben Angst vor dem Sterben, die wenigsten vor dem Tod. Alleine und mit Schmerzen sterben zu müssen ist für viele eine furchtbare Vorstellung, die ich sehr gut nachvollziehen kann.

» Schmerz ist das, was der Patient sagt, und existiert, wann immer er es sagt. (McCaffery et al. 1997)

Ich bin mir durchaus bewusst, dass Schmerzen ein großes Thema sind in der Palliative Care. Da ich selber eine pflegerische Ausbildung gemacht habe, kenne ich die Grundlagen der Schmerztherapie und ihre Stufen. Ich kenne die Wirkung vieler Schmerzmedikamente und ihre Nebenwirkungen. Ich weiß, wie Atemnot, Übelkeit, Schluckbeschwerden etc. den Sterbenden belasten und zusätzlich schwächen. Ich habe sehr oft erlebt, wie schwierig es ist, die richtige Dosierung der Schmerztherapie einzustellen, vor allem bei Krebspatienten. Bei meiner Arbeit als Aktivierungsfachfrau HF konzentriere ich mich aber hauptsächlich auf die psychosoziale Ebene und versuche nach den vier Dimensionen der Gesundheit, Beiträge zur Erhaltung der Lebensqualität zu leisten, was sich selbstverständlich auch positiv auf die Schmerzen auswirkt.

2.3.4 Beiträge der Aktivierungstherapie in der Palliative Care

Die Beiträge sind so individuell wie jeder einzelne Patient. Anhand der vier Dimensionen der Gesundheit und meinen Erfahrungen, habe ich die wichtigsten zusammengefasst.

Dies sind nur Vorschläge und können um vieles ergänzt werden. Sie müssen immer den Bedürfnissen, Ressourcen, Vorlieben und der Krankheitsphase situativ angepasst werden. All dies ist aber nur möglich, wenn man eine Beziehung zu dem Patienten herstellen konnte und gegenseitiges Vertrauen vorhanden ist. Es bedingt eine offene und natürliche Haltung und einen professionellen Umgang mit Nähe und Distanz. Das Konzept der Basalen Stimulation ist dabei grundlegend und enthält viele Aspekte, um die Lebensqualität zu fördern. Es darf keine Über- oder Unterforderung entstehen und der Patient steht immer im Mittelpunkt. Er ist Anlass für all unsere Bemühungen. Wichtig dabei ist auch, dass man sich mit den anderen Bereichen abspricht, Hilfe anfordert, wenn nötig, genau dokumentiert und regelmäßig an Rapporten teilnimmt. Nur so gelingt es uns, für die Patienten Lebensqualität zu ermöglichen. Wir haben alle dasselbe Ziel und wir alle sind Spezialisten auf unserem Gebiet. Je besser und enger wir zusammen arbeiten, desto mehr profitieren unsere Patienten. Dadurch entstehen auch weniger Missverständnisse und es ist wie „miteinander am gleichen Strick zu ziehen".

Die körperliche Dimension
- Schmerzen wahrnehmen durch Beobachtung (weiterleiten und dokumentieren)
- Schmerinterventionen anbieten, z. B. Berühren der schmerzenden Stelle, Wickel etc.
- Atmung unterstützen durch Lagerung und/oder unterstützende Massagen
- Gepflegtes Äußeres ermöglichen, z. B. Lieblingskleider anziehen, frisieren etc.
- Bewegung ermöglichen, den eigenen Körper spüren lassen
- Mundpflege, mit dem Lieblingsgetränk des Patienten
- Klare Berührungen anbieten, signalisieren „ich bin da"
- Sinnesreize anbieten über Sehen (visuell), Hören (auditiv), Riechen (olfaktorisch), Tasten (taktil) und Schmecken (gustatorisch)
- Bei der Nahrungsaufnahme unterstützen durch geeignete Position, bevorzugte Getränke und Speisen anbieten, auf geeignete Kostformen achten etc.
- Wünsche erfüllen, z. B. ein Spiegelei braten in der Nacht, ein Glas Wein ermöglichen etc.

Die psychisch-seelische Dimension
- Interessen berücksichtigen, Literatur anbieten, vorlesen, Lieblingsmusik hören, singen, Kreuzworträtsel lösen, philosophieren etc.
- An Hobbys und Ressourcen anknüpfen, die gesunden Anteile stärken
- Am Leben teilhaben lassen, über das Weltgeschehen informieren, diskutieren, vom Heimalltag erzählen
- Die Umgebung nach den Wünschen der Betroffenen gestalten mit Bildern, Blumen, persönlichen Gegenständen etc.

- Tiefe Gespräche führen, aktiv zuhören
- Nonverbale Kommunikation (ohne Worte)
- Humorvoll sein
- Sich engagieren und Anteil nehmen (im Bewusstsein auf Nähe und Distanz)

Die geistig-spirituelle Dimension
- Gespräche über Religion, gemeinsames Beten oder Singen
- Auf Wunsch Seelsorger beiziehen
- Neutral und ohne zu werten auf spirituelle Bedürfnisse eingehen
- Besuche in die Natur ermöglichen, Spaziergänge
- Naturmaterialien ins Zimmer bringen
- Fotos zusammen ansehen
- Eine Kerze anzünden
- Lieblingsdüfte bevorzugen
- Über den Tod und die damit verbundenen Ängste sprechen, Offenheit signalisieren

Die soziale Dimension
- Kontakte ermöglichen zu Familien, Freunden, anderen Patientinnen und Patienten
- In den Heimalltag integrieren, Kontakte herstellen, Kaffee trinken gehen
- Besuch von Tieren ermöglichen (eventuell ehemalige Haustiere)
- Gespräche über den ehemaligen Beruf, Hobbys, Vorlieben und Abneigungen
- Bei Ängsten und finanziellen Sorgen mit Sozialdienst Kontakt aufnehmen
- Feste (Geburtstag, Weihnachten etc.) der Situation angemessen und stimmig organisieren
- Briefe schreiben, vorlesen
- Beziehung aufrecht erhalten, auch wenn es schwierig wird
- Da sein, aushalten

2.3.5   Wie kann die Aktivierungstherapie Angehörige unterstützen?

Auch bei der Begleitung und Unterstützung von Angehörigen, steht die therapeutische Haltung im Vordergrund. Es ist sehr wichtig, sich in andere Menschen einfühlen zu können und nach ihren Ressourcen zu suchen. Das erfordert die Bereitschaft, sich auf sein Gegenüber einlassen zu können und ihm mit Wertschätzung, Echtheit und Kongruenz zu begegnen.

Ich bin überzeugt, das beste Mittel in der Aktivierungstherapie ist, sich als Mensch zur Verfügung zu stellen.

Einige Beispiele, wie ich unterstützend wirken konnte:

Unterstützung und Begleitung (beispielhafte Auswahl)
- Beziehungspflege und Gespräche mit Angehörigen
- Individuelle und situative Begleitung und Beratung der Angehörigen
- Die Stärken der Familien aufzeigen und anerkennen
- Über den Sterbeprozess mit seinen Phasen informieren
- Gemeinsam mit den Angehörigen Zimmer gestalten (Bilder aufhängen, persönliche Gegenstände platzieren etc.)

2

- Anleitung und Hilfestellungen bieten bei der Alltagsgestaltung oder bei erschwerten Situationen der Nahrungsaufnahme der Sterbenden (Basale Stimulation)
- Gemeinsames Organisieren von Besuchen und Geburtstagen
- Gespräche mit anderen Fachpersonen vermitteln (Arzt, Sozialdienst, Seelsorger)
- Vermittlung zwischen Pflegefachpersonen und Angehörigen
- Aktives Zuhören, da sein und trösten

Besonders wichtig war mir dabei, mich mit den anderen Bereichen abzusprechen. Ich wollte als Aktivierungsfachfrau HF keine Alleingänge unternehmen. Es war und ist mir sehr wichtig als Fachfrau, ergänzend in einem interdisziplinären Team mitzuarbeiten und meine professionellen Beiträge zu leisten. Nur so gelingt es uns, eine bestmöglichste Lebensqualität für die Betroffenen zu ermöglichen, bis zum letzten Atemzug.

Literatur

Dilitz R et al. (2010) Methodik der Aktivierungstherapie. mediBern
Kruse A, Wahl H-W (2009) Zukunft Altern: Individuelle und gesellschaftliche Weichenstellungen. Spektrum Akademischer Verlag, Heidelberg
Maslow AH, Kruntorad P (1081) Motivation und Persönlichkeit. rororo, Reinbek
McCaffery M et al (1997) Schmerz. Urban & Fischer, München
Porchet-Munro S et al (2006) Den letzten Mantel mache ich selbst: Über Möglichkeiten und Grenzen von Palliative Care. Schwabe, Basel

Kommunikation mit Sterbenden

L. Wehner, A. Gygax

L. Wehner (Hrsg.), *Empathische Trauerarbeit*,
DOI 10.1007/978-3-7091-1589-3_3, © Springer-Verlag Wien 2014

» Sage es mir und ich werde es vergessen, zeige es mir und ich werde mich erinnern, lass es mich tun und ich werde die Schritte des Loslassens verstehen und gehen.
(Lore Wehner in Anlehnung an Konfuzius)

Immer wieder werde ich in Bezug auf Trauerarbeit gefragt: „Wie soll ich mit meinem/meiner Vater/Mutter sprechen? Was soll ich meinen Kindern sagen, was nicht?"
Ich antworte darauf: „Hören Sie auf Ihr Bauchgefühl, Ihre Intuition und sagen Sie das, was Sie sagen möchten, achtsam und respektvoll. Verzichten Sie auf Schuldzuweisung, Vorwürfe und Anschuldigungen. Sprechen Sie in Ich-Botschaften wie: ‚Ich möchte dir sagen …', ‚Ich bin dir dankbar …', ‚Ich bin an deiner Seite …', ‚Ich begleite dich ein Stück …'"
Immer wieder habe ich erlebt, dass im Loslassen, auf dem Weg des Gehens, die Chance der Versöhnung und der Vergebung liegt. Doch nicht immer ist dies möglich. Gefühle wie Wut oder Zorn, auch Hass, machen den Weg der Versöhnung und Aussöhnung manchmal unmöglich. Damit wird das Gehen für Angehörige und Sterbende manchmal sehr schwer, da etwas unausgesprochen, ungelöst oder unversöhnt geblieben ist.

3.1 Verbale Kommunikation

L. Wehner

» Es geht nicht, nicht zu kommunizieren. (Paul Watzlawick)

Auch in der Begleitung von Sterbenden oder Trauernden ist es nicht möglich, nicht zu kommunizieren. Gerade die „Nicht-Kommunikation" ist von großer Bedeutung für den sterbenden Menschen. Denn auch gemeinsames Schweigen, Berühren und Weinen drückt Liebe, Verstehen, Angst oder das Gefühl der Wertschätzung, der Achtung, des Respekt, des Da- und Anwesend-Seins aus und ist damit Kommunikation. Immer wieder konnte ich beobachten, wie schwer es für sterbende oder trauernde Menschen sein kann, passende Worte zu finden. Ich selbst stand oft vor dieser Herausforderung und habe nicht selten etwas gesagt, das weder hilfreich noch tröstend war.
Die größte Herausforderung in der Kommunikation mit Sterbenden ist aber, bei sich selbst zu bleiben. Geholfen hat mir das Kommunikationsmodell der Gewaltfreien Kommunikation nach Marshall Rosenberg (2010), denn um die von ihm angesprochenen Aspekte geht es auch in der Trauerarbeit: es geht um Gefühle, Bedürfnisse, Achtung und Respekt, liebevolle Zuwendung und auch um Bitten.

3.1.1 Bedeutung des Vier-Ohren-Modells für Sterbende, Angehörige und Bezugspersonen

In der Kommunikation mit Sterbenden gelten die gleichen Kommunikationsregeln wie in allen anderen Lebensbereichen. Auch hier gibt es einen oder mehrere Sender und einen oder mehrere Empfänger.
Der Sterbende nimmt meist die Rolle des Senders ein, die Angehörigen oder Familienmitglieder, die Pflegepersonen usw. übernehmen die Empfängerrollen. Es kann aber auch ein Wechsel der Rollen erwünscht sein, dies hängt vom jeweiligen Bedürfnis des Sterbenden ab.

Der Empfänger empfängt mit vier unterschiedlichen Ohren, welche die Informationen je nach ihrem Schwerpunkt filtern (Schulz von Thun 1981).

Es können sowohl Sterbender als auch Angehöriger Sender und Empfänger sein:

1. Sender – Sterbender; Empfänger – Angehörige, Familienmitglieder, Pflegende, …
2. Sender – Angehörige, Familienmitglieder, Pflegende, …; Empfänger – Sterbender

- **Was teilt der Sterbende mit?**
- Gefühle wie Liebe, Freude, Angst, Trauer, Wut, Zorn, Schmerz, Enttäuschung
- Wünsche
- Bedürfnisse
- Vorstellungen: Was ist wie zu regeln?
- Lebensrückschau mit Hinblick auf Erfolge und Misserfolge
- Lebensrückschau mit Hinblick auf prägende Ereignisse
- Die Bitte um Versöhnung
- Fragen: Wohin gehe ich? Wie wird es sein?

- **Was empfangen Familie, Freunde und Bezugspersonen?**

Beziehungsohr „Es ist, was es ist. Es ist Beziehung und Verbindung."

Es rückt die Art der Beziehung in den Vordergrund: Mann-Frau-, Eltern-Kind-, Geschwister-Beziehung, freundschaftliche Beziehung etc. Des Weiteren wird auch die Position und Stellung im Familiensystem vermittelt. Zudem kommt die Wertung der Beziehung (Annahme, Akzeptanz, Ablehnung etc.).

Appellohr „Es ist was es ist. Es ist zu regeln."

Hier hört der Empfänger auf den Appell oder die Bitte. Im Sterbefall geht es darum, was noch erledigt oder geklärt werden sollte: die Form des Begräbnisses, die Gäste oder der Inhalt des Partezettels. Appelliert wird am Sterbebett auch oft: „Iss genug!", „Schau auf dich!", „Geh früher schlafen!"

Sachohr „Es ist was es ist. Es ist die Trennung, der Tod, der Abschied, ein Loslassen."

Der Empfänger hört, dass der Sterbende nun geht, Abschied nimmt und los lässt. Es kann noch aufgenommen werden, was hinterlassen wird, sei es Schmuck, Haus oder Auto. Es ist ebenfalls möglich, dass der Sterbende noch betont, was er sich wünscht, nach dem Tod zu tragen oder was beim Totenmahl gegessen und gesungen werden soll. Manchmal geht es um die Aufteilung des Besitzes, was auch zu Auseinandersetzungen führen kann. Hier gilt es, am Sterbebett mit Achtsamkeit und Liebe zuzuhören.

Selbstoffenbarungsohr „Es ist was es ist, es ist mein Ich."

Hier hört der Empfänger, was der Sterbende über sich selbst aussagt. Meist geht es um seine Sorgen, Ängste, Bedenken, Wünsche, Bedürfnisse oder auch um die Qualität seiner Beziehungen, wie z. B.: „Ich wünsche mir, dass meinen Schmuck meine jüngste Schwester bekommt. Mit ihr fühle ich mich verbunden."

- **Aktives oder passives Zuhören**

» Sei einfach da, schweige mit mir, halte meine Hand und hör mir zu. (Lore Wehner)

Aktiv zuzuhören bedeutet nachzufragen und genau auf das einzugehen, was gesagt wird. In vielen Bereichen wird der aktive Zuhörer gerne gesehen. Im Falle des nahestehenden Todes aber kann der aktive Zuhörer als unangenehm empfunden werden – der passive, aber dennoch aufmerksame Zuhörer, der keine Zwischenfragen stellt, wird oft bevorzugt. Dem Sterbenden fehlt meist die Kraft, dem aktiven Zuhörer zu antworten. So können unangenehme Situationen entstehen.

Der passive Zuhörer ist anwesend, hält wenn erwünscht Körperkontakt, versucht immer wieder den Blickkontakt herzustellen, verstärkt seine passive Rolle mit Händedruck, einem Blick oder einem Nicken.

> **❯ Der Sterbende entscheidet, ob ihm ein aktiver oder ein passiver Zuhörer angenehmer ist. Seine Wünsche und Bedürfnisse sind zu akzeptieren. Der Trauerbegleiter sollte hier besonders achtsam und zurückhaltend sein.**

Das empathische Anwesendsein gibt Halt und Sicherheit – vor allem in der Kommunikation, sei sie nun verbal oder nonverbal.

3.2   Nonverbale Kommunikation

L. Wehner

> **»** Stillschweigende Anteilnahme, einfach da zu sein, sagt dem Sterbenden oft mehr, als tausend Worte. (Lore Wehner)

Kommunikation über Sinnesorgane, insbesondere über die Haut, also Kommunikation über Berührung, ist für den sterbenden Menschen von großer Bedeutung.

Sanfte liebevolle Berührungen durch Bezugspersonen, seien dies der Partner, ein Freund oder vertraute Pflegepersonen, haben positive, beruhigende und stimulierende Auswirkungen auf den Körper, den Geist und die Seele.

> **»** Berührt, gestreichelt und geliebt zu werden, das ist Nahrung für den sterbenden Menschen. Nahrung, die genauso wichtig ist wie Mineralien, Vitamine und Proteine. Nahrung die Liebe ist. Wenn ein Sterbender sanfte liebevolle Berührungen des Körpers, der Seele und des Geistes entbehren muss, fällt das Loslassen meist schwer. (Lore Wehner in Anlehnung an Frédérick Leboyer – Original ▶ Anhang)

Mimik Der Gesichtsausdruck vermittelt dem Sterbenden die Gefühlswelt des Begleiters. Liebe, Achtung und Respekt, aber auch Angst, Trauer, Enttäuschung und Wut werden durch die Mimik ausgedrückt.

Gestik und Körperhaltung Gesten und die Körperhaltung vermitteln dem Sterbenden Ruhe oder Hektik, Annahme oder Ablehnung, Nähe oder Distanz, Angst oder Freude.

3.3   Bedeutung der Sinne in der Begleitung von Sterbenden

L. Wehner

» Unsere Sinne sind liebevolle Begleiter, die es gilt wie einen kostbaren Schatz zu hüten. Unsere Sinne begleiten uns im Werden und Wachsen, sie begleiten uns im Gehen und Sterben. (Lore Wehner)

Die Sinne spielen in der nonverbalen Kommunikation mit Sterbenden eine große Rolle. Kommunikation erfolgt über und mit unseren Sinnen. Gerade dann, wenn Worte schwer fallen, verloren gehen oder kaum bis keine verbale Kommunikation mehr möglich ist, können wir nonverbal all das sagen, was wir mitteilen möchten. Es ist die Sprache unserer Augen, unseres Herzens und unserer Hände, die doch so vieles ausdrücken kann. Manchmal mehr noch als Worte.

Im Falle, dass eine Person im Koma liegt, wissen wir, wie wichtig es ist, auf die Stimmlage zu achten, vertraute Düfte, Gerüche, Musik und Gegenstände einzusetzen, um Erinnerungen über die Sinne zu wecken. So verhält es sich auch für den Sterbenden, denn vertraute Gerüche, Musik, Stimmen und Gegenstände gewinnen in der Phase des Gehens stark an Bedeutung. So konnte ich einige Male erleben, wie beruhigend Lavendelkissen wirkten oder wie vertraute Gerüche (z. B. das Lieblingsparfum oder der Duft von frisch gebackenem Kuchen) dem Sterbenden Sicherheit und Ruhe vermitteln konnten.

So sollte unser Augenmerk auf ein Wohlfühlklima liegen, welches wir für den Sterbenden schaffen. Wir sollten uns fragen, was er braucht, um in Ruhe gehen zu können. Dabei sollte auf Wärme, Licht, Geborgenheit, Ruhe und Sicherheit geachtet werden. Die Lebensgeschichte und Vorlieben des Sterbenden zu kennen kann dabei helfen, passende Musik oder Düfte zu finden. Diese können wichtige Stützen dabei sein, die uns anvertraute Person in ihren letzten Stunden zu begleiten.

▪ **Fallbeispiele**
▬ Eine ehemalige Bäuerin im letzten Stadium der Demenz konnte ruhig gehen, als rund um ihr Bett Heu verteilt wurde.
▬ Eine Musiklehrerin wurde von der *Kleinen Nachtmusik* auf dem Weg des Gehens begleitet.
▬ Eine krebskranke Mutter konnte in Frieden gehen, als ihr das Lieblingsstofftier ihres Kindes gebracht wurde.

Nicht alle Personen können bis zu ihrem Tod uneingeschränkt sehen, hören, riechen, schmecken oder fühlen. Dennoch werden Stimmungen erkannt und aufgenommen. Emotionen gibt es bis zum Schluss – Sterbende können sich aufgehoben oder alleine gelassen fühlen, angenommen oder abgelehnt. Sie spüren, ob Liebe oder Wut den Raum erfüllt, ob Zuversicht oder Angst vorherrscht.

Dort wo sich der Sterbende befindet kann, muss und soll nicht immer „Totenstille" herrschen, denn diese kann sowohl für den Sterbenden als auch für Angehörige erdrückend sein. Finden Sie heraus, was dem Sterbenden gut tut und setzen Sie dies um. Für den Sterbenden kann beispielsweise Musik aus seiner Kindheit oder Jugendzeit ein wertvoller Begleiter sein.

❯ Es ist alles willkommen und erlaubt, was zu einer entspannten, duftenden und wohlig warmen Umgebung beitragen kann.

3.4   Die vier Säulen der Begegnung

L. Wehner

Die vier Säulen der Begegnung spielen in der Begleitung von Sterbenden, Trauernden und Angehörigen eine große Rolle (Wehner u. Huto 2011). Mit diesen Begegnungen können wir jenen, die wir begleiten, Berührung, Aufmerksamkeit und Zuwendung zukommen lassen.

1. *Hautkontakt:* Berühre mich, meinen Körper und meine Seele mit deinen liebevollen und achtsamen Händen.
2. *Blickkontakt:* Schau mich an, teile mir mit deinen Augen mit, was du mir sagen möchtest. Zeig mir, dass du mich wahrnimmst und für mich da bist.
3. *Verbale und nonverbale Zuwendung:* Sprich mit mir. Erzähl mir, was du fühlst und denkst, was dich bewegt. Sprich deine Gefühle, deine Ängste und Sorgen an und aus, aber bitte schweige auch mit mir, wenn ich es brauche. Es tut so gut, wenn du einfach nur da bist und meine Hand hältst.
4. *Ungeteilte Aufmerksamkeit:* Wenn du an meiner Seite bist, sei voll und ganz bei mir. Sei bei mir mit deinem Herzen, deinen Gedanken, deinem Sein. Lass alles andere draußen, lass dich auf mich ein, das gibt mir das Gefühl, dir wichtig zu sein, dir nahe zu sein, von dir wahrgenommen und verstanden zu werden.

3.5   Über die Sinne Zugang finden. Basale Stimulation

A. Gygax

» Wo die Sinnesorgane erkranken oder wo wir die Sinne nicht pflegen, verkümmern sie. Verkümmerte Sinne geben einen verkümmerten Lebenssinn. Die Folge davon ist der Verlust von Sinn, von Sinnerfüllung und Sinngestaltung. Die Sinnlosigkeit und Sinnleere ergreifen Besitz vom Menschen. (Kostrzewa u. Kutzner 2004)

Um den Zugang zum Sterbenden über die Sinne zu finden, muss ich zuerst die verschiedenen Sinneswahrnehmungen verstehen und begreifen können.

» Wahrnehmung ist eine aktive Verarbeitung von Reizen unter Einbezug von Erfahrungen, Lernen und Empfinden. (Mathys 2007)

Wahrnehmung ist ein zentraler Prozess, der das Informationsmaterial, welches die Sinnesorgane aktiv gesucht und aufgenommen haben, so verarbeitet, dass für den Menschen eine bedeutungsvolle Wirklichkeit entsteht. Aus den verfügbaren Informationen bauen wir unsere Welt zusammen. Mit der Basalen Stimulation machen wir ein Angebot, um den Mangel an Eigenerfahrungen und Eigenbewegungen im Zusammenhang und der Auseinandersetzung mit der Umwelt zu kompensieren. Basale Stimulation bedeutet, den Menschen Orientierungsmöglichkeiten zu geben und Angebote zu machen.

Basale Stimulation heißt, den Menschen in einer gewissen Langsamkeit zu begegnen, damit sie die Möglichkeit haben wahr- und aufzunehmen. Basale Stimulation soll aber auch Neugierde und Interesse wecken.

Um einem sterbenden Menschen ein Angebot über die Sinne machen zu können, muss ich mich mit ihm und seiner Biografie vertraut machen. Ein Grundsatz der Basalen Stimulation lautet, das zu erhalten, was dem Sterbenden bekannt und vertraut ist. Um vertraute Angebote machen zu können, brauche ich folgende biografische Angaben:

- Welche Personen sind dem Sterbenden wichtig?
- Welche Berührungen mag er und wo? Wo mag er keine Berührungen?
- Mag er Vibrationen, welche und welche nicht?
- Seitenlage, Rückenlage – welche Lage wird bevorzugt, welche ist unangenehm?
- Welche Geräusche, Rhythmik, Musik, Gesang, Stimmen sind wichtig, mag er, welche nicht?
- Welche Gerüche werden bevorzugt, welche nicht?
- Welche Materialien, Tiere, werden gerne getastet, welche nicht?
- Was sieht er gerne, was nicht?
- Welche sind seine bevorzugten Sinne?

Öffnet sich der Sterbende, kann ich dies als Chance verstehen, ihn auf *seinem* Weg zu begleiten. Dabei muss ich aber behutsam und achtsam sein, ihn nicht von seinem Weg abbringen zu wollen, sondern ihn auf seinem Weg zu begleiten. Ich muss wissen, dass der eingeschlagene Weg eine plötzliche Richtungsänderung haben kann.

In der Basalen Stimulation gibt es, nach Christel Bienstein und Andreas Fröhlich (2004), neun zentrale Ziele, die im Zentrum eines schwer beeinträchtigten Menschen stehen:

Neun zentrale Ziele der Basalen Stimulation
1. Leben erhalten und Entwicklung erfahren
2. Das eigene Leben spüren
3. Sicherheit erleben und Vertrauen aufbauen
4. Den eigenen Rhythmus entwickeln
5. Das Leben selbst gestalten
6. Die Außenwelt erfahren
7. Beziehungen aufnehmen und Begegnungen gestalten
8. Sinn und Bedeutung geben und erfahren
9. Autonomie und Verantwortung leben

» Aus den Zielen entwickeln sich die jeweiligen Prioritäten. Wichtig für alle Pflegenden und Betreuenden ist es wahrzunehmen, in welchen Bereichen der Mensch Hilfe und spezielle Unterstützung braucht. Es geht in den zentralen Zielen immer darum, den betroffenen Menschen in seinem Tun zu erreichen, zu unterstützen und die Voraussetzungen dafür zu schaffen, dass er seine Ziele, seine Bedürfnisse erfüllen/befriedigen kann. Es wird davon ausgegangen, dass auch ein Mensch mit schweren Veränderungen seine Wahrnehmungsfähigkeit spürt und weiß, was ihm gut tut. (Mathys 2007)

3.5.1 Die somatische Stimulation

Die somatische Wahrnehmung ist die Wahrnehmungsfähigkeit über die Haut, Muskeln und Gelenke. Die Haut ist die Grenzlinie zwischen dem Menschen und seiner Umwelt und macht die Kontaktaufnahme möglich.

Die Haut ist unser größtes Wahrnehmungsorgan. Sie registriert Druck, Berührung, Vibration, Temperatur, Schmerz und Feuchtigkeit. Der Druck- und Berührungssinn übermittelt uns Informationen über Beschaffenheit, Größe, Form, Oberfläche (rau, weich, spitzig, glatt, nass) oder Gewicht des Gegenstandes. Die Reize werden von Rezeptoren aufgenommen und weitergeleitet. Besonders dicht besiedelt sind die Fingerspitzen, das Gesicht, der Bereich des Mundes und der Zunge.

Die Berührung wird zur Information für den Körper. Berührung ist also Kontaktaufnahme und Kommunikation. Ohne Berührung verkümmern Körper und Seele. Am Anfang wie am Ende des Lebens, ist die Berührung Teil der nonverbalen Kommunikation.

Um somatisches Empfinden erfahrbar zu machen, ist die Berührung die einfachste Art. Die Berührung mit den Händen sollte aber für den Sterbenden erfassbar sein, das heißt, es sollte kein Betasten sein. Die Berührungen sollten den Sterbenden interessieren und ihn im Prozess unterstützen.

Wenn ich ein Angebot der Berührung mache, muss ich die Reaktionen darauf genau beobachten. Es darf keine Zudringlichkeit, keine Grenzüberschreitung passieren. Es kann vorkommen, dass mit Berührungen negative Erinnerungen verbunden sind und der Sterbende darauf abwehrend reagiert. Aber auch die Situation, in der sich der Sterbende befindet (Trauer, Hilflosigkeit, Schmerzen), ist für die Art der Berührung entscheidend. Damit keine unklaren Informationen durch Berührungen vermittelt werden, nennen Bienstein und Fröhlich (2004) einige Punkte, welche berücksichtigt werden sollten:

- Die Berührungen sollen klar, ruhig, vertraut, großflächig und fließend sein, deutlich beginnen und enden. Die Finger sollten bei der Berührung des Sterbenden nicht dominieren.
- Der Druck der Berührung sollte vorüberziehend, konstant und rhythmisch sein.
- Möglichst, nach Absprache mit allen Beteiligten, eine Initialberührung ritualisieren. Zur Begrüßung gilt z. B der Handschlag und ist eine allgemein gesellschaftlich ritualisierte Initialberührung. Beim sterbenden Menschen muss eine andere Form der Initialberührung gewählt werden. Möglichst eine Berührung am Körperstamm wählen, wie die Schulter oder den Oberarm. Berührungen an der Peripherie (Hände/Finger) rufen häufig Abwehrreaktionen hervor.

■ **Fallbeispiel**

Hr. G., 85-jährig, hat ein Prostatakarzinom und wird zu Hause von der Spitex und seiner Frau betreut. Ich besuchte ihn regelmäßig und sah den täglichen Kräfteverlust. Ich hatte das Gefühl, dass Hr. G. sich noch nicht lösen konnte. Seine Frau war bei der Pflege immer dabei, ein persönliches Gespräch zwischen Hrn. G. und mir konnte somit nicht zustande kommen. Hr. G. wirkte auch oft unruhig. Ich begann damit, ihn bei der Pflege immer mit dem Handtuch den Rücken zu massieren, dies beruhigte ihn sehr. Später habe ich ihm auch noch atemstimulierende Einreibungen (Haut-zu-Haut-Kontakt) angeboten, welche ihn sehr beruhigten. Diese Angebote wurden zu einem Ritual.

Einmal, als die Ehefrau nicht anwesend war, konnte Hr. G. mir seine Ängste betreffend seines Sterbens mitteilen. Wir hatten ein langes Gespräch. Ich konnte ihm den Vorschlag machen, mit dem Seelsorger des Dorfes zu sprechen, was er dankbar annahm. Der Seelsorger besuchte ihn und seine Ehefrau nun regelmäßig. Hr. G. hat sich von mir verstanden und akzeptiert gefühlt. Die regelmäßigen Einreibungen haben das Vertrauen aufgebaut und Blockaden bei ihm gelöst, wir brauchten dazu keine Worte. Die Berührungen wurden von mir ruhig und atemunterstützend durchgeführt. Der Sterbende fühlte sich sicher und getragen.

3.5.2 Taktil-haptische Stimulation

Der taktil-haptische Sinn ist unser Tast- und Greifsinn. Er dient dazu unsere Umwelt zu erfahren, zu ergreifen und zu begreifen, sowie zu differenzieren und zu identifizieren. Dem schwachen, sterbenden Menschen, dem es nicht mehr möglich ist, seine Umwelt selber zu ertasten, sollten die Füße und Hände von den Begleitern geführt werden.

Die „geführten" Hände oder Füße können gut in die Abläufe des Alltags integriert werden: Die Borsten der Zahnbürste (Form) oder Wasser (Temperatur) spüren lassen. Die Hand über die Bettdecke gleiten lassen. Geeignet ist auch ein Tastbrett mit unterschiedlichen Materialien wie: Felle, Hirsekissen, Steinkissen, Reiskissen, Bälle, Holz, Stoffe und vieles mehr. Dabei gilt es die Biografie zu beachten, oder das Gespräch mit den Angehörigen zu suchen. Nicht alle Materialien sind für alle gleich angenehm. Grundsätzlich gilt: Je leichter ein Gegenstand ist und je länger wir ihn in den Händen halten, umso weniger Informationen erhalten wir dazu.

■ **Fallbeispiel**
Fr. S., 87-jährig, Vaskuläre Demenz, war von Beruf Schneiderin. Sie nestelte immer an der Decke und an den Kleidern herum. Ihre verbale Sprache hatte sie verloren, wir kommunizierten nonverbal. Ich habe ihr eine Schachtel mit verschiedenen Stoffen und einer Tastschlange, in der sich eingenähte Gegenstände befanden, zusammengestellt. Oft musste man ihr einen Stoff in die Hand geben, manchmal bediente sie sich selber. Immer wenn ich sie sah, hatte ich das Gefühl, Fr. S. sei in ihrem Erleben glücklich. Auch in der Sterbephase hatte sie immer etwas zum Tasten, die Hände, der taktil-haptische Sinn, waren für Fr. S. sehr wichtig und zentral. Die Haut war ihr bevorzugtes Sinnesorgan.

3.5.3 Vestibuläre Stimulation

Die vestibuläre Wahrnehmung dient in erster Linie der unwillkürlichen motorischen Steuerung des Gleichgewichts. Die Wahrnehmung erfolgt über das Gleichgewichtsorgan im Innenohr. Vestibuläre Wahrnehmung heißt, sich im Raum orientieren zu können, die Schwerkraft des Körpers zu empfinden, Balance und Gleichgewicht zu erfahren. Die liegende Wahrnehmung ist ganz anders als die sitzende.

Viele schwerstkranke Menschen verbringen die meiste Zeit im Bett und verlieren dadurch das Gefühl der Räumlichkeit, des Gleichgewichts und der Balance. Die Nahrungsaufnahme oder die Flüssigkeitszufuhr nehmen wir im Normalfall immer im Sitzen ein. In dieser Position können unsere inneren Organe besser arbeiten: Beim Essen stellt sich ein Sättigungsgefühl ein, die Blase lässt uns spüren, wenn sie voll ist, der Darm macht sich bemerkbar, wenn er entleert werden möchte. In der liegenden Position ist dies nicht möglich.

❯ **Besondere Vorsicht ist geboten, wenn Menschen durch Sondenkost ernährt werden. Liegend könnten sie aspirieren und das Risiko einer Pneumonie steigt.**

In aufrechter Position zu essen und zu trinken heißt Lebensqualität, denn es ist möglich, am Leben und an der Umgebung teilzunehmen. Alleine die Bewegung des Aufrichtens im Bett und des wieder Zurückführens in die horizontale Lage ist eine vestibuläre Anregung.

Wichtig dabei ist, mit dem Bewohner im ständigen Kontakt zu bleiben. Ich muss wissen, dass vor allem das Zurückführen in die horizontale Lage für viele ein „Fallen ins Nichts" bedeuten kann. Ich bereite den Bewohner verbal auf die Lageveränderung vor. Vor allem aber mit der Initialberührung an der Schulter, indem ich die Berührung mit Druck in die künftige Bewegung verstärke. Beim Absenken des Oberteils immer wieder innehalten, so gebe ich die Gelegenheit, sich langsam auf die veränderte Lage einzustellen. Die Veränderung kann positiv aufgenommen werden. Durch angepasste Anleitung und Information kann eventuellen Kreislaufschwierigkeiten vorgebeugt werden. Der Bewohner soll sich dabei sicher und geborgen fühlen.

Diese Aufrechtposition kann ich sowohl im Bett als auch in einem dafür bestimmten Sessel anbieten. Nimmt der Bewohner eine sitzende Haltung ein, ist es wichtig, dass die Füße auf einer stabilen Unterlage stehen oder unter den Fußsohlen etwas Festes liegt. So können die Körpergrenzen wahrgenommen, die Schwere in den Beinen und Füßen gespürt werden. In dieser Stellung kann der Bewohner bewusster an der Umwelt teilnehmen.

■ **Fallbeispiel**
Frau O., 85-jährig, an Demenz erkrankt, kommuniziert kaum noch verbal, hält die Augen meistens geschlossen und verbringt die meiste Zeit im Bett. Sie leidet infolge des Bewegungsmangels an begrenzter Eigenerfahrung des Körpers und ist auch auf Sinnesreize ihrer Umgebung angewiesen. Sie genießt die Nestlagerung. Das Frühstück nimmt sie im Bett ein. Um sie darauf vorzubereiten, biete ich ihr Basale Ausstreichungen an, die sie mit einem feinen Lächeln auf dem Gesicht entgegen nimmt. Für die sitzende Position im Bett, braucht es die Hilfe zweier Personen. Auf der linken und rechten Seite wird jeweils die Rolle dem Körper entlang gelegt. Die Körperhaltung wird damit unterstrichen – die Bewohnerin kann sie bewusst erfahren, die Sitzposition wird stabilisiert. Die Bewohnerin wird jeden Tag für vier Stunden in einen speziellen Lehnstuhl mobilisiert, der auch für die liegende Position taugt. Ist die Bewohnerin in sitzender Position, liegen die Füße auf einem „Schemel", also auf einer harten Unterlage. Links und rechts des Körpers legen wir wiederum die Rolle. Damit hat sie die Möglichkeit am Leben im Aufenthaltsraum teilzunehmen und das Mittagessen in Gesellschaft zu genießen. Die Angehörigen nutzen die Gelegenheit und gehen mit ihr im Lehnstuhl in der Hausstraße spazieren.

3.5.4 Vibratorische Stimulation

Die vibratorische Wahrnehmung entwickelt sich im Mutterleib in der embryonalen Entwicklung. Vibratorische Wahrnehmungen werden hauptsächlich von der Körperflüssigkeit und unserem Skelettsystem weitergeleitet. Spezielle Tastkörperchen nehmen Schwingungen ebenfalls auf und geben uns Informationen über unsere Körpertiefe und Körperfülle. Vibration ist ein rhythmisches Empfinden, dieses weckt unsere Aufmerksamkeit und ermöglicht ein In-uns-hinein-Horchen.

Die vibratorische Wahrnehmung bildet zusammen mit der somatischen und der vestibulären Wahrnehmung die Grundlagen für unsere Körperempfindung. Jeder von uns wurde von der Mutter in den Arm genommen und gedrückt (somatische Stimulation) und dazu noch hin und her geschaukelt (vestibuläre Stimulation). Ihre beruhigenden Worte hat sie ganz dicht am Ohr leise gesprochen (vibratorische Stimulation).

> Die vestibuläre, somatische und vibratorische Stimulation zählen zu den Urerfahrungen eines jeden Menschen.

Oft greifen wir auch als Erwachsene zu diesen beruhigenden Stimulationsarten. Wenn es gilt, den Partner oder einen vertrauten Menschen zu trösten, nehmen wir ihn in den Arm, sprechen beruhigende Worte ins Ohr. Ein gut aufgebautes Vertrauensverhältnis muss vorhanden sein, um die oben aufgeführten Angebote zu machen. Am besten würde sich diese Art von Stimulation für Angehörige eignen, die dem Sterbenden nahe sein möchten.

■ **Fallbeispiel**
Meine Schwester, M., 50-jährig, Anorexie, multimorbides Krankheitsbild, konnte und wollte nicht mehr kämpfen, hatte sich entschlossen, den Weg des Sterbens zu gehen, mit allen Konsequenzen. Ich habe sie auf dem nicht einfachen Weg begleitet und bin ihr beigestanden. Wir hatten schon vorher ein tiefes und inniges Verhältnis und verstanden uns auch ohne Worte. Sie konnte mir sagen, was sie gerne möchte und was nicht. Auch wenn sie voller Vertrauen auf das Nachher war, hatte sie doch auch Zeiten der Angst. Ich wusste, wann der richtige Zeitpunkt war, um sie in aufrechter Position in den Arm zu nehmen. Das Hin- und Herwiegen und das In-sie-hinein-Sprechen kamen dann von selber. Jedes Mal stellte ich fest, wie sehr es sie beruhigte, die Gesichtszüge sich entspannten. Ich hatte bei ihr keine Berührungsängste und konnte ihr Geborgenheit und Wohlbefinden vermitteln. Ich konnte ihr so mitteilen, dass ich sie nicht alleine ließ. Sie hatte so wieder Informationen zu ihrem Körper, konnte in sich hineinhören. Die anderen Geschwister hatten Angst, sie in den Arm zu nehmen. Sie war so dünn, sie befürchteten, ihr Schmerzen zuzufügen. Sie hatten für sich andere Arten der Zuwendung gefunden, um ihr nahe zu sein.

Eine Art der Vibration kann ich auch mit dem Rasierapparat auslösen und anbieten. Besonders Männer schätzen und genießen dieses Angebot bei der täglichen Pflege sehr. Ich kann aber auch mit dem Rasierapparat an der Matratze entlangfahren und so Vibrationen erzeugen.

Immer wenn wir Sterbende begleiten, sollten wir überprüfen, ob die von uns gewählten Maßnahmen auch die richtigen sind. Sehe oder verspüre ich beim sterbenden Menschen Widerstand oder gar bei mir selber? Es gibt unzählige Möglichkeiten, einem Sterbenden nahe zu sein, für ihn da zu sein. Die körperliche Nähe erlaubt es uns ihm zu zeigen, dass wir ihm nahe sind, mit ihm zusammen diesen Weg gehen, mit ihm zusammen die Zeiten der Angst, der Ungewissheit aushalten und dass wir ihn so annehmen wie er ist.

3.5.5   Orale Stimulation

Der Geschmacks- und Geruchssinn dient der Nahrungsaufnahme und der Verdauung. Über bestimmte Rezeptoren registriert der Geschmackssinn die verschiedenen Qualitäten wie süß, sauer, bitter, salzig. Ebenfalls wird die Speichel- und Magensekretion angeregt und die Nahrungsaufnahme kontrolliert. Jeder Mensch hat seine eigenen Vorstellungen, was gut oder schlecht schmeckt.

Der Vorgang des Riechens ist sehr komplex. Wenn wir Nahrung aufnehmen, werden Aromastoffe freigesetzt. Sie gelangen zum hinteren Rachenraum, steigen zu den Riechzellen der Nasenschleimhaut auf und werden dort vom Geruchssinn identifiziert. Der Trigeminusnerv leitet sie weiter. Erst jetzt entfaltet sich die volle Geschmacksqualität, in dem noch herzhaft und pikant unterschieden werden kann. Das lymbische System verbindet die wahrgenommenen Gerüche mit Gefühlen, welche mit positiven und negativen Erinnerungen verbunden sind.

Die taktilen Empfindungen und die hohen Wahrnehmungsspezifitäten über die Zunge und den Mundbereich lassen uns Dinge erkennen und geben Auskunft über Temperatur und Konsistenz der Nahrung. Die komplexe Versorgung und Empfindung im oralen Bereich stellt eine hochsensible Einheit dar.

> **Orale Angebote bei Sterbenden sind sehr individuell und speziell und sollen nicht zum Ziel haben, Nahrung oder Getränke zu verabreichen.**

Der sterbende Mensch soll in der jeweiligen Situation nach seinen Wünschen und Bedürfnissen unterstützt werden, um Wohlbefinden vermittelt zu bekommen. Der sterbende Mensch hat oft durch verschiedene Ursachen ein verändertes Geschmacks- und Geruchsempfinden. Nicht essen zu wollen kann auch psychologische Hintergründe haben wie: Angst vor Erbrechen, Abneigung gegen das Essen durch Medikamente, Angst vor dem Sterben und Depressionen. Für Angehörige ist es nicht einfach zu akzeptieren, dass der Sterbende keine Nahrung mehr zu sich nehmen will.

Essen ist ein sehr menschliches Bedürfnis. Oft ist es die einzige noch mögliche Zuwendung. Die Zuwendung über die verbale und nonverbale Sprache trauen sich viele nicht zu, aus Angst etwas auszulösen oder über den Tod zu sprechen. Hier wird deutlich, wie wichtig es ist, die Angehörigen in den Prozess einzubeziehen. Wir müssen mit allen Beteiligten darüber sprechen, wie wichtig Essen und Trinken sind, dass aber der sterbende Mensch vielleicht nicht mehr fähig ist, Nahrung aufzunehmen. Mit Zwang würde nur das Gegenteil, wie Übelkeit und Erbrechen, provoziert werden.

Wichtig ist, so lange der Sterbende dies äußern kann, auf seine Wünsche und Bedürfnisse einzugehen, egal wie abstrakt sie sind. Sie sind genau das, was sein Geschmacks- und Geruchssinn in diesem Moment verlangt. Die orale Stimulation soll dem Sterbenden in erster Linie Informationen zu ihm und seiner Umwelt bieten; sie sollen lustvoll und eine Befriedigung seiner Wünsche sein. Es ist wichtig Alternativen anzubieten, die das Wohlbefinden des Sterbenden fördern.

Häufig wird in dieser Phase die Mundtrockenheit, z. B. durch Sauerstoff, zum Problem. Wichtig ist, die Mundpflege und Befeuchtung regelmäßig durchzuführen. Dafür können verschiedene, vorzugsweise dem Sterbenden bekannte Getränke verwendet werden. Es können Teesorten verwendet werden, die entzündungshemmend und erfrischend sind. Dazu eignen sich: Kamillentee, Pfefferminztee oder Salbeitee. Kann Tee wegen Aspirationsgefahr bei wahrnehmungsbeeinträchtigten Menschen nicht oral verabreicht werden, gibt es die Möglichkeit Tee oder Getränke einzufrieren. Die gefrorenen Stücke kann man in eine Gaze einwickeln und in den Mund geben. So kann der Sterbende selbst die Mundhöhle befeuchten und reinigen. Die Lieblingsgetränke können mit einem kleinen Dispenser, mit Pumpe oder mit einer Pipette verabreicht werden. Große Wattestäbchen mit der entsprechenden Flüssigkeit getränkt, eignen sich auch sehr gut. Es gibt fertige Mundspüllösungen, sie werden aber häufig als unangenehm empfunden. Zur Befeuchtung des Mund- und Rachenraumes kann bei Überempfindlichkeit auch nur Wasser in einer Sprühflasche verwendet werden.

3.5.6 Olfaktorische Stimulation

Eine weitere Möglichkeit der Stimulation ist den Sterbenden mit Düften anzusprechen. Auch hier gilt es, Düfte mit der entsprechenden Vorsicht zu verwenden, nicht alle lieben die gleichen

3.5 · Über die Sinne Zugang finden. Basale Stimulation

29

3

Düfte. Sie können auch Ablehnung oder Übelkeit hervorrufen. Mit Düften können wir aber auch sehr kreativ sein. Aus der Biografie kennen wir Beruf, Vorlieben und Hobbys und ziehen daraus Schlüsse. Es können Naturmaterialien sein, wie z. B. Tannäste, Holz, Blumen und so weiter, die den sterbenden Menschen besonders ansprechen. In unserem Heim verwenden wir auch Duftlampen. Bei unserer Aromatherapeutin können wir uns betreffend den Düften beraten lassen.

Ein Duft, der für die palliative Begleitung häufig verwendet wird, ist das Rosenöl, welches eine beruhigende Wirkung hat. Mit der Duftlampe kann man eine angenehme Atmosphäre schaffen, die auf alle Beteiligten wohltuend wirkt und Geborgenheit vermittelt. Bei jeder Begleitung eines sterbenden Menschen gilt es immer wieder neu herauszufinden, was er mag und bevorzugt. Es ist wichtig, die Biografie zu kennen und mit den Angehörigen in Kontakt zu sein, um das Beste für ihn herauszufinden.

- **Fallbeispiel**

Herr. Q., 84-jährig, multimorbid, hat eine akute Atemwegserkrankung. Er befindet sich in der letzten Sterbephase und braucht permanent Sauerstoff. Herr Q. hält den Mund immer offen. Der Mund- und Rachenraum ist trocken. Es ist sehr wichtig, dass dieser regelmäßig befeuchtet wird. Herr Q. kann sich nicht mehr verbal mitteilen.

Wir überlegten uns, was wir ihm zum Befeuchten verabreichen wollten. Am Tisch hat er immer *Rivella* getrunken. Wir tränken nun immer große Wattestäbchen in Rivella und befeuchten vorsichtig seine Lippen, so stellen wir den Kontakt her. Herr Q. reagiert darauf und wir können ihm das Wattestäbchen in den Mund legen. Herr Q. schließt den Mund und beginnt daran zu lutschen. Dies wiederholen wir in regelmäßigen Abständen. Die Lippen werden mit einer Fettsalbe eingecremt und so vor dem Austrocknen bewahrt.

3.5.7 Auditive Stimulation

Das Hören ist das Wahrnehmen von Schallwellen, diese werden in Reize umgewandelt und über das Nervensystem an das Gehirn weitergeleitet, wo sie in den entsprechenden Höreindruck umgewandelt werden. Das Hören der Schallereignisse hängt von der Intensität der Lautstärke, von der Frequenz der Töne, von den Klängen und Geräuschen ab.

Die auditive Wahrnehmung ist ein Warnsystem, das auch im Schlaf erhalten bleibt. Dies zu wissen, ist im Umgang mit wahrnehmungsbeeinträchtigten und sterbenden Menschen von großer Wichtigkeit. Wir wissen, dass das menschliche Gehör in der Embryonalphase sich als erste Sinnesfunktion entwickelt und bis zuletzt erhalten bleibt. Es gibt Hinweise darauf, dass selbst sehr schwerhörige Menschen in der Sterbephase ohne Hörgerät alles wahrnehmen und hören konnten und ihr Umfeld mit entsprechenden Äußerungen konfrontierten und verblüfften.

Wir müssen uns im Umgang mit Sterbenden bewusst sein, dass wir nicht wissen, was sie aufnehmen und welche Auswirkungen unsere Äußerungen auf sie haben können. Die auditiven Wahrnehmungen und die Reaktionen auf diese können sehr unterschiedlich sein. Wichtig zu wissen ist, dass unklare auditive Informationen Ängste auslösen können. Darum sollten auditive Reize und Stimulationen, welche wir anbieten, eindeutig, angemessen und gut überlegt sein. Musik soll zur Kontaktaufnahme dienen, dem Bewohner bekannt sein und Erinnerungen wachrufen. Mit dem Einsatz von Musik können wir folgende Bereiche beeinflussen:

- Der physische, körperliche Einfluss, durch Entspannung der gesamten Muskulatur. Musik lindert Schmerzen, der Bewohner kann sich dabei entspannen und ruhig werden. Die Atmung wird regelmäßiger.

- Der positive Einfluss auf die Psyche durch die Musik ist bekannt. Die Stimmungslage kann sich verbessern, indem Ängste abgebaut und Depressionen verringert werden. Schlussendlich kann Musik Hilfe bieten, um sich an wichtige Ereignisse und die damit verbundenen Emotionen und Gefühle zu erinnern.
- Der soziale Einfluss durch die Musik kann in der Verbundenheit mit dem Partner, der Familie entstehen oder Ausdruck von sich selber sein. Es kann aber auch eine Brücke zum Leben vor dem Heim oder vor der Krankheit sein.
- Musik kann aber auch verbinden und bei allen Beteiligten in der Sterbephase ein Gemeinschaftsgefühl hervorrufen.
- Eine weitere wichtige Funktion ist die spirituelle Funktion der Musik. Sie kann ein seelischer Ausdruck sein, sie kann Trost, Kraft, Zuversicht und Beruhigung bedeuten. Über die spirituelle Musik werden auch oft Lebenssinn, Lebensfragen ausgedrückt.
- Wut und Verzweiflung können mit der Musik besser verarbeitet werden.

Diese Aufzählung macht deutlich, wie wichtig und hilfreich der Einsatz von Musik sein kann. Das Musikangebot soll individuell auf den Bewohner abgestimmt sein, unter Berücksichtigung seiner Biografie. Die Musik soll nicht permanent laufen, es soll keine Reizüberflutung stattfinden.

Auditive Stimulation biete ich an, indem ich gewünschte oder bekannte Texte vorlese. Manchmal finde ich im Zimmer die nötigen Hinweise oder bekomme von Angehörigen Informationen. Viele wünschen sich ein Gebet, ein Psalm zu sprechen oder ein Kirchenlied zu singen.

Die auditive Stimulation kann auch vibratorisch wahrgenommen werden. Die Ansprache und das Ende sind dem Bewohner wichtig und sollten mit einer Initialberührung an der Schulter einhergehen. Die Worte sollten klar, deutlich und in einer normalen Lautstärke gesprochen werden. Es sollte nur eine Person sprechen, da es sonst leicht zu einer Reizüberflutung kommen kann.

- **Fallbeispiel**

Frau X. hat sich nach Angaben des Ehemannes sehr in ihrer Kirchgemeinde engagiert. Im Zimmer wiesen diverse Texte und Bücher auf ihre Spiritualität hin. Ich habe ihr in der Sterbebegleitung verschiedene Texte vorgelesen. Ein Text hat sie besonders angesprochen, sie wirkte beim Hören gespannt und dann sehr ruhig. Ich hatte das Gefühl, dass sie den Text gut kannte. Ihr Ehemann bestätigte mir dann meine Beobachtungen. Den Text habe ich ihr noch ein paar Mal langsam, deutlich und ruhig vorgelesen. Ich denke, diese Art des Vorlesens hat sie angesprochen.

Frau X. reagierte auch sehr entspannt auf klassische Musik, besonders auf das *Ave Maria*. Die Atmosphäre im Zimmer war sehr speziell, fast feierlich, obwohl wir dem Tode gegenüber standen. Für mich war es eine besondere Erfahrung, Frau X. begleiten zu dürfen und zu spüren, wie sanft und ruhig sie von dieser Welt Abschied nehmen konnte.

3.5.8 Visuelle Stimulation

Die Entwicklung der Sehfähigkeit verläuft in einem schrittweisen Prozess im frühkindlichen Alter. Mit den Augen können wir positive Anreize erkennen, Handlungen verfolgen, etwas oder jemanden suchen. Mit den Augen können wir einen traurigen oder fröhlichen Blick vermitteln. Visuell wahrnehmen können wir dreidimensionale Bilder, Bewegungen, Helligkeiten, Farben und Kontraste.

Sehen ist für alle Menschen sehr wichtig. Menschen in der Terminalphase können meistens ihr Zimmer, ihr Bett nicht mehr verlassen und sind darauf angewiesen, dass sich ihnen genügend visuelle Anreize bieten. Bei Menschen mit starken Wahrnehmungseinschränkungen und Verschlechterung des Gesundheitszustandes, können durch eintönige Zimmergestaltungen sehr schnell Wahrnehmungsstörungen (Habituation) hervorgerufen werden. Das bedeutet: wenn ein Reiz sich nicht verändert, wird er nicht mehr oder verändert aufgenommen. Dabei entsteht eine undifferenzierte Wahrnehmung, Bilder oder Insekten erscheinen an den Zimmerwänden, an der Decke. Wahrnehmungseinschränkungen sind in allen Sinnesbereichen möglich. Veränderungen sind also die Grundlagen für die Wahrnehmung von Informationen!

Das Zimmer sollte so gestaltet sein, dass es dem sterbenden Menschen vertraute, visuelle Anreize bietet. Er soll sich wohl und geborgen fühlen. Vom Bett aus sollte das Zimmer überschaubar sein. Durch das Aufrichten des Kopfendes kann man das Blickfeld erheblich erweitern. Familienfotos und Bilder sowie persönliche Gegenstände bereichern die Umgebung und geben eine persönliche Note. Mobiles und Bilder sollten sich dabei nicht im direkten Blickfeld des Bewohners befinden, sondern ihn neugierig machen, sich ihnen zuzuwenden. Zarte Farben können eine wohltuende Atmosphäre bieten. Mit einem Bettvorhang kann man dem Sterbenden eine Privatsphäre schaffen. Man kann damit Grenzen setzen und visuelle Orientierung geben.

Durch den Bettvorhang wird auch die Akustik verändert. Die von außen dringenden Geräusche werden gedämpft und prallen nicht so hart und direkt auf das Ohr. Das Himmelbett hatte früher in den damals großen Räumen die gleiche Funktion.

Ich treffe Sterbende oft mit geöffneten Augen an. Der Blick ist gen Himmel gerichtet. In dieser Situation muss man ausprobieren, was dem sterbenden Menschen besser entspricht, warmes gedämpftes Licht oder freie Sicht auf den Himmel.

▪ **Fallbeispiel**
Ein paar Stunden vor dem Tod von Hrn. Q. hatte er seinen Blick nach oben gerichtet. Ich habe ihm den freien Blick Richtung Himmel ermöglicht und ihn dabei beobachtet. Er kniff die Augen zusammen, offenbar war es ihm zu hell. Ich habe das Licht etwas gedämpft, indem ich die Store etwas herunterließ. Herr Q. behielt seine Augen geöffnet und hielt bis zuletzt seinen Blick Richtung Himmel gerichtet.

3.5.9 Fazit

Einmal mehr wird mir bewusst, wie wichtig die Sinne für den lebenden wie den sterbenden Menschen sind. Über nichts sonst kann ich den Zugang finden, als über die Sinne. Jeder Mensch verfügt über diese Sinne, jeder hat einen bevorzugten Sinn. In all den Wahrnehmungsbereichen gibt es unzählige Stimulationsmöglichkeiten, die es uns ermöglichen, auf den sterbenden Menschen einzugehen und mit ihm in Kontakt zu treten.

Es bietet uns die Möglichkeit, einen schwerkranken oder unheilbaren Menschen auf seinem letzten Weg in Würde zu begleiten. Jede Sterbebegleitung ist sehr individuell, so auch das Angebot der Basalen Stimulation. Hier heißt es: selber erleben, erfahren, beobachten, sich darauf einlassen, keine Angst haben, annehmen, aushalten und kreativ sein. Gelerntes anwenden, Fachwissen weiter vermitteln und so Sicherheit und Geborgenheit schaffen in einem der wichtigsten Lebensabschnitte des Menschen.

Die Basale Stimulation ist nicht nur der Zugang zum sterbenden Menschen, sondern bietet mir auf dieser Basis die beste Möglichkeit der interdisziplinären Zusammenarbeit. Vor allem in der Zusammenarbeit mit der Pflege bieten sie ideale Anknüpfungspunkte, die wir unbedingt nutzen und pflegen sollten, zum Wohle des sterbenden Menschen.

Literatur

Bienstein C, Fröhlich A (2004) Basale Stimulation in der Pflege. Erhard Friedrich, Velber
Kostrzewa S, Kutzner M (2004) Was wir noch tun können. Basale Stimulation in der Sterbebegleitung. Hans Huber, Bern
Leboyer F (2007) Sanfte Hände. Kösel, München
Mathys R (2007) Wahrnehmungsstörung, Wahrnehmungsförderung. Script 1. Semester
Rosenberg MB (2010) Gewaltfreie Kommunikation. Junfermann, Paderborn
Schulz von Thun F (1981) Miteinander reden: Störungen und Klärungen. Psychologie der zwischenmenschlichen Kommunikation. Rowohlt, Reinbek
Watzlawick P (2011) Man kann nicht nicht kommunizieren – Ein Lesebuch. Hans Huber, Bern
Wehner L, Huto B (2011) Methoden- und Praxisbuch der Sensorischen Aktivierung. Springer, Wien

Abschied nehmen und Loslassen

L. Wehner

L. Wehner (Hrsg.), *Empathische Trauerarbeit*,
DOI 10.1007/978-3-7091-1589-3_4, © Springer-Verlag Wien 2014

4.1   Einleitung

Viele Schritte sind notwendig, um sich von einem geliebten Menschen zu verabschieden. Ängste, Wut und Zorn machen es manchmal leichter, manchmal schwerer, den Weg der Trauer zu gehen. Ist das erste Trauerjahr durchlebt, kann der Trauernde, der losgelassen hat, nun weiter seinen Lebensweg gehen, mit all seinen Stürmen und Herausforderungen, aber auch mit den schönen Seiten. Um dorthin zu gelangen ist es aber unumgänglich, loszulassen.

4.2   Stufen des Loslassens

>> Viele Schritte musst du gehen, ein Jahr der Trauer überstehen. (Lore Wehner)

August Höglinger hat in seinem Buch „Loslassen ohne zu vergessen" 10 Schritte des Loslassens angeführt. Jene Schritte können als Wegweiser durch die Trauer begleiten und bewusste Aufarbeitung ermöglichen. Jene Schritte ergänze ich im Folgenden durch eigene Gedanken und Erfahrungen.

Die 10 Schritte nach einem Todesfall, einer Trennung oder während des Loslassens und Sterbens bewusst zu durchleben, kann hilfreich sein, um den Weg der Trauer gehen zu können. Es hat alles Platz, was an Gefühlen, Worten und Gedanken zu Tage kommt. Es handelt sich um hilfreiche Worte, Gedanken und Schritte, die ein Loslassen möglich machen, damit der Trauernde wichtige Schritte in Richtung Neuorientierung gehen kann. Hier sollte mit alten Klischees aufgeräumt werden wie z. B. der Meinung: „Das darf man doch nicht sagen", „Was die anderen wohl denken?" u.s.w. Jene Aussagen und Gedanken anderer sind positiv zu verstehende Blockaden, die es auf dem Weg der Trauer zu überwinden und aufzubrechen gilt.

- **Ich nehme dir übel …**
„Ich nehme dir übel, dass du mich alleine lässt."
„Ich nehme dir übel, dass du dein Versprechen nicht gehalten hast."
Es darf, kann und soll ausgesprochen werden, dass man dem Verstorbenen oder Sterbenden etwas übel nimmt. Es darf dem Verstorbenen übel genommen werden, dass er einen mit den gemeinsamen Kindern alleine gelassen hat. Es darf dem Verstorbenen übel genommen werden, dass er sich nicht mehr um einen kümmern konnte, als er krank war. Es darf dem Verstorbenen übel genommen werden, dass er einfach so gegangen ist. Das Aussprechen jener Vorwürfe kann als sehr befreiend erlebt werden. Dieser Schritt ist der erste in Richtung Aussöhnung. Auch offengebliebene Vorwürfe, welche nicht unmittelbar mit dem Tod zu tun haben, können und sollen ausgesprochen werden.

- **Ich danke dir …**
„Ich danke dir dafür, dass du für mich auf vieles verzichtet hast."
„Ich danke dir dafür, dass ich dich kennenlernen durfte."
Es ist schön, wenn ausgesprochen wird, wofür man dem Verstorbenen oder dem Sterbenden dankt. Man kann für seine Liebe dankbar sein, für die Ermöglichung der eigenen Ausbildung oder für andere Spuren, die der Verstorbene im eigenen Leben hinterlassen hat. Ein Danke tut der Seele gut, drückt Wertschätzung und Liebe aus. Sie vermittelt Sterbenden als auch Angehörigen ein positives Gefühl.

■ **Ich vergebe dir ...**

„Ich vergebe dir, dass deine Alkoholsucht vieles zerstört hat, was mir wichtig war."

„Ich vergebe dir deinen Seitensprung, der mich sehr verletzt hat."

„Ich vergebe dir, dass du dich nicht zu unserem gemeinsamen Kind bekannt hast."

Der große Schritt der Vergebung ist nicht immer möglich. Man muss nicht vorgeben zu vergeben, weil jemand im Sterben liegt. Vergebung sollte aus dem Innersten und von selbst kommen, dann ist sie echt und kann beim Loslassen helfen. Ehrlichkeit dem Sterbenden und sich selbst gegenüber sind wichtig.

■ **Es tut mir leid ...**

„Es tut mir leid, dass ich nicht da war, als du mich gebraucht hast."

„Es tut mir leid, dass ich mir nie darüber Gedanken gemacht habe, wie es mir an deiner Stelle gehen würde."

„Es tut mir leid, dass ich dich nicht gefragt habe, ob du umziehen möchtest."

Entschuldigungen enthalten die Möglichkeit der Versöhnung und Vergebung. Sei drücken auch Einsicht aus. So kann es nach vielen Jahren wieder zu Annäherung, Verständnis und positiver gegenseitiger Wahrnehmung kommen. Auch die Entschuldigung des Sterbenden kann dabei helfen, ihn besser gehen zu lassen.

■ **Fallbeispiel**

Berührt hat mich, als ein Mann in seiner letzten Sterbephase zu seiner Frau sagte: *„Es tut mir so leid, dass ich dich, als unser Kind starb, mit deiner Trauer alleine gelassen habe."* Die beiden umarmten sich und weinten gemeinsam. Später erzählte mir diese Frau, dass sie ihren Mann seit dem Tod ihres Kindes nicht mehr umarmen konnte und dass es für sie unendlich schön war, dass ihr Mann ihr das noch gesagt hat. Sie bezeichnete den Satz ihres Mannes als ein wertvolles Geschenk: „Das hat mir geholfen, ihn in Liebe gehen zu lassen."

■ **Ich vergebe mir ...**

„Ich vergebe mir, dass ich dich nicht so oft besucht habe."

„Ich vergebe mir, dass ich mir selbst am wichtigsten war."

Sich selbst zu vergeben, ist Balsam für die Seele. Es bedeutet ein Stück Erkenntnisgewinn und Reife. Dies kann zu innerer Ruhe und Ausgeglichenheit führen, was den inneren Frieden zur Folge haben kann.

Es scheint, dass Versöhnung mit sich selbst und Versöhnung mit anderen zu den größten Herausforderungen im Leben gehört. Sehr oft stehen Starrheit, Sturheit, Unnachgiebigkeit oder bestimmte Erwartungshaltungen im Weg. Sich selbst vergeben zu können ist aber ein großer Schritt in die richtige Richtung.

■ **Ich vermisse dich ...**

„Ich vermisse dein Lachen."

„Ich vermisse deine Umarmung."

„Ich vermisse es, mich mit dir austauschen zu können."

„Ich vermisse unseren gemeinsamen Alltag."

Eine Person zu vermissen zeigt, dass sie uns sehr wichtig war, dass es Verbundenheit, gemeinsam Erlebtes und Durchgestandenes gibt. Jemanden zu vermissen bedeutet auch den Schmerz, der mit dem Vermissen verbunden ist, anzunehmen, zuzulassen und zu ertragen. Bei Unterdrückung kommt der Schmerz dann zutage, wenn nicht mit ihm gerechnet wird.

- **Ich liebe dich …**

„Ich liebe dich."
Liebe kann durch Berührung, einen liebevollen Blick oder durch Worte ausgedrückt werden.

> **Liebe verbindet, versöhnt und heilt. Ein „Ich liebe dich", das von Herzen kommt und ehrlich ausgesprochen wird, ist wohl das schönste Geschenk, welches wir in unserem Leben und Sterben erhalten können. Es beinhaltet ein Geben und Nehmen, im Leben wie im Tod.**

- **Ich achte dich …**

„Ich achte dich dafür, dass du dich um mich gekümmert hast."
„Ich achte dich für all das, was du für unsere Familie getan hast."
Achtung und Ehre mitzuteilen bedeutet das Gegenüber als Person wertzuschätzen, ihm Respekt und Anerkennung zu schenken. Gibt es alte Wunden, Verletzungen oder unaufgearbeitete Themen, dann ist der Weg der Achtung meist blockiert.
Ich sehe es hier als meine Aufgabe als Trauerbegleiterin, Möglichkeiten und Rituale der Aussöhnung anzubieten, damit Respekt uneingeschränkt gezollt werden kann. Aufarbeitende Briefe können besonders hilfreich sein und auch Versöhnung mit Verstorbenen möglich machen. Dann kann Achtung geschenkt werden.

- **Es geht gut weiter …**

„Ich habe meine Familie, sie wird für mich da sein."
„Ich werde die Erinnerung an dich am Leben erhalten."
„Ich werde in der Familie auf Zusammenhalt achten, so wie es dir wichtig war."
Sterbenden tut es gut zu wissen, dass es für Zurückbleibende gut weiter geht, dass sie gut aufgehoben sind, nicht alleine sind, dass sie es auch alleine schaffen. Auch für die Hinterbliebenen ist die Zuversicht wichtig, dass das Leben auch ohne den Verlust gut vorangehen kann. So wird der Blick optimistisch in die Zukunft gerichtet.

- **Ich bitte dich …**

„Ich bitte dich, auf mich aufzupassen."
„Ich bitte dich um deinen Segen."
Jemanden um seinen Segen bitten, oder jemanden zu segnen bedeutet darauf zu vertrauen, dass alles gut wird. Segen kann Menschen stärken. Damit werden Zutrauen, Zusagen, Kraft, Schutz und Liebe vermittelt.

> **Angehörige dürfen und sollen bitten, denn ihnen soll es auch nach einem schweren Verlust gut gehen. Sie sollen und dürfen ihre Wünsche zum Ausdruck bringen.**

Aber auch Sterbende haben Bedürfnisse, um deren Erfüllung sie bitten:
- „Ich bitte dich um Vergebung."
- „Ich bitte dich, bewahre mein Andenken."
- „Ich bitte dich, lass die Erinnerung an mich weiter leben."

Wann der Zeitpunkt des Loslassens kommt, ist sehr unterschiedlich und bei jedem Sterbenden als auch Trauernden anders. Doch fast jeder spürt, wann der Zeitpunkt des Gehens gekommen ist, und wann es Zeit ist, loszulassen. Das Trauerjahr hat in diesem Zusammenhang eine wichtige Bedeutung.

4.3 Trauerjahr und dessen Bedeutung

» Man muss alles nochmals und alleine durchleben, dann wird die Trauer leichter. (Lore Wehner)

Die Dauer des „Trauerjahres" kann nicht vorhergesagt werden, sie ist von der trauernden Person, der Situation, der Beziehung zum Verstorbenen und von weiteren Faktoren wie Prägung, Werte, Haltung oder kultureller Hintergrund abhängig. Die Trauerzeit können manche schon nach einigen Wochen andere nach einem Jahr, andere Personen erst nach vielen Jahren abschließen. Manche bleiben in ihrer Trauerzeit verhaftet und die Trauerzeit kann nicht abgeschlossen werden.

Das Trauerjahr zeichnet sich dadurch aus, dass man ein ganzes Jahr nach dem Verlust eines geliebten Menschen, gemeinsam erlebte Dinge zum allerersten Mal oder zum ersten Mal seit langem, alleine erlebt. Es bedeutet ein Durchleben von verschiedenen Lebenssituationen, Ereignissen und Terminen ohne den Partner, Freund oder Familienmitglied. Wird dieser Prozess von Trauernden bewusst wahrgenommen, beinhaltet er die Chance, den Trauerprozess abzuschließen, loszulassen, sein Leben in die Hand zu nehmen und neue Wege zu gehen.

Was muss alles zum ersten Mal alleine durchlebt werden?
- Wochenende
- Hochzeitstag
- Geburtstag
- Reise, Urlaub
- Familienfeier
- Ostern
- Weihnachten
- Bergtour, Wanderung
- Ausflug mit der Familie
- Erledigen von Aufgaben, welche der Verstorbene immer übernommen hatte
- und viele mehr.

So kommt im ersten Jahr nach der Trennung, nach dem Todesfall eines geliebten Menschen immer wieder der Punkt, an dem die Erinnerungen zurückkehren. Erinnerungen an schöne und schwere Zeiten, an all das, was man gemeinsam geschaffen, aufgebaut und erlebt hat. So gibt man, meist unbewusst, der Trauer Platz und Raum. Trauer wird gewürdigt und gelebt und ist meist ständiger Begleiter im Trauerjahr.

- **Was wurde früher mit dem Trauerjahr verbunden?**
- Das Tragen schwarzer Kleidung für ein Jahr
- Keine Teilnahme an Festen und Feiern
- Freude und Lachen wurden im Trauerjahr als respektlos bezeichnet.
- Witwen durften ein Jahr lang keinem anderen Mann in die Augen sehen.

Ich sehe den dahingehenden Wandel in unserer Gesellschaft als sehr positiv. Was für unsere Eltern und Großeltern als Norm gegolten hat, hat für uns teilweise an Gültigkeit verloren. Positiv erlebe ich, dass mehr Akzeptanz vorhanden ist. Trauernden wird zugestanden, die Trauer zu leben, wie es ihnen entspricht. Allerdings sind Unterschiede jener Akzeptanz in der Stadt und am Land deutlich wahrnehmbar.

4.4   Was kann auf dem Weg der Trauer hilfreich sein?

■ **Fallbeispiel**

Immer wieder denke ich an ein Mädchen zurück, dessen Vater bei einer Operation verstorben war. Wie wichtig war ihr doch über lange Zeit die von ihr gestaltete Fensterbank mit Fotos und Gegenständen des Vaters. Es war ihr unsagbar wichtig, die Erinnerungen an ihren Vater wach zu halten. Auch nach dem Umzug in eine neue Wohnung wurde der Trauerplatz für den Vater wieder aufgebaut. Anfangs wurde der Trauerplatz häufig umgestaltet, doch je mehr Zeit verging, desto weniger veränderte sich der Platz, der dem Vater gewidmet war. Für mich war dies ein Zeichen dafür, dass der Blick nach vorne gerichtet wurde und eine Neuorientierung des Mädchens stattgefunden hatte. Das eigene Leben und die Gestaltung der eigenen Träume sind in den Vordergrund gerückt – nun konnte es weitergehen.

Wichtige und liebevolle Begleiter durch die Zeit der Trauer waren für das Mädchen die Mutter und Tanten. Bezugspersonen waren von großer Bedeutung, die ihr verständnisvoll und einfühlsam an traurigen, tränenreichen Tagen zur Seite standen.

Immer wieder, vor allem am Todestag des Vaters, werden schöne, aber auch schmerzende Erinnerungen und Schmerzen geweckt. Doch der Schmerz wird schwächer und leichter ausgehalten.

Das Wertschätzen, Betrachten und Angreifen der Gegenstände und Fotos des Vaters sind wichtige Begleiter am Trauerweg gewesen und können immer noch dabei helfen, sich an den geliebten Papa zu erinnern.

4.5   Hilfreiche Rituale

In der Zeit der Trauer sind Rituale besonders wichtig. Sie bieten die Möglichkeit der Aufarbeitung, der Aussöhnung und des Verzeihens.

> ❯❯ **Rituale sollten den Trauernden entsprechen – sie sollten nicht aufgezwungen werden. Echtheit ist von großer Bedeutung: Echtheit des Rituals, Echtheit der Symbole und Echtheit der Worte und Taten.**

So möchte ich als Beispiel ein Ritual eines Paares beschreiben, das bewusst den Weg der Rituale wählte, um eine bewusste und liebevolle Trennung möglich zu machen.

■ **Fallbeispiel**

Die Liebe eines Paares war schon seit einiger Zeit erloschen und das Thema der Trennung stand im Raum. Um sich voneinander in Achtsamkeit und Wertschätzung zu trennen, vereinbarten sie einen Treffpunkt an einem See. Für jeden der beiden wurde eine Seerose mitgebracht.

Mit den Seerosen in den Händen konnte einer dem anderen all das sagen, was er sagen wollte. Jeder konnte all das mitteilen, was noch zu sagen war. Beide haben einander für die gemeinsame Zeit gedankt, für die vielen Stunden voller Liebe und Zärtlichkeit. Beide hatten es auch geschafft auszudrücken, dass es ihnen leid tut, dass diese Zeit nun zu Ende war.

Als schließlich alles gesagt war, legten sie als Symbol die Seerosen ins Wasser. Sie hielten sich an den Händen und sahen den beiden im Wasser gleitenden Seerosen nach. Weinend standen die beiden am See und umarmten sich. Nach einiger Zeit konnten sie sich voneinander lösen … und jeder ging seinen Weg.

Die Rückmeldung der Frau war: „Das Ritual hat mir geholfen, mich in Liebe zu verabschieden, ihn in Liebe gehen zu lassen. Der Schmerz, der danach kam, war unendlich groß, doch wenn ich an unser Ritual dachte, wurde der Schmerz ein wenig leichter. Wenn ich heute zurückblicke, so war unser gemeinsames Ritual der Beginn meiner Trauerzeit die ein Jahr dauerte, mit allen damit verbunden Höhen und Tiefen. Liebe erfüllt mich wenn ich an ihn und an unsere gemeinsame Zeit zurückdenke. Auch die Erinnerung an unsere Verabschiedung ist ein unendlich kostbarer und wertvoller Schatz der mich bis zu meinem Tod begleiten wird."

- **Fallbeispiel**

Berührt hat mich das Ritual eines Freundes, der nach seiner Trennung alle gemeinsamen Gegenstände aus dem Haus entfernte und alle Fotos verbrannte. Seine Hoffnung war, damit die Erinnerung an seine Frau und an deren gemeinsame Zeit auslöschen zu können. Doch die Erinnerung ist geblieben, sie kommt immer wieder und fordert Würdigung, Wertschätzung und Zeit. Mit der Erinnerung kommt auch die Trauer, die er doch so sehr vermeiden wollte. Die Trauer sucht sich ihren Weg und je länger er sich dagegen wehrt, umso länger dauert sein Trauerprozess und umso größer ist sein Schmerz.

- **Fallbeispiel**

Zum Nachdenken gebracht hat mich der Tod eines kleinen Mädchens in einer Großfamilie. Es wurden am Totenbett Kinderlieder gesungen, der Sarg wurde von den Geschwistern bunt bemalt, Trauer wurde so gelebt, wie es der Familie und den Kindern entsprach. Doch dies konnten viele aus dem Umfeld nicht verstehen. *„So sieht Trauer nicht aus. Trauer ist schwarz, nicht bunt wie der Sarg, Trauer ist leise, nicht laut und fröhlich wie der Kindergesang."* Diese Form der Trauer war vielen nicht geheuer. Trauer in der Vorstellung vieler Menschen ist schwer, dunkel und trüb. Doch gerade Kinder zeigen uns einen anderen Weg, wir müssen ihn nur zulassen, dann sind neue Wege der Trauer möglich.

Dazu passend ist die Thematik des Buchs „Vier minus drei" von Barbara Pachl-Eberhart. Die Autorin beschreibt hier, wie sie bei einem Unfall ihren Mann und ihre beiden Kinder verlor, sowie ihren unkonventionellen Weg durch die Trauer: sie trauerte bunt und fröhlich und lud sogar Clowns zum Begräbnis ein. Sie schreibt auch, dass ihr erst später bewusst wurde, dass ihre Art zu trauern nicht die von manch anderen war, sie dies aber erst später annehmen konnte. Die Erfahrung zeigt, dass jeder Mensch seine Trauer anders lebt.

Gerne denke ich an eine Schülerin in einem Pflegehelferinnenlehrgang, den ich unterrichtete. Sie kam aus Mexiko und erzählte, als wir das Thema Trauer im Unterricht erarbeiteten, wie Allerheiligen in Mexiko gefeiert wird. Sie erzählte uns, dass sich das ganze Dorf am Friedhof trifft, Musiker am Friedhof spielen, sowie dass gemeinsam getanzt und gelacht wird. Ihre Erzählungen haben mich beeindruckt und haben mein Bild vom Trauern wesentlich verändert.

Eines Tages werde ich Allerheiligen am Friedhof in Mexiko verbringen. Ich möchte Trauer erleben, wie sie den unterschiedlichsten Menschen, Kulturen und Religionen entspricht.

4.5.1   Verlust von Werten, Brauchtum und Ritualen

Unsere Gesellschaft befindet sich im Wandel, was viel Positives mit sich bringt, doch es gibt auch negative Aspekte dieser raschen Entwicklung. So gehen meiner Beobachtung nach wichtige Trauerrituale verloren. Alles wird immer schneller, für Trauer bleibt in dieser schnellen Zeit kaum Platz und Raum.

Wichtige Werte, Bräuche und Rituale verlieren an Gültigkeit und an Bedeutung. Mir erscheint es enorm wichtig, dass wir das Wertvolle und Wichtige bewahren, und dass wir uns von Einschränkendem und Blockierendem verabschieden.

- **Beobachtungen**
  - Trauerfeiern im Stadtbereich dauern max. eine halbe Stunde. Man trifft sich, handelt rasch die Trauerfeier ab und geht dann schnell wieder auseinander.
  - Trauerredner lesen meist vorgefertigte Texte vor, welche kaum einen Bezug zur verstorbenen Person haben. Erlebt habe ich auch immer wieder Trauerreden, welche über das Leben des Verstorbenen geurteilt und gewertet haben.
  - Doch durfte ich sowohl in der Stadt als auch am Land bei sehr würdevollen, personenbezogenen Trauerfeiern dabei sein. Einfühlsame Worte, Erzählungen aus dem Leben, positive Ereignisse u.v.m. prägten die sehr durchdachten und mit den Familien abgesprochenen Texte und Reden.
  - Nach der Trauerfeier findet kaum noch ein Totenmahl statt. Ich selbst habe diesen Brauch lange nicht verstanden. Es war mir unangenehm in der Trauer mit anderen essen zu gehen, oder gar zu lachen.
  - Heute weiß ich, wie wichtig Rituale sind, und dazu gehört das gemeinsame Essen nach der Trauerfeier, dem Begräbnis. Denn hier kann man gemeinsam die Erinnerung an den Verstorbenen bewahren, man kann Geschichten aus seinem Leben erzählen, man kann gemeinsam lachen und weinen, man kann sich gegenseitig Trost spenden. Heute weiß ich, dass dies ein erster Schritt der Trauerbewältigung ist.

- **Was wird beim gemeinsamen Trauermahl gelebt und vermittelt?**
  - Du bist mit deiner Trauer nicht alleine.
  - Wir trauern mit dir.
  - Der Verstorbene lebt in unserer Erinnerung und unseren Geschichten weiter.
  - Wir teilen das Weinen, Lachen und die Erinnerung.
  - Wir gehen ein Stück des Trauerweges mit dir gemeinsam.
  - Du bist in unserer Mitte gut aufgehoben, du bist nicht alleine.
  - Wir stehen dir bei.
  - Wir teilen den Schmerz mit dir.
  - Wir sind dir nahe.
  - Wir blicken gemeinsam auf das zurück was war.
  - Und vieles mehr.

- **Woher kommt das gemeinsame Totenmahl?**

Dieses Ritual kommt aus einer Zeit, in der die Anreise zum Begräbnis lang und beschwerlich war. Die Anreise konnte oft viele Stunden oder sogar Tage dauern. Der Weg wurde zu Fuß, mit der Kutsche oder der Eisenbahn zurückgelegt.

Hatten die Trauergäste nach oft beschwerlicher Anreise die Trauerfeier erreicht, waren sie meist erschöpft, ausgelaugt, müde und kraftlos. Deshalb wurde nach dem Begräbnis zum Totenmahl eingeladen. Den Trauergästen wurde eine Kraftsuppe serviert, damit sich diese für den Rückweg stärken konnten.

Auch damals wurden Geschichten ausgetauscht, wurde gelacht, gescherzt, geweint oder gestritten. Der erste Schritt zur Trauerbewältigung wurde damit gesetzt.

Verstehen wir, was hinter vielen uns eigentümlich anmuteten Trauerritualen steht, dann können wir bewusst entscheiden, ob wir diese leben möchten oder nicht. Zu oft fehlen hier das Wissen, das Verständnis und auch die Information über wichtige Trauerrituale in unserer Gesellschaft. Es erscheint mir wichtig, dieses Wissen um Rituale und Brauchtum an die nächste Generation weiterzugeben.

So sehe ich ist es auch als eine Aufgabe der Trauerbegleitung an, Information und Wissen über Rituale, Trauerprozesse und Brauchtum weiterzugeben. Es ist von großer Bedeutung für unsere Gesellschaft, diese zu erhalten, damit Trauer bewusst gelebt und aufgearbeitet werden kann.

Literatur

Höglinger A (2010) Loslassen ohne zu vergessen. Zehn Schritte bei Abschied und Trennung. Höglinger, Linz
Pachl-Eberhart B (2010) Vier minus drei. Integral, München

Trauer

L. Wehner

L. Wehner (Hrsg.), *Empathische Trauerarbeit*,
DOI 10.1007/978-3-7091-1589-3_5, © Springer-Verlag Wien 2014

》 Ich bin so traurig, weil meine Mama gegangen ist. Ich spüre es in meinem Bauch, es tut so weh. (Aussage eines 5 Jahre alten Mädchens nach dem Tod seiner Mutter)

5.1   Phasen der Trauer nach Verena Kast

- Phase des Nicht-wahrhaben-Wollens
- Phase der aufbrechenden Gefühle
- Phase des Suchens und Sich-Trennens
- Phase des neuen Selbst- und Weltbezugs

5.1.1   Kennzeichen und Merkmale der jeweiligen Phase

- **Die Phase des Nicht-wahrhaben-Wollens**

Betroffene können nicht glauben, was geschehen ist. Es ist unreal, das Geschehene kann nicht erfasst oder begriffen werden. Es ist auch möglich, dass nicht geweint werden kann oder dass keine Emotionen gezeigt werden. Die Hinterbliebenen erscheinen wie in Trance. Hilfe wird in dieser Phase sehr oft abgelehnt.

Worte wie „Danke, es geht mir gut" sind oft leere Floskeln, doch haben sie gleichzeitig eine Schutzfunktion für den Trauernden. Die Dauer kann nicht vorhergesagt werden, da sie von vielen Faktoren abhängig ist.

- **Die Phase der aufbrechenden Gefühle**

In dieser Phase kommen alle schmerzhaften Gefühle ans Tageslicht. Gefühlsstürme brechen meist über den Trauernden herein. Diese Gefühle sind kaum zu kontrollieren. Sie schwanken zwischen Wut, Zorn, auch Freude, Angst und Schmerz. Trauernde fühlen sich in dieser Phase alleine gelassen, verlassen und einsam. Eine Schulter zum Ausweinen, eine tröstende Hand oder ein passiver Zuhörer können in dieser Situation hilfreich sein.

- **Die Phase des Suchens und Sich-Trennens**

In dieser Phase erfolgen Schuldzuweisungen. Diese können gegen Pflegepersonal, Ärzte, Krankenschwestern, aber auch gegen Familienmitglieder gerichtet sein. Geprägt ist diese Phase auch vom Zorn auf den Verstorbenen, der einem im Chaos mit vielen Sorgen und Aufgaben zurückgelassen hat. Wird ein Schuldiger gefunden, so werden Trauernde ruhiger, denn nun kann alles auf den Schuldigen abgeladen werden, was für einen selbst nicht mehr tragbar ist. Wut, Zorn, Angst und Hilflosigkeit sind Gefühle, die diese Phase begleiten, doch nicht mehr so stark wie in der Phase davor.

Die Schuldzuweisung kann aber auch gegen sich selbst gerichtet sein. In dieser Phase ist es besonders wichtig, mit jemandem über Gefühle, Ängste und Sorgen sprechen zu können. Gibt es dazu keine Gelegenheit, besteht die Tendenz, weitere Schuld auf sich zu laden, womit ein Weitergehen im Trauerprozess blockiert wird.

- **Die Phase des neuen Selbst- und Weltbezuges**

Ein Teil des Trauerwegs ist nun gegangen. Neue Ziele und Perspektiven werden gesucht, sowie neue Lebensstrategien entwickelt. Es darf, kann und soll der Blick nach vorne gerichtet werden. Die Trauer wird vom Zukunftsdenken abgelöst, welches gleichzeitig das Handeln und Tun der

Trauernden beeinflusst. Familienmitglieder, Freunde oder Trauerbegleiter von außen können sich nun zurückziehen, sie haben wertvolle Arbeit geleistet. Der Trauernde ist bereit und fähig, das Leben selbst zu gestalten und in die Hand zu nehmen.

> Bleiben Trauerbegleiter weiterhin an der Seite des nach vorne blickenden Menschen, dann können sie diesen in seiner Weiterentwicklung behindern oder blockieren.

Trauerbegleiter bekommen meist über lange Zeit das Gefühl vermittelt gebraucht zu werden, doch nun heißt es auch für sie, sich neu zu orientieren, sich neue Ziele und Herausforderungen zu suchen, sich dem eigenen Leben zu widmen.

Literatur

Kast V (2001) Trauern. Phasen und Chancen des psychischen Prozesses. Kreuz, Freiburg
Kast V (2011) Lebenskrisen werden Lebenschancen. Wendepunkte des Lebens aktiv gestalten. Herder, Freiburg
Kast V (2012) Sich einlassen und loslassen. Neue Lebensmöglichkeiten bei Trauer und Trennung. Herder, Freiburg

Trauerbegleitung von Angehörigen und Pflegenden

L. Wehner

L. Wehner (Hrsg.), *Empathische Trauerarbeit*,
DOI 10.1007/978-3-7091-1589-3_6, © Springer-Verlag Wien 2014

6.1   Bedürfnisse von Angehörigen

- Nach Hilfe und Unterstützung
- Wahrgenommen zu werden
- Gehört zu werden
- Getröstet zu werden
- Sich aussprechen zu können
- Sich anlehnen zu können
- Vieles, was schwer erscheint, abgeben zu können
- Ernst genommen zu werden
- Gefühle zulassen, zeigen und ausleben zu können
- Einen wertfreien Zuhörer zu finden
- Versorgt zu werden (sowohl der Trauernde als auch seine Kinder, Tiere oder Pflanzen)
- Unterstützt zu werden bei Behördenwegen, Beerdigung usw.
- Beruhigt zu werden
- Umarmt zu werden
- Gehalten zu werden
- Zuversicht zu erhalten
- Nähe, Körperkontakt
- Geliebt zu werden
- Bestärkt zu werden, alles „richtig" gemacht zu haben
- Sich zurückziehen zu können
- Akzeptanz , Annahme
- Ehrlichkeit
- Wertschätzung für alles Geleistete, z. B. jahrelange Pflege u.v.m.

Selbsthilfegruppen oder Gesprächsrunden für Angehörige Eine wunderbare Möglichkeit der Trauerarbeit sind die bereits vielerorts angebotenen Selbsthilfegruppen oder Gesprächsrunden, welche für pflegende oder trauernde Angehörige angeboten werden.

Angebote in Alten- und Pflegeheimen
- Verabschiedung im Zimmer, der Wohnung, auf der Station, in der Kapelle
- Einladung zu jährlichen Gedenkfeiern
- Monatliche Angehörigentreffen
- Psychologische Beratung
- Jährliche Schifffahrt, bei welcher Angehörige oder Pflegepersonal Steine für die im vergangenen Jahr Verstorbenen im Wasser versenken
- Gestaltung eines Kreuzes mit den Angehörigen: Für jeden Verstorbenen wird ein Mosaikstein eingefügt, das Kreuz schmückt danach die Kapelle oder die Station
- Gedenkmappe
- Erinnerungsalben
- Kondolenzbuch
- Und viel mehr.

6.2 Biografiearbeit – Möglichkeit der Trauerbewältigung

» Das, was wir erlebt haben, ist Teil unserer Lebens- und Beziehungs-Geschichte. Es macht uns zu dem, wie und wer wir sind. (Lore Wehner)

Biografiearbeit mit Trauernden ist ein möglicher Weg sich der Trauer zu stellen, Trauer aufzuarbeiten und Trauerphasen zu bewältigen. Durch Rückblick auf das gemeinsame Leben, auf gemeinsame Erlebnisse, Herausforderungen oder Krisen, können Annahme, Akzeptanz und die Möglichkeit der Versöhnung und Weiterentwicklung geschaffen werden.

» Gerade unsere Lebensgeschichte ist die größte Ressource, die wir in unserem Leben haben. (Lore Wehner)

Einfache Methoden der Biografischen Trauerarbeit
- Mit dem Trauernden ein Fotoalbum betrachten; dabei achtsam W-Fragen stellen, aber auf die Warum-Frage verzichten, da der Trauernde sich bei einer Warum-Frage rechtfertigen müsste
- Gemeinsam einen Stammbaum anlegen
- Eine Erinnerungskiste gestalten; diese mit für den Trauernden wichtigen Erinnerungsstücken des Verstorbenen füllen
- Ein Bild malen, kunsttherapeutische Methoden in der Trauerarbeit einsetzen
- Ein Erinnerungs-Mandala legen: z. B. bei einem Waldspaziergang Naturmaterialien sammeln, für den Verstorbenen ein Naturmandala gestalten, es der Natur überlassen, dies zu verändern und weiter zu gestalten
- Schallplatten, CDs oder Videos, die dem Verstorbenen wichtig waren, gemeinsam anhören, ansehen und sich darüber austauschen
- Märchen: Gemeinsam mit dem Trauernden ein Märchen schreiben, in dem wichtige gemeinsame Lebensstationen eingebaut werden, wo der Blick auf das Positive gerichtet ist, das Märchen gut ausgeht. Der Blick in die Zukunft hilft Perspektiven zu erkennen und zu sehen, was noch alles auf den Hinterbliebenen wartet. Kennt man den Trauernden gut, so kann man auch selbst für diesen ein Märchen schreiben, oder ein bereits bestehendes Märchen erzählen.

Biografiearbeit ist vielfältig und abwechslungsreich wie das Leben selbst. Märchen eignen sich nicht nur für Kinder, auch der Seele des Erwachsenen tun Märchen gut. Ich bezeichne sie als „Lebens-Märchen", denn es sind Geschichten des Lebens, die für die Aufarbeitung der Trauer wichtig sind.

Das Märchen sollte einen Bezug zur Situation, zum Verstorbenen und zum Hinterbliebenen haben. Es soll den Rückblick aber auch den Blick in die Zukunft möglich machen. Ein Märchen kann auch eine Botschaft für den Trauernden beinhalten.

❯ Bei jungen Kindern haben sich Fabeln sehr bewährt. Hier sprechen Tiere und erzählen eine Geschichte. Auch hier können dem Kind Botschaften vermittelt werden. Wichtig ist auch hier der positive Blick nach vorne. Ein Märchen kann dem Kind helfen, seine vorhandene Trauer in Worte zu fassen.

■ **Fallbeispiel**
Nach dem Tod seiner Großmutter baute ein 4-jähriger Junge in der Bauecke des Kindergartens ein riesiges Grab. Von manchen Eltern wurde Unverständnis geäußert, ja auch Empörung. Was sollte denn das für ein Bauwerk sein und warum ließen die Pädagoginnen es zu, dass so etwas gebaut wurde?

Viele Gespräche waren notwendig, um die Wichtigkeit des Bauwerkes für den Buben bewusst zu machen. Eine Woche lang war das Grab ein Thema, nicht nur für den Buben, sondern auch für die anderen Kinder seiner Gruppe. Sie stellten Fragen wie: „Wo ist deine Oma jetzt?", „Wie hat der Sarg ausgesehen?" oder „Bist du sehr traurig, dass du keine Oma mehr hast?"

Damit wurde der Tod zu einem ganz normalen, nicht tabuisierten Gesprächsthema. Viel Neues war für viele Kinder dabei, denn über den Tod hatten die wenigsten bisher etwas gehört.

6.3   Psychohygiene – Trauerarbeit für Begleiter

Professionelle Trauerbegleiter sollten auf sich selbst achten und sich selbst regelmäßig etwas Gutes tun. Das können Rituale sein, aber auch Supervision oder Coaching, damit die berufliche Rolle gegeben bleibt. Es soll kein zu enges Verhältnis mit den zu begleitenden Personen aufgebaut werden, damit die entstandene Trauer wieder aufgelöst und abgebaut werden kann. Auch wenn es sich um eine berufliche Beziehung in der Trauerarbeit handelt, so entstehen dennoch Gefühle aller Art, die es sich immer wieder anzusehen gilt.

> Manchmal muss losgelassen werden, um in der Rolle des Trauerbegleiters gesund zu bleiben.

Familienmitglieder, welche für einen längeren Zeitraum die Rolle des Trauerbegleiters übernommen haben, benötigen meist Hilfe von außen. Dies können neben Psychotherapie auch Gesprächsrunden oder Selbsthilfegruppen für Angehörige sein. Auf sich selbst zu achten und die eigene Trauer zuzulassen, sich wesentliche Punkte für die Arbeit als „private" oder professionelle Trauerbegleitung.

Trauerarbeit wäre für viele Berufsgruppen eine enorm wichtige Angelegenheit, doch wird dieses manchmal zum Tabuthema gemacht und zur Seite geschoben.

Auch hier gilt es, die Bedürfnisse der Mitarbeiter, Kollegen und manchmal von Personen herauszufinden, welche sich in Schockzuständen befinden. Welche Bedürfnisse hat die Bezugspflegeschwester, in deren Arm ein Mann oder eine Frau verstorben ist, welche Bedürfnisse hat der Rettungsfahrer, in dessen Armen ein Kind verstorben ist, oder der Zivildiener, der dabei im Rettungsauto saß?

In einigen Institutionen ist es Mitarbeitern möglich, Therapien, Coachings oder Einzelsupervisionen in Anspruch zu nehmen, wenn sie Hilfe und Unterstützung zur Bewältigung von Krisensituationen, Schocksituationen oder Trauerprozessen benötigen.

■ **Fallbeispiel**
Eine junge Hebamme war Teilnehmerin eines Seminars. Sie fiel mir während meines Vortrages auf. Ich erkannte, dass einiges darauf hindeutete, dass es ihr körperlich und psychisch nicht sehr gut ging. In der Pause sprach ich sie an und fragte, ob ich etwas für sie tun könnte. Sie

nickte und so kamen wir ins Gespräch. Sie erzählte mir, dass sie in den letzten drei Monaten bei sieben Todgeburten dabei war und dass sie diese Erlebnisse so sehr belasteten, dass sie nicht mehr schlafen könne und ihre Beziehung darunter leide. Ich fragte die Hebamme, welche Möglichkeiten zur Psychohygiene für sie angeboten werden und ob sie eventuell die Möglichkeit einer Einzelsupervision in Anspruch nehmen könnte. Ihre Antwort war erschreckend: *„Wir bekommen schon in der Schule zu hören, dass wir keine Supervision brauchen und dass wir das aushalten müssen. Ich habe Angst, dass mich meine Kolleginnen als schwach bezeichnen, wenn ich einbringe, dass ich Supervision brauche. Ich sehe ja, dass es meinen Kolleginnen auch immer wieder schlecht geht, doch darüber spricht man bei uns nicht."*

Daraufhin wollte ich von ihr wissen, wer oder was ihr jetzt helfen könnte. Sie antwortete: „Ich denke, ich bräuchte eine Psychotherapie. Ich brauche jemanden von außen, der mir hilft, meine Familie schafft das nicht mehr, kann mir nicht mehr helfen, es ist ihnen zu viel."

Damit zeigte sie selbst den Weg zur Aufarbeitung auf. Die Umsetzung, beziehungsweise diesen Schritt auch wirklich zu wagen, ist wieder ein anderes Thema. Zu oft bleibt es bei *„Ich denke, ich bräuchte …"*

Bleibt die Situation unverändert, bleiben die Belastungen für Körper und Psyche derart groß, kann es passieren, dass Burnout oder andere psychische und körperliche Erkrankungen in Folge eintreten. Auch das Zerbrechen von Beziehungen oder das Aufgeben einer Arbeit können Folgen der zu hohen Belastungen sein.

Um Hilfe zu bitten und Hilfe anzunehmen, scheint gerade für helfende Berufsgruppen sehr schwer zu sein. Der Grundsatz lautet vielerorts auch heute noch: „Ich schaffe alles allein" oder „Ich gebe so gerne, ich brauche nichts zurück." Anmerken möchte ich hier im Gegenzug, dass in vielen Institutionen Supervision angeboten wird, diese allerdings sehr oft von den Mitarbeitern mit den Worten „Das bringt nichts", „Da wird ja sowieso nur drumrum geredet" oder „Die, die es betrifft, kommen ja sowieso nicht" abgelehnt wird.

Manche Teams aber erscheinen gemeinsam zur Supervision, erkennen diese Methode als enorm wertvoll und wichtig, und nehmen sie als gesundheitsfördernde Maßnahme an.

▪ Fallbeispiel

Ich übernahm die Supervision in einem Pflegeteam. Immer wieder fiel der Name einer Kollegin. Ich fragte nach, wer das denn sei, und so erfuhr ich, dass diese Kollegin vor über einem Jahr tödlich verunglückt war. Es hatte weder eine Gedenkfeier noch eine andere Art des Abschieds für sie stattgefunden. Einige Teammitglieder hatten das Gefühl, dass etwas offen geblieben ist. Daher wollte ich vom Team wissen, ob sie, auch wenn schon über ein Jahr vergangen war, Interesse an einer Abschiedsfeier für die Kollegin hätten. Ich stieß auf starke Zustimmung.

Der Abschied wurde vom Team geplant. Es wurde über die Kollegin gesprochen – über das, was ihr wichtig war, über ihre Lieblingsblumen und ihre Lieblingsmusik. Es wurden auch lustige Geschichten über sie erzählt. Es herrschte eine fröhliche, beschwingte Stimmung im Raum.

So wurde bei der nächsten Supervisionsrunde der Tisch mit den Lieblingsfarben der verstorbenen Kollegin geschmückt, Kerzen, Blumen und ihr Bild aufgestellt. Jede Kollegin, die dies wollte, konnte eine Blume in die Mitte zum Bild legen und der verstorbenen Kollegin all das sagen, wofür sie ihr dankbar war, was sie ihr in Liebe sagen wollte und an welche Begebenheiten sie in Freude zurückblickte.

Ich bot auch an, dass ein Brief geschrieben werden konnte, wenn das Sprechen zu schwer fallen sollte. Auch ein Hinlegen der Blume in Schweigen war möglich.

So wurde nach über einem Jahr eine sehr stimmige und bewegende Abschiedsfeier gestaltet. Dieses Erlebnis hat mich nachhaltig beeindruckt und begleitet mich bis heute.

Nach dieser Feier war Sommerpause, ich kam erst im Herbst wieder in dieses Team. Als ich während meiner Supervisionseinheit an die Wand mit den Partebriefen der Verstorbenen blickte, fiel mir auf, dass die Parte der verstorbenen Kollegin sich nicht mehr dort befand. Für mich war dies ein Zeichen dafür, dass hier ein Loslassen stattgefunden hatte. Der Name der verstorbenen Kollegin wurde nicht mehr in der Supervisionseinheit erwähnt.

6.3.1   Institutionen und Trauerarbeit

Was für pflegende Institutionen vielerorts selbstverständlich ist, ist für andere Institutionen wiederum völlig neu und fremd. Bewusste Trauerarbeit für Angehörige und Mitarbeiter ist eine wichtige Aufgabe aller Institutionen und Träger. Je mehr Bewusstheit und Angebote für Trauerarbeit angeboten werden, umso besser fühlen sich Angehörige und Mitarbeiter aufgehoben und wahrgenommen.

Bewusste Trauerarbeit sollte in geriatrischen Abteilungen, Krankenhäusern, Pflegezentren, Tageszentren, der mobilen Pflege, in der Familienhilfe, den Rettungsdiensten und weiteren sozialen Diensteinrichtungen implementiert werden.

Mitarbeiter, welche durch professionelle Unterstützung, sei es durch Supervision oder Coaching, begleitet werden, bleiben gesund. Dagegen können unaufgearbeitete, belastende Situationen zu psychischen oder physischen Erkrankungen führen. Das Risiko der Überforderung, Burnout oder Langzeitkrankenstände kann dadurch vermindert werden. Aktive Trauerarbeit in sozialen, pflegenden und betreuenden Einrichtungen kann damit ein wichtiger Beitrag zur Gesundheitsförderung im Unternehmen und der Einrichtung sein.

Trauerarbeit im kulturellen Kontext

S. Mörz

L. Wehner (Hrsg.), *Empathische Trauerarbeit*,
DOI 10.1007/978-3-7091-1589-3_7, © Springer-Verlag Wien 2014

7.1   Einleitung

» So, wie ein Volk seine Toten verehrt, so offenbart sich seine Seele vor dir. (Konfuzius)

Das Wissen um die Gepflogenheiten eines anderen Landes, einer anderen Kultur oder einer anderen Religion eröffnet neue Zugänge und Erfahrungen. Insbesondere die Auseinandersetzung mit Trauerarbeit im interkulturellen Kontext kann dabei helfen, Trauernde aus anderen Kulturkreisen besser verstehen und somit besser unterstützen zu können. Auch für sich selbst kann es eine Bereicherung sein zu sehen, dass das Gedenken an die Toten nicht immer im Stillen verlaufen muss, dass nicht überall bedrückendes Schwarz die Trauer symbolisiert oder dass im Grunde nicht der Tod der Anlass für die Trauer ist, sondern das Vermissen.

Im Folgenden sollen einige Aspekte der Toten- und Trauerkulte der Welt vorgestellt werden. Aufgrund der Vielfältigkeit kann nicht annähernd der Anspruch auf Vollständigkeit gestellt werden. Was folgt ist lediglich ein kleiner Ausschnitt dessen, was sich einem eröffnet, wenn auf einzelne Teile der Welt genauer hingesehen wird.

7.2   Farben als Symbolträger

Farben haben häufig unterschätzte Wirkung und Symbolträchtigkeit. Als visuelle Reize wirken Farben wohl am stärksten, da wir sie schnell registrieren und sie somit unmittelbaren Einfluss auf unsere Gemütslage und unsere Psyche haben. Daher spielt Farbgebung in Werbung, Kunst und Raumgestaltung eine erhebliche Rolle. Es ist demnach nicht verwunderlich, dass der Einsatz bestimmter Farben auch zum Kundtun aktueller Trauersituationen verwendet wird.

In westlichen Kulturkreisen ist Schwarz die Farbe der Trauer. Bei Beerdigungen gilt es als unsittlich, in knalligen, bunten Farben gekleidet zu sein. Die Gründe dafür, dass sich Schwarz als Trauerfarbe durchgesetzt hat, sind historisch nicht vollständig nachzuvollziehen. Es mag den Hintergrund haben, dass die Dunkelheit repräsentiert wird, welche, wie der Tod, mit Angst und Ungewissheit verbunden wird. Es ist auch nicht auszuschließen, dass der praktische Nutzen seinen Beitrag zur Durchsetzung der Trauerfarbe beigetragen hat. Schwarze Kleidung erscheint nicht schnell schmutzig – so kann dem Toten der gebührende Respekt in sauberer Kleidung vermittelt werden. Des Weiteren besteht die Theorie, dass sich Menschen ursprünglich vor dem Geist des Toten verstecken wollten und sich mit schwarzer Kleidung zu tarnen versuchten.

Mittlerweile setzt sich aufgrund der Verwestlichung auch in anderen Ländern Schwarz als Trauerfarbe durch. In vormodernen asiatischen Ländern wurde allerdings vermehrt weiß getragen. In Japan wird auch der Tote selbst in weißes Gewand gekleidet, da Weiß die Farbe der Pilger ist und der Tod als Reise in die Unterwelt angesehen wird.

In einigen Regionen Chinas erfolgt eine Abstufung der Farben des Trauergewandes je nach Nähe zum Verstorbenen: Kinder und Schwiegertöchter trugen schwarz, Enkelkinder blau und Urgroßenkel hellblau. Rot darf nicht getragen werden, da es Glück und Wohlstand symbolisiert.

Auf den Philippinen werden Säuglinge und Kleinkinder aber sehr wohl rot angezogen, um sie vor den Geistern der Verstorbenen zu schützen.

Trauerkleidung, egal welcher Farbe sie sein mag, symbolisiert der Außenwelt: „Ich bin traurig. Verhalte dich bitte dementsprechend." So wird versucht unangenehmen Situationen vorzubeugen.

7.3 Jenseitsvorstellungen als Kulturträger

Ausschlaggebend für Kultur, Totenkulte und Trauerrituale sind die unterschiedlichen Jenseitsvorstellungen. Wer sich dessen sicher ist, dem Verstorbenen eines Tages in einer besseren Welt wieder zu begegnen, setzt sich anders mit dem Tod auseinander als jener, der den Verstorbenen für immer verloren glaubt. Die Vorstellungen des Jenseits, also dessen, was nach dem Tod auf den Menschen wartet, bestimmen maßgeblich Religion, Kultur und Rituale.

In zahlreichen modernen Gesellschaften, in welchen Religion immer mehr an Bedeutung verliert und das eigene Leben angesehen wird als kleines, beinahe bedeutungsloses Teil in einem großen Kosmos, welcher aus Kommen und Gehen besteht, kann das Verscheiden nur als Verlust verstanden werden. Die Trauer ist groß und als einziger, jedoch nicht zu unterschätzender Trost bleibt die Erinnerung, in welcher der Tote weiterleben kann.

Aus der Schwierigkeit sich jenes Nichts, das möglicherweise auf den Tod folgt, vorzustellen, erwuchsen wohl die vielen verschiedenen Vorstellungen, welche die Menschheit vom Jenseits hat.

In den weitesten Teilen Indiens beispielsweise ist durch den Hinduismus und Buddhismus der Glaube an Wiedergeburt vorherrschend. Leben und Tod bilden dabei einen Kreislauf, der eines Tages durch das Vollbringen guter Taten, welche das Karma definieren, durchbrochen werden kann. Das höchste Ziel ist das Nirwana – hier wird die Seele eins mit der Ewigkeit.

Durch die Annahme, dass die Seele in einem anderen Körper wiedergeboren wird, erscheinen Bevölkerungen jener Glaubensrichtungen dem Tod gegenüber mehr Gelassenheit zu empfinden, vor allem wenn der Verstorbene auf ein „sittliches Leben" zurückblicken kann. Denn nach seinem Tod wird er in ein besseres Leben überführt. So ist jeder selbst seines Glückes Schmied – Eigenverantwortung und Selbstbestimmung gestalten das, was nachher kommt.

Auch die Jenseitsvorstellung des Christentums ist damit teilweise vergleichbar. Es gibt zwar keine Wiedergeburt in einen anderen Körper, allerdings wird an ein Leben nach dem Tod geglaubt, für welches man ebenfalls eigenverantwortlich ist. Wurde der Verstorbene durch Buße und Einsicht von seinen Sünden befreit, so wird er eines Tages in den Himmel gelangen dürfen, wo weder Leid noch Schmerz vorherrschen, sondern Gott und die Ewigkeit.

Die Vorstellung eines Lebens nach dem Tod, welches in so gut wie allen Religionen vorkommt, spendet den Menschen Trost und verleiht das Gefühl, dass es sinnvoll ist, ein Leben als „guter Mensch" zu führen. Dennoch trauern Hinterbliebene, denn der Tod einer nahestehenden Person stellt einen großen Verlust dar, unabhängig von Region, Kultur oder Religion.

7.4 Bestattungskulte

Der Mensch trauert um Verstorbene. Ob religiös oder nicht, ob polytheistisch, monotheistisch oder atheistisch – dem Toten wird Respekt entgegengebracht. Dies passiert durch Bestattungen, Verabschiedungen, Todesriten und Gedenktage. Im Folgenden soll ein kurzer Blick auf jene Ehrerbietungen geworfen werden, welche sich je nach Religion und Kultur unterscheiden.

7.4.1 Judentum

Juden, welche um ihren kurz bevorstehenden Tod wissen, bereiten sich mit Gebeten und Sündenbekenntnissen im Kreise der Angehörigen darauf vor. Unmittelbar vor ihrem Tod sprechen sie gemeinsam das jüdische Glaubensbekenntnis *SchmaJisrael*.

Wird der Todeseintritt vermutet, so wird eine Feder unter die Nase gelegt, um die Atmung zu überprüfen. Bei Feder-, und demnach Atemstillstand, hat man sich vom Tod überzeugt und preist Gott „der richtet in Wahrheit." Die Augen und der Mund werden geschlossen. Der Kopf wird mit einem Tuch umwickelt und der Leichnam mit den Füßen in Richtung Tür platziert. Danach wird der Verstorbene gereinigt, wobei nie der ganze Körper entblößt wird. Es folgt die rituelle Waschung, die *Tahara*, bei welcher der Leichnam mehrmals mit Wasser übergossen wird und Psalmen gesprochen werden.

Die Beerdigung sollte innerhalb eines Tages erfolgen. Bis zur Beerdigung wird Totenwache gehalten – der Verstorbene sollte aus Respekt nie alleine gelassen werden. Im Judentum sind nur Erdbestattungen erlaubt, damit der Körper des Verstorbenen wieder zu Erde werden kann. Daher werden die Toten im Orient nur im Totengewand und Leinentuch beerdigt. Da dies in unseren Regionen nicht gestattet ist, werden Juden hier in Särgen begraben, wobei oft darauf geachtet wird, dass weiches Holz, welches schnell verfällt, verwendet wird.

Die Begleitung des Toten zu seiner Bestattung wird als Ehre und gute Tat angesehen. Viele Juden äußern den Wunsch, in Jerusalem begraben zu werden. Ist dies nicht möglich, so legt man dem Verstorbenen ein Säckchen mit Erde aus Israel unter den Kopf.

Als Zeichen der Trauer reißen die Anwesenden ein Stück ihrer Kleidung ein, oder heutzutage ein an die Kleidung geheftetes Band. Der älteste Sohn spricht als Abschluss das Kaddisch-Gebet.

An diesem Tag beginnt für die Familie die Schiw'a, die Trauerwoche. Die Trauernden bleiben für sieben Tage zu Hause, gehen nicht arbeiten und werden von Freunden besucht und getröstet. Man rasiert sich nicht und trägt keine festen Schuhe. Die Schiw'a wird vom Sabbat unterbrochen, denn es besteht das Recht des Lebens über den Tod. Der Trauerwoche folgt der Trauermonat, in der man die eingerissene Kleidung trägt und auf Schmuck verzichtet. Um Vater und Mutter wird ein ganzes Jahr getrauert. Nach jenem Trauerjahr wird am Kopf des Grabes ein Gedenkstein aufgestellt. Ist das Trauerjahr vorbei, ist die Zurschaustellung der Trauer, außer am Todestag, nicht mehr erwünscht.

7.4.2 Hinduismus

Der hauptsächlich in Südasien verbreitete Hinduismus zeichnet sich unter anderem durch sein Kastensystem aus. Einzelpersonen und Familien befinden sich in bestimmten Kasten, welche den Status definieren. Je nach Kaste, Region und Status unterscheiden sich also Bestattungsrituale. Daher können die im Folgenden beschriebenen Riten nicht als für alle Hindus gleichermaßen geltend angesehen werden.

Der Verstorbene wird mit dem Kopf Richtung Süden gelegt, gereinigt und gewaschen. Damit die Seele nicht vorzeitig aus dem Körper ausbricht, werden Gras und Goldstücke auf die Körperöffnungen gelegt. Mit den Füßen voraus wird der Tote hinausgetragen. Er wurde zuvor in Tücher eingehüllt, die mit heiligem Wasser getränkt wurden. So wird der Verstorbene zum Verbrennungsplatz gebracht, wo er mit dem Kopf nach Norden ausgerichtet am Scheiterhaufen verbrannt wird. Feuerbestattungen sind üblich, da der Körper nur als Träger der Seele gesehen wird. Wenn möglich wird dieser vom ältesten Sohn angezündet. Damit die Seele aus dem Körper entweichen kann, wird der Schädel nach vollständiger Verbrennung des Leichnams zerschlagen. Erst ab diesem Zeitpunkt gilt der Mensch rituell als tot.

Die Asche kann der Natur übergeben werden – meist wird sie nach drei Tagen in den Ganges oder in das heilige Wasser eines anderen Flusses oder Meeres gestreut.

Um die guten Taten des Verstorbenen zu würdigen, werden Reisbällchen („*pinda*") geopfert. Dies dient auch dazu, die Seele des Verstorbenen zu besänftigen, damit sie nicht als Geist auf der Erde ihr Unwesen treiben, und durch das Reich des Todesgottes *Yama* gehen kann.

Auch Kerzen, welche in den Fluss gelegt werden, sind Formen, um der Toten zu gedenken.

7.4.3 Buddhismus

Der Buddhismus hat ähnlich dem Hinduismus viele unterschiedliche Ausprägungen. Daher gibt es nicht nur eine Form des Totenrituals oder des Abschieds. Dennoch soll hier kurz angeführt werden, wie der Sterbeprozess bei Buddhisten eventuell aussehen kann.

Der Buddhismus geht von Wiedergeburt aus, welche, wie im Hinduismus, je nach Karma positiv oder negativ ausgehen kann. Die Phase des Sterbens ist hier bedeutend. Der Sterbende sollte von einer Person gepflegt werden, welche positive Energien und Gefühle in ihm auslöst und seinen Geist auf heilsame Gedanken und Objekte lenken kann. Aufgrund negativer Ausrichtung in der Sterbephase könnte der Sterbende als ein niedrigeres Wesen wiedergeboren werden. Daher soll es im Sterbeprozess keine Hektik geben, wie nervöse Ärzte oder Krankenschwestern, denn diese würden die Person in der Vorbereitung auf den Tod stören.

Wie auch bei Hindus bedeutet der Stillstand der Atmung nicht den Tod, da der Geist noch im Körper haust. Daher gilt es hier, dass der Leichnam für eine gewisse Zeit in Ruhe gelassen werden sollte.

Tote werden in den meisten Fällen verbrannt. Bei der Verabschiedung stehen die positiven Eigenschaften des Verstorbenen im Vordergrund. Anwesende sollten nicht weinen, da Trauer hier als Trauer für die Anwesenden, also als Selbstmitleid angesehen wird. Dem Geist des Toten sollen positive Energien mitgegeben werden. Diese werden von Lesungen der überlieferten Reden Buddhas begleitet.

7.4.4 Islam

Muslime glauben an einen Gott, Allah, welcher Mohammed gesandt hat, der den Menschen die Offenbarungen und Suren überlieferte.

Der Sterbende wird auf seine rechte Seite in Richtung Mekka gelegt. Die Schahada, ein Bekenntnis der Gläubigkeit („*Es gibt keinen Gott außer Gott und Mohammed ist sein Prophet*"), wird gesprochen, solange der Sterbende noch bei Bewusstsein ist.

Wie im Judentum werden nach dem Versterben die Augen geschlossen und der Mund durch Umwickeln eines Tuchs um den Kopf geschlossen. Der Verstorbene wird mit den Füßen Richtung Mekka gelegt und mit einem Tuch bedeckt.

Die rituelle Waschung erfolgt gleichgeschlechtlich und darf nur von Muslimen vollzogen werden. Von Kopf bis Fuß wird der Leichnam mit heißem Wasser und Seife gereinigt.

Der Leichnam darf chirurgisch nicht verändert werden. Wird er zu seinem Grab getragen, wird er von einer Prozession begleitet. Es wird als ehrenvoll angesehen, sich als Muslim dem Trauerzug anzuschließen. Hierbei soll nicht geklagt, geweint oder geschrien werden. Wie beim Versterben soll der Leichnam auch im Grab auf seiner rechten Seite liegen, wobei das Gesicht nach Mekka zeigt. Es werden Suren verlesen. Auch von den guten Taten des Toten wird erzählt.

Den Angehörigen wird in den darauffolgenden drei Tagen Beileid ausgesprochen, danach werden Kondolenzbesuche als unangebracht empfunden.

Die Erinnerung an den Verstorbenen erfolgt an Feiertagen. Hier kann ein Friedhofbesuch abgehalten werden. Es werden keine Kerzen angezündet und es wird beim Toten nicht um Hilfe gebeten. Es kann und soll aber aus dem Koran gelesen werden.

7.5 Kurze Reisen in andere Länder

Wie schon erwähnt unterscheidet sich der Umgang mit dem Tod vor allem durch die Vorstellungen dessen, was nach dem Tod auf den Menschen wartet. Das Erleben jenes Umgangs in einem anderen Land aber, ist manchmal viel schockierender, schöner oder unverständlicher, als sich durch die Aneignung reiner Theorie vermuten lässt.

7.5.1 Philippinen

■ **Fallbeispiel**
Meine Mutter stammt von den Philippinen, dem Land, welches mit über 7000 Inseln im Pazifik liegt. Es zeichnet sich vor allem durch die Menschen aus, welche als besonders gastfreundlich und familienbezogen gelten. Der Einreisende wird niemals umhin kommen, in einem Haus, in das er eingeladen wird, mehr Familienmitglieder kennenzulernen, als er sich merken, und mehr zu Essen aufgetischt zu bekommen, als er zu sich nehmen kann.

Obwohl die Philippinen das größte christlich geprägte Land in Südostasien darstellen, sind Überreste der Mythen und Sagen der alten Stämme, welche die zahlreichen Inseln vor der Kolonialisierung bewohnten, immer noch vorhanden.

Mit diesem Hintergrundwissen haben mich die Geschichten nicht verwundert, welche meine ältere Cousine mir über den Tod unserer Großmutter auf den Philippinen erzählt hatte. Sie erzählte mir, dass der Geist unserer Großmutter nach ihrem Tod in ihrem Lieblingsstuhl gesessen und sie angelächelt hatte. Meine Cousine hatte das Lächeln erwidert und gewinkt. Unsere Großmutter hatte ihre Hand zum Abschied gehoben und war danach angeblich lächelnd verschwunden. So konnte sich meine Cousine verabschieden.

Meine Mutter war während des Todes meiner Großmutter in Wien gewesen. Auch sie erzählte mir vom Besuch des Geistes meiner Großmutter. Zum Todeszeitpunkt kam ein Schmetterling, welcher angeblich die Größe einer riesigen Motte hatte, auf meine Mutter zugeflogen. Derartige Schmetterlingsarten hatte meine Mutter bislang immer nur auf den Philippinen gesehen. Bis heute ist sich meine Mutter sicher, dass dies der Abschied war.

Viele philippinische Familien schicken einen oder mehrere Angehörige ins Ausland. Das dort verdiente Geld wird in die Heimat zurückgeschickt und die Familie damit versorgt. Daher sind die Familienmitglieder meist über den ganzen Globus verteilt. Der Tod eines Verwandten wird oft als Anlass genommen, um auf die Philippinen zurückzufliegen. Tritt die Todesnachricht ein und lässt es das Geld zu, wird umgehend der Flug gebucht. Daher geht ein Verscheiden auch oft mit großen Familientreffen einher.

Der Körper des Verstorbenen wird hergerichtet und einbalsamiert, was auf den Philippinen „balsamo" genannt wird. Er wird bis zu zwei Wochen aufgebahrt, damit Nachbarn, Angehörige, Familienmitglieder und Freunde aus aller Welt Zeit genug haben, um sich persönlich zu verabschieden. Selbst bei der Beerdigung ist der Sarg offen, damit der Bezug zum Verstorbenen so lange wie möglich bestehen bleibt.

Nach der Trauerfeier gibt es ein üppiges Essen mit Familie, Freunden und Nachbarn. Da sich viele für einen längeren Zeitraum nicht gesehen haben, erfreut man sich der Gesellschaft, auch wenn der Anlass ein trauriger ist. Das gemeinsame Weinen und Trauern um den Verstorbenen lässt die Familien meist noch mehr zusammenwachsen. Die Angehörigen können einander so das Gefühl geben, immer füreinander da zu sein. Außerdem erwächst die Gewissheit, dass der Verwandte oder Freund, egal auf welchem Teil der Erde er sich befinden mag, im Notfall ins Flugzeug steigt und in die Heimat zurückkommt.

7.5.2 Mexiko

- **Fallbeispiel**

In der Nacht auf den 1. November zieht es in Mexiko viele Einheimische und Touristen auf die Friedhöfe. Auch wir gedenken an Allerheiligen der Toten. Wir besuchen ihre Gräber, zünden eine Kerze an und gönnen uns und ihnen Momente der Stille, um uns an sie zu erinnern oder uns in Gedanken mit ihnen zu unterhalten.

Doch ganz anders ist es in Mexiko. Die Sagen, Mythen und Rituale der amerikanischen Ureinwohner bestehen teilweise immer noch. In diesen spielten die Verstorbenen eine wichtige Rolle für die lebende Bevölkerung. Es wurde angenommen, dass es eine bestimmte „Weltkraft" gibt, an welcher das Leben zehrt. Stirbt eine Person, so werden diese Kräfte wieder freigesetzt. So ist man dem Verstorbenen zum Dank verpflichtet, da die Weltkraft durch seinen Tod regeneriert wurde. Des Weiteren wurde auch daran geglaubt, dass Tote Lebende beeinflussen konnten.

Der mexikanische Schmuck aus vorchristlicher Zeit wurde nicht selten mit Totenköpfen versehen. Dies betont die Nähe, welche das Volk zu ihren Toten hatte. Bis heute bleiben die Verstorbenen in Mexiko anerkannte Teile der Gesellschaft.

Auch Opfergaben waren Teil der vorchristlichen, mexikanischen Kulturen.

Alte Mythen und Riten vermengten sich mit christlichen Traditionen zu einem beinahe spektakulären Umgang mit dem Tod.

Viele Reiseberichte erzählen von Allerheiligen und Allerseelen in Mexiko, *Dia de Murtos*. Das ganze Land (und unzählige Touristen) scheinen sich auf den geschmückten Friedhöfen zu versammeln. Lager werden aufgestellt, Schlafsäcke aufgerollt und Picknicks werden vorbereitet, welche auch für die verstorbenen Angehörigen gedacht sind. Hier setzt sich die Opferkultur durch. Die Gräber sind liebevoll mit Blumen und Kerzen geschmückt. Es wird auf Musikinstrumenten, vermehrt auf Trommeln, gespielt. Viele Menschen tanzen und singen. Es ist ein großes Fest, das hier gefeiert wird. Eine ganze Nacht lang dürfen auch die Verstorbenen mitfeiern, mitsingen, mitlachen, mitessen und mitgenießen. Die *letzte Ruhe* stellen sich einige wohl etwas anders vor. Allerdings könnte man der fröhlichen und natürlichen Art, mit den Verstorbenen und dem Tod umzugehen, auch etwas abgewinnen.

7.5.3 Indien

- **Fallbeispiel**

2012 besuchte ich mit zwei Freundinnen Rishikesh, einer Pilgerstadt am Ganges, Indiens heiligem Fluss. Wir waren zur Pilgerzeit angekommen, weshalb es jeden Abend die Möglichkeit gab, an einer Zeremonie teilzunehmen. Sie fand zu Sonnenuntergang direkt am Fluss statt.

Stege führen U-förmig durch das Wasser und eine acht Meter hohe Statue sitzt auf einem dieser Stege. Ihre Beine sind verschränkt und die Augen geschlossen. Mit einem Lächeln auf den Lippen sitzt diese Statue, welche Shiva darstellt, am heiligen Fluss und meditiert. Man kann sie beinahe atmen sehen. Alleine dieser Anblick genügt, um mich, trotz des Lärms und der Menschenmassen, zu beruhigen.

Wir müssen uns die Schuhe ausziehen und hoffen sehr, dass wir sie nach der Zeremonie wiederfinden. Über Lautsprecher hören wir ein Gebet und Gesang. Die Menschen um uns herum singen teilweise mit. Einige lassen kleine Boote aus Bananenblättern, verziert mit Blumen und Kerzen, ins Wasser gleiten. Der heilige Ganges nimmt diese mit sich.

Eine Schar Frauen in buntesten Saris in den lebendigsten Farben erweckt unsere Aufmerksamkeit. Sie alle knien auf den Stufen, welche in den Fluss führen und kümmern sich um eine alte Frau, die ganz in weiß gekleidet ist. Während meines dreimonatigen Aufenthalts in Indien war sie die erste Frau, welche ich in einem weißen Kleid gesehen hatte. Die Frauen in den bunten Kleidern massieren die Brust alten Frau, streicheln ihr über das weiße Haar und geben ihr Wasser aus dem Ganges zum Trinken, das sie dankbar und tapfer schluckt. Die Frauen nehmen sie in den Arm und wiegen sie. „Hoffentlich stirbt sie nicht", sagt eine meiner Freundinnen. Aber eigentlich wissen wir drei, dass es so aussieht, als würde die Frau in Weiß nicht mehr lange leben.

Nach der Zeremonie wird die alte Frau von Männern auf einer Bahre hinausgetragen. Sie ist tot. Von den Frauen, die sich um sie gekümmert haben, sehe ich nur noch eine. Ich versuche aus ihrem Gesicht die Trauer zu lesen. Ihr Blick streift kurz meinen und ich sehe, dass sie nicht traurig, sondern beinahe zufrieden aussieht.

Ich verstehe, dass die Zeremonie am heiligen Fluss und das berührende Umsorgtwerden wohl ein krönender und ehrenvoller Abschluss eines langen Lebens gewesen sein muss.

Noch nie zuvor bin ich beim Tod eines Menschen anwesend gewesen. Und ich bin froh, dass es dieser Tod war, den ich miterleben durfte, da er von Spiritualität, Respekt und Liebe begleitet war.

Der indischen Einstellung zum Tod kann viel abgewonnen werden. Der Tod ist nicht etwas, wovor sich die Menschen fürchten, sondern wird als die Abrundung des Lebens gesehen.

Ein Satz, welcher mir in Indien gesagt wurde, klingt mir immer noch in den Ohren: „Wir müssen nicht traurig darüber sein, dass unsere Mutter verstorben ist. Sie war ein guter Mensch, daher müssen wir nicht um ihre Seele fürchten. Wir sind es, die trauern, weil wir sie vermissen. Also trauern wir eigentlich um uns selbst."

Vielleicht muss es uns in erster Linie tatsächlich nicht wirklich um die Verstorbenen leidtun. Sie sind nun in einer anderen Welt, die wir nicht kennen und nicht verstehen. Vielleicht müssen wir nur um uns selbst trauern. Denn wir müssen nun damit zurechtkommen, dass wir jemanden vermissen müssen, der bisher unser Leben bereichert hat.

❯❯ Und Vermissen bedeutet Schmerzen, nur mit Liebe.

7.6   Fazit

Für Begleitende in der Trauer ist es wichtig, den kulturellen Hintergrund der Sterbenden und Trauernden zu kennen. So kann empathischer und vor allem passender reagiert werden. Es hilft Begleitenden auch, Reaktionen und Wünsche besser zu verstehen.

Dieser Beitrag sollte aber vor allem dazu dienen, die Augen für den Umgang mit dem Tod in anderen Kulturen zu öffnen. Vielleicht ist es möglich, sich Einstellungen für den eigenen

Tod oder die Sterbebegleitung mitzunehmen. Vielleicht ist es möglich, den Menschen in seinen letzten Stunden so zu behandeln, wie es sich Buddhisten wünschen – ohne Hektik und Trauer, sondern mit dem Fokus auf das Positive. Vielleicht ist es möglich, dem Tod kameradschaftlicher gegenüberzustehen, wenn bewusst wird, dass wir möglicherweise mehr um unseren eigenen Verlust trauern, als um den Verlust des Verstorbenen, wie in Indien. Vielleicht ist es möglich, mit Freude zum Grab zu gehen, um dem Toten an Glück teilhaben zu lassen, wie in Mexiko. Vielleicht ist es möglich, die Familie durch einen Todesfall zusammenzuführen und ein engeres Familienband zu knüpfen, wie auf den Philippinen. Vielleicht ist es aber auch möglich, das Totenmahl nach einem christlichen Begräbnis wieder ohne schlechtem Gewissen mit Freude und Gelächter antreten zu können.

Vielleicht aber hilft dieser Beitrag auch einfach nur aufzuzeigen, dass am Ende auf jeden Menschen, gleich welcher lokalen, kulturellen oder religiösen Herkunft, der Tod wartet. Jeder Einzelne entscheidet selbst, welchen Zugang er wählt um diese Tatsache guten Gefühls anzunehmen.

Literatur

Assmann J, Maciejewski F, Michaels A (2007) Der Abschied von den Toten. Trauerrituale im Kulturvergleich. Wallstein, Göttingen

Bareis R (2004) Tod wird nicht mehr sein. SADIFA MEDIA, Kehl am Rhein

Braunger A (2005) Der Tod ist erst der Anfang. Zum Verhältnis von Leben und Tod im hinduistischen Glauben. GRIN, München

http://www.aha-zeitschrift.de/der-laechelnde-tod (eingesehen am 01.04.2013)

http://spurensuche.steinheiminstitut.org/pdf/Tod%20und%20Bestattung.pdf (eingesehen am 01.04.2013)

http://www.tod-und-glaube.de/(eingesehen am 01.04.2013)

http://www.univie.ac.at/rel_jap/an/Alltag:Totenriten (eingesehen am 01.04.2013)

http://www.wettig.info/story.php?id=53 (eingesehen am 01.04.2013)

Praxis

Trauerarbeit auf einer Palliativstation

P. Mair

L. Wehner (Hrsg.), *Empathische Trauerarbeit*,
DOI 10.1007/978-3-7091-1589-3_8, © Springer-Verlag Wien 2014

Unser Leben wird begleitet von Verlusten und Abschieden, von Trennungen und Neuanfängen. Wie kann ich damit umgehen, wenn es mich nicht nur im privaten, sondern auch im beruflichen Umfeld trifft, Tag für Tag, erwartet, nicht überraschend und doch manchmal plötzlich?

8.1   Die Trauerprofis? Abschiednehmen auf einer Palliativstation

>> Meine Erkenntnis von heute kann die Tochter eines Irrtums von gestern sein. (Marie von Ebner Eschenbach)

8.1.1   Einleitung

Wenn auf einer Krankenhausabteilung mehr als 100 Menschen pro Jahr versterben, passiert eines ganz sicher …:

Trauer.

Trauer geschieht auf vielen Ebenen. Der Schwerkranke oder Sterbende trauert in dem Wissen um die Begrenztheit seiner Situation. Der Angehörige oder Freund trauert, weil es Zeit zum Abschiednehmen von einem (geliebten) Menschen ist. Arzt und DGKS/P trauern, weil die Nähe zu dem betreuten, umsorgten, gepflegten Menschen eine Beziehung aufgebaut hat. Ehrenamtliche Mitarbeiter trauern ebenso wie vielleicht die Reinigungskraft, die, nachdem sie wochenlang einem Menschen im Zimmer begegnet ist, zuletzt ein leeres Bett vorfindet.

> Trauer hat viele Gesichter. Wir müssen mit der Interpretation aufpassen und uns davor hüten zu werten.

Meine folgenden Berichte und Erzählungen sind subjektiv, spiegeln meine persönliche Wahrnehmung und mein Empfinden. Vielleicht würde ein anderer Beobachter dieselbe Situation ganz anders beschreiben.

Wenn wir uns auf jemanden einlassen, so lassen wir uns auch berühren. Wenn wir einen Schwerkranken oder Sterbenden begleiten, ihn so respektieren, akzeptieren und schätzen, wie er am Ende seines Lebens ist, mit seiner ganz persönlichen Geschichte, dann wird sein Tod Emotionen in uns wecken. Das ist nicht unprofessionell, sondern menschlich.

Auf der Palliativstation, auf der ich mehrere Jahre arbeiten durfte, war es uns wichtig, uns dieser Gefühle bewusst zu sein, sie zu benennen, sie in den Alltag zu integrieren, aber nicht davon beherrscht zu werden. Rituale, Gespräche, Abläufe und Rahmenstrukturen haben uns und den Angehörigen dabei geholfen. Davon werde ich im Folgenden berichten.

8.1.2   Das Erinnerungsbuch

Das Erinnerungsbuch kann man sich vorstellen wie ein früher übliches Fotoalbum, schön gebunden mit dünnen Kartonseiten. Der Arzt oder die Pflegeperson, die beim Versterben dabei gewesen war oder die einen näheren Bezug zu dem Patienten gehabt hat, gestaltete ein bis zwei Seiten. Es waren Name, Geburts- und Sterbedatum festgehalten, manchmal mit einem Foto. Persönliche Gedanken hatten Platz, manchmal auch Anekdoten. Begebenheiten mit dem Patienten wurden festgehalten. Die Seiten wurden je nach Vorlieben gestaltet, in verschiedenen Farben,

Schriftzügen. Sie waren individuell, so wie unsere Patienten. Nun war das allerdings nicht jedermanns Sache. Manchen fiel es leichter, manchen schwerer etwas zu schreiben. Manchmal stand auch nur ein passender Spruch unter dem Namen.

Mir tat es leid, als nach einigen Jahren die Mehrheit des Teams beschlossen hat, das Buch nicht mehr weiterzuführen. Noch heute berührt es mich sehr, die Seiten durchzublättern. Begegnungen mit Menschen kommen in die Erinnerung zurück und so lange wir uns an sie erinnern, sind sie nicht vergessen.

8.1.3 Die Verabschiedungsrunden

Im Rahmen von regelmäßig stattfindenden Teamsitzungen wurde etwa alle zwei bis drei Monate der in diesem Zeitraum auf der Station Verstorbenen in Form einer von einem Teammitglied gestalteten persönlichen Verabschiedung gedacht.

Dazu zwei Beispiele:

Möglichst verschiedene Schnittblumen (so viele wie Verstorbene) werden wahllos am Boden oder Tisch verstreut. Eine große Vase steht in der Mitte. Nacheinander werden die Namen der verstorbenen Patienten vorgelesen. Nacheinander nimmt der Mitarbeiter, der sich angesprochen fühlt, eine für ihn (beziehungsweise für den Verstorbenen) passende Blume, sagt vielleicht ein paar Worte zu dem Patienten oder erinnert an eine bestimmte Situation und stellt die Blume in die Vase. Jeder nimmt sich die Zeit, die er braucht. Zuletzt steht ein großer Blumenstrauß in der Mitte – so vielfältig wie die Patienten, die wir begleiten durften.

Oder:

Auf einem Blatt Papier stehen jeweils gut leserlich der Name und das Alter eines bei uns verstorbenen Patienten. Auch hier wird ein Name nach dem anderen verlesen. Die Zettel werden einzeln am Boden aufgelegt, wer möchte sagt etwas dazu. Zum Schluss wird sichtbar und bewusst, wie viel Leben und Geschichte mit diesen einzelnen Menschen verbunden ist.

Für mich besteht der Sinn dieser Runden nicht nur im Verabschieden im Team. Es ist auch eine Möglichkeit, sich der geleisteten Arbeit bewusst zu werden. Auf einer Palliativstation finden nur selten Erfolgserlebnisse im eigentlichen Sinn statt. Die Tatsache, dass der Zustand des Patienten, der betreut und begleitet wird, sich ständig verschlechtert, kann auch belasten.

> **Positive Rückmeldung von Angehörigen, aber besonders auch Rückschau auf die erbrachte Arbeit sind wichtig für das Selbstwertgefühl und Selbstverständnis der Mitarbeiter und können Motivation für weiteres Arbeiten sein.**

8.1.4 Das „Richten"

War bei uns ein Mensch verstorben, so wurde er „gerichtet". Gemeint ist damit ein letzter Dienst an dem Verstorbenen. Er wurde gewaschen, angekleidet, frisiert und vielleicht eingecremt. Wenn es passend war, wurden ein paar Spritzer Rasierwasser oder Parfum verteilt. Der Körper wurde nur teilweise abgedeckt, meist blieben Oberkörper, Hände und Gesicht frei. Auch das Zimmer selbst wurde „hergerichtet". Es wurde eventuell gelüftet, das Licht angepasst, es wurden Blumen aufgestellt, wenn erlaubt eine Kerze angezündet und je nach Wunsch oder Anlass wurde ein Rosenkranz oder Kreuz, ein symbolischer Gegenstand, eine Blume oder ein Zweig in oder über die Hände gelegt. Zu diesem Ritual wurden auch Angehörige eingeladen. Es war die Möglichkeit, ein letztes Mal etwas für den geliebten Menschen zu tun. Dies alles geschah in dem Tempo, das benötigt wurde, manchmal begleitet von Worten, Erzählungen, Zwiegesprächen mit dem Verstorbenen, manchmal aber auch in völliger Stille, immer aber würde- und respektvoll und in dem Wissen, einen letzten Dienst zu tun.

> **>>** Für manche Angehörige war diese Handlung eine Hilfe, den Tod zu „begreifen" – im wahrsten Sinn des Wortes.

■ **Fallbeispiel**
Ein Kind im Volksschulalter bat mich einmal, ihm zu helfen, die verstorbene Großmutter noch einmal berühren zu können. Nachdem ich meine Hand auf den Unterarm der Oma gelegt hatte, konnte es auch das Kind tun. So konnte es die Veränderung spüren und den Tod realisieren.

8.1.5   Die Verabschiedung im Zimmer

Immer wieder war zu beobachten, dass unmittelbar nach dem Ableben eines Patienten, nach der akuten Betroffenheit, eine Art Leere im Zimmer zu spüren war. Die anwesenden Angehörigen signalisierten das Bedürfnis nach einer Rahmenstruktur, die ihnen vielleicht kleinen Halt geben konnte. So entwickelte sich die Verabschiedung im Zimmer, durchgeführt (auf Wunsch) von Seelsorge oder Teammitglied. Zur eigenen Unterstützung dieser meist nicht einfachen Handlung, gestalteten wir ein Buch mit unterschiedlichen Gedanken, Sprüchen, Gebeten und Segenswünschen. Die Textauswahl trafen die Angehörigen, oft wurde es aber auch uns überlassen. Hilfreich dabei waren natürlich Kenntnisse aus der Biografie des Verstorbenen. Manchmal war es auch eine Entscheidung aus dem Bauch heraus. Gemeinsames Beten, gemeinsames Singen, gemeinsames Schweigen, es nicht allein aushalten müssen (aber können bei Bedarf).

Der Moment, in dem die Angehörigen dann wirklich das Zimmer des Verstorbenen und die Abteilung verlassen haben, war für mich ein ganz besonderer. Ich hatte oft das Gefühl, sie nicht mit leeren Händen gehen lassen zu wollen. Also begann ich damit, ihnen etwas mitzugeben: ein Teelicht, einen besonderen Stein, eine Blüte, ein Blatt oder Zweig aus unserem Garten – keiner lehnte diese Gabe ab.

8.1.6   Die Atmosphäre

Es war uns wichtig, dass für jeden auf der Station (Mitarbeiter, Besucher, mobile Patienten) ersichtlich war, dass sich ein Verstorbener in einem der Zimmer befand. Am Empfang, dem zentralen Arbeitsplatz und ersten Blickpunkt beim Betreten der Station, stand deshalb in dieser Zeit eine brennende Kerze. Waren mehrere Patienten verstorben und noch auf der Station, so brannten mehrere Kerzen.

Auch wenn viele Menschen bei uns verstarben, die Einzigartigkeit jedes einzelnen wurde auch durch diese Kerze offensichtlich.

> **>>** Innehalten und Hinschauen als Teil der Trauerarbeit.

8.1 · Die Trauerprofis? Abschiednehmen auf einer Palliativstation

69

8

8.1.7 Der letzte Weg

Auf unserer Abteilung gab es nur Einzelzimmer. So konnte der Verstorbene (wenn es die jahreszeitliche Temperatur erlaubte) mehrere Stunden im Zimmer bleiben. Das war oft nötig, um den Angehörigen und Freunden die Zeit zum Verabschieden zu geben. Gelegentlich wurde auch eine nächtliche Totenwache gehalten. Auf dem letzten Weg zum Kühlraum wurde der Verstorbene von zwei Mitarbeitern unserer Station begleitet. Er war nicht durch ein weißes Leintuch, sondern durch ein buntes Tuch mit kräftigen Farben abgedeckt. Jeder, an dem das Bett vorbeigeschoben wurde, hatte die Möglichkeit bewusst hinzuschauen.

8.1.8 Das Team

Neben Pflege- und Ärzteteam waren in die Betreuung und Begleitung auch geschulte ehrenamtliche Mitarbeiter, Seelsorger bzw. Vertreter verschiedener Konfessionen, Kunst- und Musiktherapeutin sowie Physiotherapeutin eingebunden. Eine Psychologin konnte für Patienten, Angehörige und Mitarbeiter angefordert werden, wobei auch Kontakte nach dem Tod eines Patienten möglich waren.

Gerade diese Multiprofessionalität ermöglicht verschiedene Zugänge und Sichtweisen, Gedankenaustausch und Reflexion. Letztendlich können damit schwierigste Situationen akzeptiert und ausgehalten und die unmittelbar Betroffenen unterstützt werden.

8.1.9 Die Extremsituation

Ich muss sagen, dass es in meiner Arbeit auf der Palliativstation auch Situationen gegeben hat, die ich eben nur gerade noch aushalten konnte. Als außergewöhnliche Herausforderung habe ich den unerwarteten Tod eines Teammitgliedes bzw. eines Angehörigen eines Mitarbeiters erlebt. Wenn Betroffenheit ein ganzes Team trifft und die Trauernden andere Menschen beim Abschiednehmen professionell begleiten müssen, werden Grenzen offensichtlich spürbar. Gut so, dass wir nicht immer nur funktionieren können.

Im Nachhinein betrachtet hat mir damals z. B. geholfen, dass wir als Team geschlossen beim Begräbnis aufgetreten sind. Dieses bewusste Erleben in der Gruppe gibt Sicherheit und Stütze.

> **Verluste, die allein getragen werden müssen, sind schwerer zu ertragen.**

8.1.10 Das Aushalten-Können

Jeder trauert anders. Trauer ist individuell. Es gibt kein richtig oder falsch. Auf einer Palliativstation ist man gefordert, die unterschiedlichsten Situationen und Formen der Trauer auszuhalten.

Jeder trauert anders

- Der erwachsene Mann, der sich nicht mehr von seinem sterbenden Vater verabschiedet, weil dieser seiner Mutter jahrelang Gewalt angetan hat.
- Die Ehefrau, die am Totenbett des Mannes erfährt, dass dieser jahrelang eine außereheliche Beziehung gepflegt hat und es aus dieser eine Tochter gibt.
- Die Mutter von sechs Kindern, die ganz allein stirbt.
- Die Familie, die noch am Sterbebett über das Erbe streitet.
- Die Tochter, die ihren hochbetagten, schwerkranken Vater nicht gehen lassen kann und ihm Essen und Trinken aufzwingt.

Wir begleiten in der Trauer, aber wir dürfen nicht korrigieren, nicht urteilen oder werten. Manchmal können wir allerdings Anregungen geben:

▪ **Fallbeispiel**

Eine Frau stirbt. Die Beziehung zu ihrer Tochter war (laut Erzählungen von beiden Seiten) immer problembehaftet. Die Tochter steht am Bett ihrer toten Mutter und sagt mir, dass noch so viel unausgesprochen ist, so viele persönliche Verletzungen, jahrelange Vorwürfe, aufgestaute Gefühle. Und jetzt sei es zu spät. Ich fordere die Tochter auf, doch noch mit ihrer Mutter zu „sprechen" und Zweifel, Wut, Trauer und Emotionen laut auszusprechen. Ich lasse sie allein. Nach etwa einer Stunde verlässt die Tochter das Zimmer. Sie sagt, sie fühle sich erleichtert nachdem sie alles, was gesagt werden musste, doch noch aussprechen konnte.

8.1.11 Der Angehörigennachmittag

Etwa drei- bis viermal jährlich wurde von haupt- und ehrenamtlichen Mitarbeitern ein Nachmittag für Angehörige von Verstorbenen organisiert und ausgerichtet. Die schriftliche Einladung erging an die nächsten Angehörigen, wobei gelegentlich dieser Anlass sogar für eine Art Familientreffen genutzt wurde. Nach einem kurzen besinnlichen Teil luden wir zu Kaffee und selbstgemachtem Kuchen ein. Die Tische für jeweils sechs bis acht Besucher waren ansprechend gedeckt. Im kleinen, ungezwungenen Rahmen gab es nun die Möglichkeit zum persönlichen Austausch zwischen Angehörigen und Mitarbeitern, aber auch zwischen den Angehörigen untereinander. Noch einmal darüber reden können, mit dem, der dabei war. Noch einmal darüber reden können, auch wenn es vielleicht schon fast ein Jahr her war. Noch einmal darüber reden können mit Menschen, die Ähnliches mitgemacht haben. Manchmal waren es 15, dann wieder über 40 Angehörige, die den Nachmittag bei uns verbrachten. Die Stimmung war gelegentlich nachdenklich, traurig, nicht selten aber auch heiter und entspannt. Und es wurde gelacht.

8.1.12 Die Rückmeldungen

Rückmeldungen sind eine wunderbare Möglichkeit, seine Arbeit zu hinterfragen und eine optimale Chance zur Weiterentwicklung und Verbesserung. Die Rückmeldungen der betreuten Patienten und der Angehörigen waren es oft, die mir Motivation und Kraft zum Weiterarbeiten gegeben haben.

Ein „Gut, dass Sie da sind" von einem schwerkranken Patienten sollte man nicht abtun mit einem „Das ist doch selbstverständlich", sondern annehmen können mit einem „Es tut gut, das zu hören, ich mache das gern."

Beim Angehörigennachmittag oder in einzelnen Nachgesprächen wurde uns erzählt, was den Angehörigen geholfen hat.

Rückmeldungen von Angehörigen, was geholfen hat
- Mit dem reden können, der (bis) zuletzt dabei war.
- Ich hatte Zeit, mich zu verabschieden.
- Sie sind mit meinem Vater (Mutter, Partner ....) so liebevoll, respektvoll umgegangen.
- Sie haben sich Zeit genommen.
- Sie haben mir das Gefühl gegeben, dass ich jetzt wichtig bin.
- Sie haben auch gefragt, wie es mir geht.
- Es war so gut, dass ich ihnen das erzählen konnte.
- Sie haben mir zugehört.
- Sie haben mich nicht allein gelassen.
- Sie haben mich allein gelassen.
- Sie haben mir ihre Hilfe angeboten.
- Sie haben sich auch um mich gekümmert.
- Sie waren einfach nur da.

8.2 Fazit

Nach mehreren Jahren Arbeit auf einer Palliativstation ist mir klar: Es gibt sie nicht, die Trauerprofis. Trauern ist individuell, nicht professionell, es kann lediglich eine professionelle Unterstützung angeboten werden. Jeder muss seine Trauer für sich tragen und Trauerarbeit leisten, wobei das Verlustgefühl manchmal schon vor dem Tod beginnt. Prinzipiell ist die Fähigkeit zu trauern eine angeborene. Wir müssen ihr nur den Raum und die Zeit geben, und hin und wieder eine begleitende Hand. Der Begleiter muss aushalten, darf da sein, darf nicht werten oder korrigieren.

Tagtäglich betrauern wir Verluste, Veränderungen, verpasste Gelegenheiten, kleinere und größere Abschiede. Persönlich geleistete Trauerarbeit sehe ich als Chance zur Veränderung und Weiterentwicklung – machen wir uns auf den Weg!

Trauerarbeit in geriatrischen Einrichtungen

S. Mörz, H. Vojtová, H. Ertl, A. Rauch

L. Wehner (Hrsg.), *Empathische Trauerarbeit*,
DOI 10.1007/978-3-7091-1589-3_9, © Springer-Verlag Wien 2014

9.1   Einleitung

S. Mörz

Tageszentren, Alten- und Pflegeheime beherbergen viele Menschen, welche hier ihr letztes Zuhause vor ihrem Ableben gefunden haben. Daher verwundert es nicht, dass es in geriatrischen
Einrichtungen zwangsläufig zur Konfrontation mit Tod, Abschied und Trauer kommen muss.

Gefühlvolle und empathische Trauerarbeit für Sterbende, Angehörige und Mitarbeitende
ist hier von großer Bedeutung, damit der Alltag in Freude und ohne unaufgearbeitete Themen
und Gefühle gelebt werden kann.

Aus diesem Grund wollen wir nun Einblick in die Trauerarbeit geben, wie sie in drei geriatrischen Einrichtungen gelebt wird.

9.2   Trauerarbeit in Tschechien – Empathie im Altenheim
Mistr Křišťan Prachatice

H. Vojtová

» Oh, welche Zauber liegen in diesem kleinen Wort: Daheim. (Emanuel Geibel)

Vor einigen Jahren war es üblich, dass ältere Leute durch den Umzug ins Altenheim ihre Wohn-
frage lösten. Entweder haben sie sich selbst eingestanden, ihre große Wohnung nicht mehr zu
brauchen, oder haben ihre Wohnung an ihre Kinder weitergegeben. Das Altenheim war eine
gute Möglichkeit, gab es doch Betreuungspersonal. Und so sind in die Altenheime Menschen
gekommen, die noch in Schwung und nur wenig abhängig von Hilfe anderer Leute waren.
Es war nicht schwer, diesen Menschen Alltagsinhalt zu bieten. Tätigkeiten wie Basteln, Singen, Konzerte oder Besprechungen haben jenen Personen gut getan. Den kleineren Anteil der
Altenheimbewohner haben Menschen mit Demenzerkrankung und bettlägerige gebildet, bei
welchen die Familie aus unterschiedlichen Gründen nicht mehr im Stande war, die Pflege zu
übernehmen. Falls der Gesundheitszustand eines Bewohners markant schlechter geworden ist
oder falls der Mensch im Sterben lag, wurde er ins Krankenhaus überliefert, wo er auch meistens
in Anonymität verstorben ist.

Dies änderte sich durch eine neue Gesetzeslage (§ 49 Sozialdienstgesetz, in Kraft seit
01.01.2007), die festgelegt hatte, dass in den

» Altenheimen Dienste an Menschen geleistet werden, die verminderte Selbstständigkeit und
    erhöhten Pflegebebarf vor allem aufgrund ihres Alters haben, deren Situation eine regelmä-
    ßige Hilfe einer anderen physischen Person erfordert.

Die verminderte Selbstständigkeit zeigt sich in der Abhängigkeit von der Hilfe anderer. Sie
wird in vier Stufen unterteilt – von leichter bis zur absoluten Abhängigkeit. So kam es in den
Altenheimen allmählich zur Änderung der Bewohnerstruktur, also zum wachsenden Anteil
der von Hilfe abhängigen Personen, und damit sollte es logischerweise zu Änderungen in der
Pflege kommen.

Dass Gesetze von der Politik vorgegeben werden, ist eine Sache, aber dass es in Folge auch
zu Änderungen kommen muss, wie beispielsweise zu Änderungen in der Einstellung der Pfle-

ger zu den altwerdenden Personen an sich, wird oft vergessen. Während das Gesetz mit dessen Inkrafttreten wirkend ist, dauert die Änderung im Denken und im Handeln der Menschen sehr lange. Jeder Änderung im Gesetz, welche Menschen betrifft, muss eine Schulung der Betreffenden folgen.

Wichtig ist auch die Geschichte, welche die tschechische Nation geformt hat. Es gab in Tschechien das totalitäre kommunistische Regime, das 40 Jahre lang keine Entwicklung ermöglicht hat, Brauchtum und Glauben verboten und verdreht und das im Denken der Menschen viel Verwirrung verursacht hat. Die Kommunisten wussten, dass Leute einen festen Gottesglauben hatten und so wurden Priester gefoltert und verhaftet. Kirchenbesucher wurden bestraft – deren Kinder durften nicht studieren. Zusätzlich haben die Kommunisten den Leuten ihren Grundbesitz weggenommen, auf welchen ihre Familie jahrhundertelang gewirtschaftet hat. Sie wussten: würden sie den Menschen mehr als nur den Besitz nehmen, wenn sie diese Form der Nabelschnur durchschneiden, würden sie ihnen auch die Zukunft und den Lebenssinn nehmen.

Ähnliche Gedanken haben sich auch in der Ansicht an das Sterben durchgesetzt. Das natürliche Sterben im Familienkreis wurde für überflüssig gehalten. Eigene Entscheidungen wurden durch kollektive Verordnungen ersetzt und die Menschen sind so meistens in Anonymität in den Krankenhäusern gestorben. Die Anwesenheit der Familie wurde nicht bewilligt. Wenn der Patient „gerade" in der Zeit gestorben ist, in der es keine Besuchsstunden gegeben hat, war es nicht möglich ihn zu besuchen, ihn an der Hand zu halten, ihm beim Weggehen zu helfen und in den letzten Stunden Abschied von ihm zu nehmen. Auch auf die geistliche Unterstützung hat es kein Anrecht gegeben.

Das Personal hielt die Angehörigen meist mit folgenden Worten auf: „*Frau X /Herr Y stirbt, das ist nichts Schönes. Behalten Sie sich sie/ihn im Gedächtnis, so wie sie/er war.*" Diese Einstellung wurde den Krankenschwestern schon in den Schulen beigebracht. Sie haben lediglich gelernt, wie sie sich um den Körper des Patienten kümmern sollen und wie man die Arzneimittel appliziert. Aber wie man die Seele heilen und wie man mit geistlichen Bedürfnissen des Sterbenden und dessen Angehörigen umgehen soll, durften sie nicht erfahren. Noch heute, auch nach 30 Jahren seit dem Tod eines geliebten Menschen, quälen sich die Hinterbliebenen damit, sich nicht verabschiedet zu haben. Sie halten das für Unrecht und teilweise für persönliches Versagen.

Deswegen erweist es sich, auch nach mehr als 20 Jahren wieder erworbener Freiheit, als schwierig, die Menschen in Tschechien zur empathischen Trauerbegleitung in vertrauter Umgebung zurückzuführen.

Ich stelle Ihnen die Trauerarbeit so vor, wie wir sie dank der Sensorischen Aktivierung nach Lore Wehner im Altenheim Mistr Křišťan Prachatice praktizieren, wo 95 Bewohner ihr Zuhause haben. Mit Wehmut muss ich festhalten, dass dies kein üblicher Usus in den Altenheimen der Tschechischen Republik ist. Dazu muss noch ein langer Weg von Änderungen der Denkart und Einstellung nicht nur der Pfleger, sondern auch aller Menschen, die mit der Pflege von Senioren etwas zu tun haben, gegangen werden.

9.2.1 Kunst des Alterns und Kunst der Aussöhnung

Menschen, die in ihrem vorgerückten Alter ins Altenheim umziehen müssen, verlassen ihr Zuhause – den Ort, an dem sie einen wesentlichen Teil ihres Lebens mit ihren Partnern und Kindern erlebt haben. Sie lassen dabei auch viele Gegenstände und Erinnerungen zurück. Ihr Leben schrumpft durch den Umzug ins Altenheim plötzlich in zwei Koffer ein. Aber auf diese

Weise sollte keiner umziehen – so fährt man auf Urlaub mit dem Bewusstsein doch wieder zurückzukommen.

9.2.1.1 Das Ankommen im Altenheim, dem neuen Zuhause

Falls sich die Menschen zum Umzug ins Altenheim entschließen, sollten wir ihnen nicht die Hoffnung machen, wieder nach Hause zurückkommen zu können. Unsere Aufgabe ist es, ein neues Zuhause zu schaffen und zuzugeben, dass es wahrscheinlich das letzte sein wird. Diese Aufgabe können wir im Altenheim aber nicht alleine erfüllen, wir brauchen die Hilfe der Angehörigen.

■ **Fallbeispiel**
Ich erinnere mich daran, dass wir einmal den Sohn einer mehr als 80 Jahre alten Frau mit Demenzerkrankung baten, uns noch vor ihrem Einzug unter anderem auch ihre Lieblingsbettwäsche und Lieblingsnachthemden mitzubringen. Der Sohn kam am nächsten Tag, brachte drei neu gekaufte Bettbezüge mit und sagte, dass diejenigen, die seine Mutter zu Hause habe, schon zu alt und abgenützt seien. Er hat es gut gemeint, aber wir hätten uns gefreut, wenn die neue Bewohnerin vor allem in der Nacht etwas bei sich gehabt hätte, das ihr vertraut war.

Wir bemühen uns, den Angehörigen immer zu erklären, dass sie weiterhin diejenigen sind, die ihren Eltern nahe stehen sollen, und dass es ohne ihre Pflege und Unterstützung nicht möglich ist, dem Bewohner ein angenehmes Zuhause zu schaffen.

Eine Aufgabe des Pflegers ist es, noch vor der Ankunft des neuen Bewohners im Altenheim, gemeinsam mit den nahen Verwandten die ersten Daten ins biografische Formular einzutragen, damit sich die Pfleger schnell orientieren können. Sie erfahren so z. B., wie sie den Menschen ansprechen sollen oder an wen in der Familie sie sich in wichtigen Angelegenheiten wenden sollen. Die Lebensgeschichte, Interessen, Vorlieben und Antipathien, sowie seine Wünsche ergänzen wir schrittweise nach Gesprächen mit den Senioren selbst. Denn erst in dem Moment, in dem Vertrauen herrscht, können wir mehr erfahren und deshalb hasten wir nicht, alles hat seine Zeit. Nur in dem Fall, in dem der Mensch wegen seines Gesundheitszustands nicht mehr kommunikationsfähig ist, stellen wir das Formular mit der Familie komplett fertig.

Den wesentlichen Teil der Informationen über das Leben der Bewohner gewinnen wir mit Hilfe der Sensorischen Aktivierung nach Lore Wehner. Das Altenheim ist im Konzept der Sensorischen Aktivierung zertifiziert und mit dem Konzept arbeiten im Altenheim insgesamt elf Pfleger. Das gesamte Personal ist mit dem Grundkonzept vertraut.

Das Ziel der auf die Biografie gerichteten Themen der Sensorischen Aktivierung ist es, den altwerdenden Menschen bei der Verarbeitung ihrer Lebensthemen zu helfen. Zurückzublicken und das Leben so anzunehmen, wie es war, ist nicht immer einfach, besonders wenn das Leben nicht das geboten hat, was man davon erwartet hat. Das Ziel des begleitenden Pflegers ist nicht zu beurteilen oder zu beraten, sondern zu helfen das Leben anzunehmen.

■ **Fallbeispiel**
Ich führte eine auf Biografie gerichtete Sensorische Aktivierung – Thema Hochzeit.

Das alte Brautkleid, welches ich mitgebracht hatte, ging von Hand zu Hand, von Geschichten der Bewohnerinnen begleitet. Es war nicht nötig, Fragen zu stellen, jede von den Frauen erinnerte sich an ihren Hochzeitstag und sie dachten auch daran zurück, wie die Ehe war. Von ihren Ehen sprachen sie ruhig und ausgeglichen. Sie unterstützten einander mit Verständnis, so dass es einfach war, darüber zu sprechen. Frau D. erzählte mir, dass sie mit 19 Jahren geheiratet hatte. Ich musste fragen: *„Und waren Sie nicht zu jung?"* Die Antwort war: *„Nein, ich glaube, es war richtig so."* Als das Kleid zurück an mich, in meine Hände kam, erzählte ich auch meine

Geschichte, auch dass ich mit 19 Jahren geheiratet hatte. Frau D. sah mich an und fragte: *„Und waren Sie nicht zu jung?"* und die Antwort war: *„Nein, ich glaube, es war richtig so."* Wir lächelten einander an und plötzlich verband uns etwas. Mir wurde klar, dass wir alle gleich altern und unsere Leben auch gleichermaßen verarbeiten.

Eine weitere Erfahrung verbinde ich mit dieser Gruppe.

■ **Fallbeispiel**

Am Ende jedes Treffens singen wir gemeinsam ein oder zwei Lieder, nur Frau D. sang nie. Ich fragte nicht nach dem Grund. Später nannte sie ihn mir selbst: Sie wurde gequält vom Verlust ihr nahestehender Menschen und vor allem vom Verlust ihrer Tochter, deshalb könne sie nicht singen. Nach einem halben Jahr unserer regelmäßigen Treffen aber begann sie mitzusingen. Diesen Moment werde ich nie vergessen.

Mit Hilfe der Sensorischen Aktivierung nach Lore Wehner unterstützen wir die alternden Personen bei der Verarbeitung ihres Lebens, beim Selbstannehmen und führen sie dazu, das Alter wirklich erleben zu können. Es soll eine Rückkehr zu den Wurzeln und zum alten Brauchtum sein, das wieder ins Gedächtnis gerufen und Sinn ergeben soll. Die gemeinsamen Treffen geben den Menschen das Gefühl, von anderen so angenommen zu werden, wie sie wirklich sind. Sie gestatten ihnen, die Fehler und Irrtümer des Lebens anzunehmen, sie führen zum Nachdenken, zu Verständnis und Aussöhnung.

9.2.1.2 Es ist natürlich zu Hause zu sterben – also auch im Altenheim

In der Vergangenheit haben die alten Leute im Kreise ihrer Familie das Leben beendet, sie waren nie alleine. Ihre Kinder wussten genau um die Vermögensverhältnisse und Begräbnisbedingungen und sie wussten auch genau, was sich die Eltern wünschten.

■ **Fallbeispiel**

Wir wussten alle, dass meine Oma Geld für ihr Begräbnis gespart hatte und welche Sachen sie mit in den Sarg nehmen wollte. Davon hatte sie in der Zeit gesprochen, in der sie sich bester Gesundheit erfreut hat. Sie war sehr darauf bedacht, dass alles geregelt war für die Zeit nach ihrem Tod. Sie wusste daher, dass ihre Angelegenheiten genauso erledigt werden würden, wie sie es sich gewünscht hat.

Es passiert jedoch auch, dass die Familie nicht zuhören und sich nicht eingestehen will, dass das hohe Alter die letzte Etappe des menschlichen Lebens ist, an deren Ende der Tod steht und dass es jene Etappe ist, auf welcher ihre Mutter oder ihr Vater sich gerade befinden.

■ **Fallbeispiel**

Die Heimbewohnerin Frau M. vertraute ihrer Pflegerin Details und Wünsche zu ihrer Beerdigung an. Sie sagte auch, dass sie mit ihrer Tochter nicht darüber reden könne – diese wolle nämlich von Tod und Beerdigung nichts hören.

Obwohl sich die Pflegerin alles anhörte und der Wunsch in das biografische Formular eingetragen wurde, war es nicht möglich zu gewährleisten, dass die Familie nach dem Tod so einen Wunsch respektieren wird. Die Pflegerin entschloss sich also, mit der Tochter zu sprechen. Es war nicht einfach, der Tochter zu erklären, dass sie das Alter ihrer Mutter annehmen und dass sie ihre Mutter anhören sollte. Die Tochter meinte, dass die Mutter noch zu fit sei, um über den Tod nachzudenken, und dass es später noch genug Zeit gäbe, um über das Sterben zu sprechen.

Für den Fall aber, dass es vielleicht später nicht mehr möglich sein wird, darüber zu reden, werden beide, Mutter und Tochter, dankbar dafür sein, dass wir zugehört und die Wünsche protokolliert haben. Ich bin mir dessen bewusst, dass wir die Verantwortung der Familie nicht auf uns nehmen sollten, in diesem Fall haben wir es allerdings gemacht.

Die Themen Tod und Sterben selbst sind sehr intim. Darüber zu sprechen bedarf einer echten Vertrauensbasis zwischen Pfleger und Senior. Diese Themen werden bei individueller Pflege und Aktivierung angesprochen. Wenn der Senior das Thema selbst eröffnet, ist der Pfleger darauf geschult, passend zu reagieren und zuhören zu können. Er hört sich an, was der alternde Mensch mit seinen Worten mitteilen und was er noch lösen will. Derartige Treffen sind bei den Heimbewohnern sehr erwünscht und unsere Erfahrungen sind in dieser Richtung nur die besten.

Die Pfleger, die im Konzept der Sensorischen Aktivierung geschult sind und die für ein paar Senioren zu sorgen haben, wenden die individuell gerichtete Aktivierung unter der Voraussetzung an, dass zwischen ihnen und dem Bepflegten Vertrauen herrscht. Die Aufgabe der Pflegenden ist es, zuzuhören und die Lebensmosaike zusammenzustellen. Die Verarbeitung von vor allem negativen Erlebnissen, Verlusten und unerfüllten Erwartungen braucht seine Zeit. Gibt der Bepflegte seine Wehmut, Sorgen und Last ab und verzeiht, dann kann er in Ruhe sterben und der Pflegende hat wirklich geholfen. In der Zeit, in der die individuelle Aktivierung läuft, hängt wegen Ruhezusicherung ein Schild mit der Inschrift „Bitte nicht stören" an der Zimmertür.

■ **Fallbeispiel**
Ich traf Frau M., die gerade ihren 106. Geburtstag feierte. Ich gratulierte ihr und fragte, wie es ihr ginge. Frau M. antwortete: *„Mir fehlt nichts, aber ich möchte schon sterben, ich bin schon lange da."* Ich schaute nur in ihre Augen und sie lächelte mich ehrlich an. Auf dem Tisch in ihrem Zimmer stand auf einem Karton, der an der Vase gelehnt war: *„Wenn ich sterbe: die Sachen für den Sarg habe ich im zweiten Regal. Rufen Sie die Ordensschwester Anastasia an (Telefonnummer), die weiß Bescheid. Danke."* Unterschrift. Das zeigt, dass man versöhnt ist und ergeben wartet.

9.2.1.3 Begleitungsprozess

Falls der Gesundheitszustand des Menschen schlechter wird und alle Heilungsmöglichkeiten ausgeschöpft wurden, dann wird vom Arzt die Empfehlung zur Begleitung ausgesprochen. Die Sozialhelferin kontaktiert die Familie und macht sie mit den Umständen vertraut. Zur Erläuterung des Gesundheitszustandes ist nur der Arzt berechtigt. Unsere Erfahrungen mit der Anwesenheit der Familie beim Sterbenden sind überwiegend positiv. Wenn es nötig ist, bleibt beim Sterbenden und den nächsten Verwandten auch die Sozialhelferin oder Pflegerin, die vor allem der Familie hilft, indem sie Unterstützung leistet, und ihnen beim Abschied hilft, aber dann verlässt sie das Zimmer.

Falls die Familie nicht anwesend ist, begleitet den Sterbenden eine erfahrene Pflegerin oder ein ganzes Team von Pflegerinnen. Nicht einmal die letzten Nachrichten werden vergessen. Sie werden notiert und sollten ihren Adressaten finden.

■ **Fallbeispiel**
Die Tochter von Herrn S., der im Altenheim gestorben war, erreichte ihren Vater nicht mehr rechtzeitig, aber sie wollte von ihm Abschied nehmen. Die Pflegerin begleitete sie ins Zimmer, wo der Leib des Verstorbenen aufbewahrt ist, bis ihn die Begräbnisanstalt übernimmt. Die Tochter wollte, dass die Pflegerin mit ihr im Zimmer blieb. Die Tochter stand lange leise da, dann schaute sie die Pflegerin mit Tränen in den Augen an und sagte: *„Ich weiß nicht, was sie von mir halten, aber Papa hat so einen glücklichen Ausdruck im Gesicht, er muss zufrieden gestorben sein."*

Die nächsten Erfahrungen will ich nicht als negativ bezeichnen, allerdings glaube ich, dass nicht immer alles im Sinne der sterbenden Menschen passiert. Es geht um Entscheidungen der nächsten Verwandten, die, nachdem sie die Prognose eines bevorstehenden Todes gehört haben, sich dazu entschließen, das Leben zu retten, und zwar um jeden Preis. Sie fordern die Hospitalisierung mit der Hoffnung auf Hilfe. So gerät dieser alte Mensch, der am Rande seiner Kräfte ist, in eine fremde, ihm gänzlich unbekannte Umgebung. Er erkennt niemanden, er kennt keine von den Stimmen der Krankenschwestern.

■ **Fallbeispiel**

Es passierte, dass die Angehörigen einer alten Dame, die im Sterben lag, ihren Transport ins Krankenhaus forderten. Im Altenheim war sie imstande, mit geduldiger Hilfe der Pflegenden, Nahrung mit dem Mund aufzunehmen. Noch an demselben Tag ihrer Hospitalisation wurde ihr eine Sonde eingeführt und sie wurde an künstliche Ernährung angeschlossen.

Unterstützende Medikamente und künstliche Ernährung verlängern sicher das Leben des Menschen ein bisschen, aber um welchen Preis? Nicht nur, dass man aufgrund der Sondeneinführung die Kommunikationsfähigkeit verliert, durch die Hospitalisierung verliert man auch die bekannte Umgebung und Pfleger, die man gekannt hat. Dadurch, dass man nur „überlebt", verliert man auch das Gefühl für seine Individualität. Trotz des ganzen Medizinfortschritts können die Ärzte keine Wunder tun. Wir respektieren aber immer die Entscheidung der Angehörigen. Die Familie hat dann das Gefühl, alles versucht zu haben, was ihnen oft eine Gewissenserleichterung verschafft.

9.2.2 Geistliche Bedürfnisse der Senioren

Falls der Sterbende um geistlichen Trost bittet, sorgt dafür ein Priester, der ins Altenheim kommt. Wie schon am Anfang erwähnt wurde, ist die Antwort auf die Glaubens- und Religionsfrage nicht einfach. Praktisch alle Altenheimbewohner sind in der Zeit geboren, in der die religiöse Erziehung und der Glauben natürliche Bestandteile ihrer Leben waren, besonders wenn sie im Dorf gelebt haben. Mit dem Antritt vom kommunistischen Regime wurde ihnen ihr Glauben verboten. Vom Glauben durfte man nicht sprechen, Kirchenbesuch gab es nur „auf eigene Gefahr". Dies hatten sich nur jene Leute getraut, die das Gefühl hatten, nichts mehr zu verlieren zu haben. Andere begannen, ihre Religion zu verleugnen. Die Angst, die dies forderte, bleibt teilweise bis heute bestehen, obwohl der Glaube heutzutage wieder Bestandteil von uns sein darf.

Auch ein großer Teil des Personals hat keine religiöse Erziehung oder Vorbildung. Sie kennen keine Gebete, oft wissen sie nicht, wie sie in diesem Kontext Unterstützung gewähren sollen.

Im Altenheim werden in der Kapelle zweimal wöchentlich katholische Messen gelesen. Der Priester besucht die Bewohner auf Ersuchen auch in den Zimmern.

Eine der Aktivierungstrainerinnen der Sensorischen Aktivierung nach Lore Wehner hat religiöse Erziehung erfahren und bei der Arbeit mit dem Konzept bedient sie sich religiöser Themen. Gerade da ist es möglich, das Thema Versöhnung als Gruppenthema zu eröffnen.

■ **Fallbeispiel**

Am Ende eines Aktivierungstreffens erwähnte eine der Teilnehmerinnen, Frau A.: *„Das alles ist schön und gut, aber wer weiß, wie nach dem Tod mit uns umgegangen wird?"* Im Hinblick darauf, dass die Gruppe für diesen Tag schon auseinander ging, wurde der Bemerkung keine

Aufmerksamkeit gewidmet. Gleich beim nächsten Treffen formulierte Frau A. die Bemerkung im anderen Zusammenhang wieder. Die Aktivisationstrainerin begann sich dieser Bemerkung zu widmen und erklärte die Pflege um den Toten, falls er im Altenheim verstorben ist. Also z. B. auch, dass der Verstorbene, sofern er gläubig war, einen Rosenkranz in die Hände gelegt bekommt und dass an seinen Leib religiöse Amulette gelegt werden – Statuetten oder Bilder der Heiligen. Sie erläuterte auch die Möglichkeit für Hinterbliebene, das Zimmer für Verstorbene zu besuchen. Frau A. bedankte sich und sagte, dass sie das nicht gewusst habe und gleich ruhiger sei.

Wir werden uns so bewusst, dass Leute das Bedürfnis haben, auch das zu wissen, was nach ihrem Tod passiert. Sie haben viele Fragen und suchen die Antworten. Wenn sie fragen, bemühen wir uns, ihnen zu antworten.

9.2.3   Verabschiedung und Trauerarbeit mit Hinterbliebenen

Wenn der Senior im Altenheim verstirbt und vom Arzt für tot erklärt wird, zündet die Pflegerin eine Kerze am Bett an. Die Pflegerinnen, die im Dienst sind, verabschieden sich vom Verstorbenen mit Gebet, Kreuz an der Stirn oder nur stiller Anwesenheit – einfach so, wie es für sie passt. Sie organisieren selbst eine gemeinsame „Sitzung", um Emotionen freien Lauf zu lassen. In der Regel fünfmal pro Jahr wird im Altenheim Supervision unter der Aufsicht vom externen klinischen Psychologen realisiert, die dem gesamten Team helfen, im Altenheim Vorgefallenes zu verarbeiten.

Der Verstorbene wird angezogen und in ein Zimmer gebracht, welches eigens für die von uns gegangenen Bewohner hergerichtet wurde. Den Raum, der nur zu diesem Zweck dient, haben wir so eingerichtet, dass er angenehm und warm wirkt. Vom Verstorbenen können sich hier die nächsten Verwandten, aber auch andere Bewohner oder Mitarbeiter des Altenheimes verabschieden. Die Todesanzeige wird auf einem dazu bestimmten Platz aufgehängt – bis zur Beerdigung wird hier eine Kerze brennen.

Die anderen Bewohner erfahren über das Ableben entweder direkt von der Familie oder vom Personal. Falls der Verstorbene an Gruppenaktivierungen teilgenommen hat, wird das nächste Treffen immer dem Abschied und Erinnerungen an den verstorbenen Menschen gewidmet. Auf dem Platz, wo er üblich saß, wird eine Kerze angezündet und Raum für Erinnerungen und Gebet gelassen. Wir bemühen uns, dass alle ihre Emotionen äußern können und dass alle wissen: An sie wird auch jemand mit gleicher Ehre denken, wenn sie sterben.

9.2.4   Arbeit mit Trauer und Familie

■ **Fallbeispiel**

Bei Frau K., beinahe 90 Jahre und in zweiter Demenzstufe, wurde ein unerfreulicher Gesundheitsbefund erstellt. Der Arzt machte ihren Vormund, die Tochter, mit der Diagnose bekannt und machte sie auch mit Heilungsmöglichkeiten und der unsicheren Option einer riskanten Operation vertraut. Die Tochter besprach zuerst mit ihrer Mutter, dass sie sich jener Operation unterziehen sollte. Dies lehnte die Mutter resolut ab, sie wollte nicht einmal ins Krankenhaus gehen. Ungefähr eine Woche später kam die Tochter von Frau K. zu mir und fing mit diesen Worten an: *„Hoffentlich verdammen Sie uns nicht."* Sie erzählte mir mit echter Liebe über das Leben ihrer Mutter, über ihre Geschwister und auch darüber, wie die ganze Familie sich traf, um sich zu beraten, ob sie vielleicht auch wider Willen ihrer Mutter entscheiden sollten. Und sie setzte fort: *„Ich glaube, die Mama hatte ein schönes Leben, da zu Hause fühlt sie sich wohl und sie selbst will sich keiner Operation mehr unterziehen, sie will in Ruhe ausleben. Also respektieren wir die Entscheidung unserer Mama."* Mit Hochachtung bedankte ich mich für ihre Worte. Sich mit einer solchen Entscheidung der Mutter abzufinden muss sehr schwer gewesen sein, aber es wurde mit großer Liebe beschlossen. Über die Anwesenheit von Frau K. freuten wir uns noch ein paar Monate lang, bis sie in Anwesenheit ihrer Tochter zu Hause – im Altenheim – starb.

9.2.4.1 Stimmungen der Angehörigen

Wenn die Angehörigen beim Begleiten anwesend sind und falls sie die Möglichkeit haben sich zu verabschieden, zeigt sich, dass diese Hinterbliebenen sich mit dem Verlust vom ihnen nahestehenden Menschen besser und ruhiger auseinandersetzen. Sie sind auch bei der anschließenden Pflege um den Toten anwesend, der mit aller Ehre an die Beerdigungsanstalt übergeben wird.

„Sehr geehrte Frau Direktorin,
wir bedanken uns bei Ihnen und bei allen Mitarbeitern des Altenheimes für den menschlichen Umgang und die ausgezeichnete Pflege um unsere Oma.
Besonders in ihren letzten Stunden wurde ihr eine freundliche und aufopfernde Behandlung gewährleistet, wobei auch Aufmunterung und eine warme Hand, die viele Male streicheln musste, nicht gefehlt haben. Gerade durch diesen Umgang hat man unserer Oma einen menschenwürdigen Abschied von ihrem langen Leben geleistet. Dafür bedanken wir uns bei Ihnen ehrlich und von Herzen. Es gedeihe auch weiterhin Ihre Arbeit.
Mit vorzüglicher Hochachtung
Familie Z."

„Sehr geehrte Frau Direktorin,
im hohen Alter ist bei Ihnen meine Mutter verstorben. Ich möchte Ihnen und dem ganzen Team für die Pflege sehr danken, die die ganze Zeit geleistet wurde. Ich glaube, dank diesem Umstand hat sie ein hohes Alter erreicht. Ich möchte mich auch bei den Pflegerinnen bedanken, die sie für den letzten Weg vorbereitet haben. Noch einmal vielen vielen Dank für alles.
Die Tochter von Frau L."

„Sehr geehrte Frau Direktorin!
Gestatten Sie mir, Ihnen und Ihren Mitarbeiterinnen und Mitarbeitern im Altenheim für mich persönlich und für unsere ganze Familie einen ehrlichen und tiefen Dank zu äußern, für die sämtliche, besonders in den zwei letzten Jahren sicher auch sehr anstrengende und nicht einfache Pflege um meine Mama, die vor kurzer Zeit im Alter von fast 88 Jahren im Altenheim verstorben ist. Es bleibt uns nichts übrig, als sowohl unseren Dank, als auch eine große Anerkennung zu äußern, für die nicht nur professionelle, sondern auch sehr menschliche Einstellung der Krankenschwestern, Pflegerinnen und Sozialhelferinnen in Ihrem Altenheim, einerseits zu der Pflege um die Mama, die in der letzten Zeit ans Bett gefesselt war, anderseits zu der Lösung von allen Angelegenheiten eingerechnet der mit ihrem Absterben verbundenen.
Wir wünschen Ihnen allen viel Gesundheit, psychische und physische Kräfte für so eine anstrengende, verdienstvolle und nur schwierig bewertbare Arbeit, die eher Erfüllung von menschlicher Berufung ist.
Sehr und von Herzen bedanken wir uns – ich und meine Familie!
Für die Familie, M."

Ich bin jedoch auf starke Ausbrüche von Emotionen und Ärger bei den Hinterbliebenen gestoßen, deren geliebter Mensch im Krankenhaus verstorben ist. Diese Leute finden sich nur schwer damit ab, was passiert ist. Sie haben das Gefühl, nicht genug gemacht zu haben, und sie suchen einen Schuldigen.

■ **Fallbeispiel**
Frau H. lebte über ein Jahr im Altenheim. Aufgrund chronischer Erkrankung hatte sie Probleme mit dem Atmen – dies führte zu Atemnot und zur Unmöglichkeit einzuatmen. Wie schon mehrmals zuvor kam es plötzlich zum akuten Zustand, wobei ein Rettungsdienst gerufen wurde, der die kranke Frau ins Spital brachte. Frau H. verstarb nach dem dritten Tag im Krankenhaus. Die Tochter von Frau H. kam ins Altenheim, um alle Angelegenheiten zu erledigen. Sie kam zu mir, um sich zu verabschieden: *„Danke für die Pflege, die Sie meiner Mutter gewährleistet haben. Im Krankenhaus wurde sie bei weitem nicht so behandelt. Ich bedauere nur sehr, dass Sie den Wunsch von Mama nicht respektiert haben, zu Hause, da im Heim, sterben zu können. Sie hat es sich so sehr gewünscht. Ich wollte, dass Sie das wissen."*

Die Pfleger und ich hatten den genannten Wunsch von Frau H. gekannt. Allerdings war es weder dem Krankenpfleger noch dem Arzt möglich gewesen einzuschätzen, ob der akute Krankheitszustand zum Tod führen würde. Ich habe aber nicht versucht, unser Verhalten zu verteidigen, sondern ich habe mich für das Vertrauen bedankt, das mir von der Tochter von Frau H. zuteil wurde. Zudem habe ich meine Hilfe angeboten. Die Frau hat mir dann erzählt, wie schwer sie sich damit abfindet, wo und wie die Mama gestorben ist. Dann hat sie ihr Erzählen mit dem Handreichen beendet und hat noch einmal gedankt.

So verläuft die individuelle Arbeit mit den Hinterbliebenen, wobei das Personal die Kompetenzen mitbringt, angemessen auf die Reaktion der Familie des Verstorbenen zu reagieren. Bei uns sind Pfleger, Sozialhelfer und die Direktion auf die Kommunikationsart, wie sie im Konzept von Lore Wehner vorgesehen ist, geschult. Nicht geschultes Personal weiß, zu welcher kompetenten Person es den Hinterbliebenen bringen soll.

Wir helfen den Hinterbliebenen die Trauer auch damit zu verarbeiten, dass sie selbst die persönlichen Sachen (Kleidung, Kleinigkeiten usw.) des Verstorbenen abräumen, als Bestandteil der Erinnerungsarbeit, des eigentlichen Emotionenerlebnisses und des Abschieds.

Vom Altenheim wird den Angehörigen auch eine schriftliche Kondolenz übergeben mit den Worten: *„Erinnerung und Hochachtung verbleiben".*

9.2.5 Abschied

Das folgende Ritual, Totenmesse und Abschied „des Altenheimes" von den Hinterbliebenen, ist aus dieser Erfahrung entstanden:

■ **Fallbeispiel**
Zufällig begegnete ich einer der Hinterbliebenen und sie erzählte mir, wie gerne sie öfter zu „uns" kommen wollte, wie ihr die regelmäßigen Besuche fehlten und dass sie sich von „uns" eigentlich nicht verabschiedet hatte. Mir wurde bewusst, dass eigentlich auch wir Pfleger (damit meine ich das gesamte Altenheimpersonal) uns von der Familie nicht richtig verabschiedet haben und so ist die Idee der Totenmesse entstanden.

In der Zeit der Allerheiligen wird im Altenheim die Totenmesse für alle in dem gegebenen Jahr Verstorbene gelesen. Nach dem Tod bringen wir die Namen aller Verstorbenen an hölzerne

Kreuze an, die mit Erlaubnis von Hinterbliebenen in der Kapelle platziert werden. Die Messeteilnehmer –Bewohner des Altenheimes, Personal, Verwandte der Verstorbenen – zünden Kerzen für ihnen nahestehende Menschen an. Nach dem Messeschluss wird Erfrischung für die Hinterbliebenen bereitgestellt und während des Treffens sind stellvertretend für das Altenheim die Direktorin und die Pfleger anwesend, die Interesse haben. Wir kommen so auch der Kondolenz nach: „Erinnerung und Hochachtung verbleiben". Die Namen werden dann von den Kreuzen genommen.

Dank Ich bedanke mich bei Frau Lore Wehner für die Möglichkeit, Ihnen meine Erfahrungen mitteilen zu können. Vielleicht konnte ich Ihnen bewusst machen, wie wichtig die Geschichte des Volkes, Glaube und Traditionen sind, wie sehr diese Werte den Charakter eines Volkes bestimmen.

Mir wurde bewusst, wie wichtig die Fortbildung des Personals ist, und zwar des ganzen Teams – also aller an der Pflege beteiligten und interessierten Personen. Ich bin mir dessen bewusst, wie wichtig die Rückkehr zu Natürlichkeit, Traditionen und menschlichen Werten ist, die uns durch das ganze Leben begleiten sollten, auch damit unser Weg menschlich und natürlich abgeschlossen werden kann.

9.3   Trauerarbeit im Tageszentrum

H. Ertl

» Menschen treten in unser Leben und begleiten uns eine Weile. Einige bleiben für immer; denn sie hinterlassen ihre Spuren in unseren Herzen. (Unbekannt)

9.3.1   Aufgabenbereich, Motivation und Erfahrung

Vor sechs Jahren durfte ich den Bereich der Tagesbetreuung in unserem Haus übernehmen und habe diesen mit unserem PDL aufgebaut. Insgesamt bin ich nun schon 21 Jahre in unserem Haus tätig und war davon 15 Jahre in der Pflege.

Als Diplomierte Aktivierungs- und Demenztrainerin nach der Methode von Lore Wehner, arbeite ich nach einem strukturierten Tages- und Wochenplan in der ganzheitlichen Förderung für alte, hochbetagte und an Demenz erkrankte Menschen. Dabei arbeite ich in der Gruppen- und Einzelaktivierung und biete auch Trauerrunden an.

Es bereitet mir Freude, den Bewohnern unseres Hauses und den Klienten des Tageszentrums sinnvolle Tätigkeiten zu geben, sie dabei zu unterstützen, ihre Selbstständigkeit, ihr Selbstvertrauen und ihr Selbstbewusstsein zu bewahren. Es motiviert mich zu sehen, dass sie ihr soziales Miteinander leben können und sich auch in hohem Alter Lebenssinn und Lebensfreude erhalten und wecken lassen.

Da ich schon viele Jahre mit alten Menschen arbeite und der Tod ein ständiger Begleiter war und ist, habe ich begonnen, mich vermehrt damit auseinanderzusetzen. Mir fällt auf, dass die Begleitung in der Sterbephase für den Sterbenden und die Angehörigen besonders wichtig ist, um ihnen das Gefühl zu vermitteln, dass sie nicht alleine sind. Man kann ihnen noch Wünsche erfüllen, wie beispielsweise einen Pfarrer zu holen, damit er ihnen noch eine Beichte abnehmen kann, einen Angehörigen anzurufen oder einfach noch Dinge zu erledigen die schon lange ausstehen. Jene Erledigungen erscheinen mir besonders wichtig – sie erleichtern dem Sterbenden seine letzte Zeit. Auch das Loslassenkönnen von beiden Seiten (Sterbenden/Angehörigen) ist ein besonderer Teil des Abschiednehmens. Ich sehe immer wieder, wie schwer es den Beteiligten fällt loszulassen, obwohl alle wissen, dass es zu Ende geht. In dieser Phase kann es als Begleiter notwendig sein, zu sagen, dass der Sterbende gehen darf. Zu oft habe ich erlebt, dass sich das Sterben stunden- oder tagelang hinausgezögert hat, weil Angehörige und Sterbender nicht loslassen konnten. Wenn es soweit ist, kann es dazu kommen, dass Angehörige Angst davor haben, den toten Körper zu berühren. Behutsam erkläre ich ihnen dann, dass sie den Verstorbenen sehr wohl noch mit aller Zärtlichkeit berühren dürfen.

- **Fallbeispiele**

Eine fast 90-jährige Frau, welche mit ihrer Familie über Jahre zerstritten war und in ihrer Umgebung als „böse" Frau galt, hat in ihrer Sterbephase darum gebeten, ihre Angehörigen zu sehen. Sie wünschte sich, die Schwierigkeiten mit und in ihrer Familie zu klären. Da dies kein leichtes oder schnelles Unterfangen war, brauchte die Frau eine ganze Woche, um endlich sterben zu können.

In einem anderen Fall brachte die Tochter ihrer Mutter eine Extrawurstsemmel, da sie diese wahnsinnig gern mochte. Die Mutter roch daran und kurz darauf verstarb sie. Die Tochter war ganz aufgelöst und glaubte, sie sei schuld am schnellen Tod ihrer Mutter. Ich konnte sie beruhigen und sagte ihr, dass ihre Mutter mit einem ihr vertrauten und lieben Geruch sterben durfte. Für die Tochter war diese Zusage sehr wichtig, wie sie mir nach vielen Jahren immer noch bestätigt.

Die Ziele der Trauerarbeit beinhalten vor allem, dass der Sterbende in Würde und mit Respekt von uns gehen kann und darf. Die Angehörigen sollen Zuwendung und Trost erhalten. In manchen Fällen erhalten sie auch die Unterstützung für etwaige Erledigungen.

Im Tageszentrum werden Trauerrunden für Bewohner und Klienten angeboten. Diese nehmen ihnen die Angst vor dem eigenen Sterben.

9.3.2 Trauerarbeit in der Aktivierung

Der Tod und die damit verbundene Auseinandersetzung ist ein wesentlicher Teil in der Aktivierung und kommt fast täglich vor. Die Beschäftigung mit dem Thema „Tod" wird nicht nur durch Todesfälle im Haus initiiert. Die Bewohner setzen sich selbst mit dem Thema auseinander. Sie lassen Aussagen fallen wie: *„Ich möchte gerne sterben.", „Ich habe Angst vor dem Tod", „Ich habe Angst vor den Schmerzen.", „Warum holt er mich nicht?", „Wann komme ich an die Reihe?"* oder *„Bin ich der Nächste, der aus unserer Runde stirbt?"*

Auch während der Aktivierungsstunden tauchen Erinnerungen an Verstorbene auf. Es kann auch zum Thema werden, wie in früheren Zeiten mit dem Tod umgegangen wurde. Interessant ist vor allem das Besprechen der alten Rituale in Todesfällen: die Aufbahrung zu Hause und das aktive Abschiednehmen über Tage oder die gemeinsamen Rosenkranzgebete. Es wird auch über die öffentliche Wertschätzung gesprochen, sowie über die soziale Eingebundenheit in einer Dorfgemeinschaft. Heute wird der Tod tabuisiert, die Gemeinschaften verkümmern, Freunde und Nachbarn wissen nicht mehr, wie sie mit dem Tod und den Hinterbliebenen umgehen sollen. Dies passiert vor allem durch den Mangel an Ritualen. Es kommt zu Unsicherheit und Unruhe. Der Abschied scheint zu kurz, andererseits scheint es auch keinen wirklichen Abschluss zu geben.

Die Beschäftigung mit dem Thema kann zum Leitfaden einer neuen Aktivierungsrunde werden. Themen könnten sein: „Wünsche zum eigenen Sterben" oder „Wie stelle ich mir meinen Abschied vor?"

Bewohner, zu denen ich eine gute Beziehung habe oder hatte, deponieren bei mir ihre Wünsche. Sie erzählen mir, wie sie sich ihren Abschied vorstellen, was sie gerne beziehungsweise überhaupt nicht möchten. Es wird alles bis ins letzte Detail besprochen. Danach frage ich immer, ob ich es mit den Angehörigen besprechen soll, was meist bejaht wird. Die Bewohner haben oft Angst davor, mit ihren Angehörigen diese Thematik zu besprechen. Sie möchten sie schützen und ihnen nicht unnötig Sorgen zu machen. Ich übernehme diese vermittelnde Rolle gerne und empfinde sie als wichtigen Teil meiner Arbeit.

9.3.3 Stundenbild

Thema Wir verabschieden uns von einem Mitglied aus unserer Runde.

Kurzbeschreibung Teilnehmern aus dem Tageszentrum und Bewohnern wird bewusst Zeit gegeben, in welcher sie sich verabschieden können.

Förderziele Spirituelles Wohlbefinden, Aktive Trauerarbeit, Fördern des Wir-Gefühls.

Material Verschiedene bunte Tücher, 1 schwarzes Tuch, 1 Kerze, Teelichter (Anzahl der TN), lange Streichhölzer, Glasnuggets, Bild des Verstorbenen, Lieblingsblume des Verstorbenen, einen charakteristischen Gegenstand des Verstorbenen (z. B. Brille, Hut, Kopftuch, Schal usw.), einen Stein, CD-Player, Musik
Das Bild und der Gegenstand werden auf den leeren Stuhl, auf dem der Verstorbene gesessen hat, gelegt, mit dem anderen Material wird die Kreismitte gestaltet.

▶ **Achtung: Die Teilnahme soll freiwillig sein. Wenn Angehörige teilnehmen möchten, diese mit einbeziehen, und auf einen ungestörten Ablauf achten.**

Eingangsphase
- Begrüßung
- Vier Säulen der Begegnung: Berührung (Hautkontakt)
- Emotionale Zuwendung
- Verbale und nonverbale Kommunikation
- Ungeteilte Aufmerksamkeit
- Ritual: Klangschale
- Kalenderarbeit

Überleitung Trauergedicht (gesehen unter http://trauerumflorian.blogspot.co.at/2011/10/lieben-heit.html):

» Lieben heißt
das größte Glück zu empfinden
das Gott uns geschenkt hat.
Lieben heißt,
einander anzunehmen,
mit allen Stärken und Schwächen.
Lieben heißt sich anzusehen

und zu wissen
was der Andere fühlt.
Lieben heißt,
sich über jeden Tag zu freuen.
Lieben heißt,
gemeinsam lachen und
gemeinsam traurig sein.
Lieben heißt,
auch loszulassen,
wenn der Tag gekommen ist.
Lieben heißt auch,
zu trauern, weiterzuleben
in der Hoffnung,
sich wieder zu sehen.
(Maria Höll-Fiebrandt)

Hauptteil Einleitend wird bewusst auf die verstorbene Person eingegangen und auch angesprochen, dass diese verstorben ist, mit Datum des Sterbetages. Es wird die in der Mitte stehende Kerze durch den Gruppenleiter oder einen Angehörigen angezündet. Jeder Teilnehmer zündet ein Teelicht für den Verstorbenen an und stellt es zur großen Kerze in die Mitte. Ein Stein wird in die Runde gegeben und jeder Teilnehmer, der möchte, kann über die verstorbene Person etwas erzählen. Es könnte darum gehen, was sie so besonders gemacht hat, oder was sie in der Runde gerne getan hat. Wenn es den Teilnehmerinnen schwer fällt, kann man mit Memoryfragen unterstützen. Die Verabschiedung kann aber auch nonverbal, durch einen Gedanken, durch ein Lächeln oder auch nur durch das Schließen der Augen passieren.

Wenn der Stein zum leeren Stuhl kommt, wird eine Gedenkminute abgehalten. Danach wird ein Nachruf (Lebenslauf), der durch einen Angehörigen oder durch den Gruppenleiter vorgelesen wird, gesprochen (muss vorher gut vorbereitet werden).

Tränen sind erlaubt (Taschentücher bereithalten). Gehen Sie auf das Weinen ein:

- „Ich sehe, ich spüre, es geht Ihnen sehr nahe."
- „Wenn Sie möchten, sprechen wir nach der Stunde darüber."
- „Ich nehme mir Zeit für Sie."

Lassen Sie Emotionen zu, die kommen (Angst vor dem eigenen Tod könnte bewusst werden).

Zum Schluss wird die Musik angestellt und alle Teilnehmer nehmen sich bei den Händen und beginnen hin und her zu wiegen und der Musik zuzuhören. Sollten Gedanken dazu entstehen, sollten diese ausgesprochen werden.

Zum Schluss wird gemeinsam gebetet.

Schlussphase
- Dank aussprechen für die Teilnahme an dieser besonderen Stunde
- Vier Säulen der Begegnung

Weiterführende Ideen Einen gemeinsamen Gottesdienst mit den Angehörigen feiern, aktiv an der Gestaltung der Messe mitarbeiten, gemeinsam Fürbitten schreiben, lesen, Lieder gemeinsam aussuchen, Lesung lesen.

9.3.4 Hausbezogene Rituale

Rituale sind ganz wichtige Aspekte in einem Wohn- und Pflegeheim. Sie zeigen, dass der Mensch in seinem Sterben Platz in der Gesellschaft hat und dass sein Tod nicht tabuisiert wird. Es wird sichtbar für alle Bewohner, welche Wertschätzung ihnen nach ihrem Tod entgegengebracht wird.

Steine der Verstorbenen Wenn ein Heimbewohner oder Teilnehmer der Tagesbetreuung verstirbt, wird auf einen Stein sein Name mit dem Sterbedatum geschrieben und in eine Schale mit Sand gelegt. Die Schale ist im Tageszentrum beim Eingang auf einem Sideboard mit Kerze und Trauerschleife für jeden sichtbar. Beim Hineinlegen wird eine kurze Andacht gehalten. Im Juli oder August wird mit den Heimbewohnern und Teilnehmern des Tageszentrums ein Ausflug zum Achensee organisiert. Mit dem Achenseeschiff begeben wir uns auf eine Rundfahrt (Angehörige werden eingeladen). An einer beliebigen Stelle des Sees werden Angehörige und alle, die gerne dabei sind, eingeladen, an die Reling zu kommen. Nun werden von mir die Steine in die Hand genommen und jeder Verstorbene wird einzeln mit Namen und Sterbedatum vorgelesen. Es wird kurz inne gehalten und der Stein wird ins Wasser geworfen. Sollten Angehörige dabei sein, bekommen diese den Stein, um ihn ins Wasser zu werfen.

Aufstellen eines Bildes Wenn ein Hausbewohner verstirbt, wird dessen Bild (das an seiner Zimmertüre hing) auf der Wohneinheit, in der er gelebt hat, auf den Tisch gestellt. Sterbekerze, Kreuz, ein persönlicher Gegenstand, Blumen oder Engel schmücken zusätzlich den Tisch. Dies bleibt, bis der Verstorbene beerdigt wird.

Mosaikbild In der Hauskapelle befindet sich ein Bild aus Mosaiksteinen. Es besteht aus einer Glasplatte, in der Mitte befindet sich ein Kreuz aus schwarzen Mosaiksteinen, umgeben von bunten Mosaiksteinen. Wenn ein Heimbewohner verstirbt, werden die Angehörigen gebeten, sich einen Mosaikstein auszusuchen. Dieser wird gemeinsam mit einer Pflegeperson auf das Bild geklebt. Danach wird gemeinsam gebetet.

Trauerecke Die Trauerecke bietet Bewohnern anderer Wohngruppen, Besuchern und Angehörigen die Möglichkeit, sich außerhalb der Kapelle von den Verstorbenen zu verabschieden. In der Ecke befindet sich ein Ständer mit einer Kerze und der Parte des Verstorbenen, sowie ein Kreuz und Sitzgelegenheiten.

Einmal im Jahr findet in unserer Kapelle ein Gottesdienst für alle Verstorbenen statt, eingeladen sind auch Angehörige.

Persönliche Verabschiedung Es gibt auch die Möglichkeit für unsere Heimbewohner, sich persönlich von Verstorbenen zu verabschieden. Auf Wunsch kann er sich in Begleitung einer Pflegeperson, eines Heimleiters, der Pflegedienstleitung, mit mir oder einem Angehörigen im Zimmer des Verstorbenen persönlich verabschieden. Es wird darauf geachtet, dass der Bewohner nach der Verabschiedung nicht alleine gelassen wird, da danach meist Emotionen ausbrechen und der eigene Tod angesprochen wird. Auf die Fragen und Aussagen bezüglich des eigenen Todes oder der Ängste muss ganz empathisch eingegangen werden. Dafür nehmen wir uns genügend Zeit und setzen uns mit dem Bewohner an einen ruhigen Platz, um darüber zu sprechen.

Kapelle Die Kapelle ist ein spiritueller Rückzugsort, der gerne angenommen wird. Hier werden auch Rosenkränze gebetet, oder die Trauerfeier gestaltet, wenn Angehörige dies wünschen.

Beerdigung Wenn Mitbewohner gerne zur Beerdigung gehen möchten, können sie dies tun. Sie werden von einem unserer Mitarbeiter begleitet.

Reaktionen Trauernde Angehörige sind meist dankbar für die vielen verschiedensten Verabschiedungsmöglichkeiten, die ihnen angeboten werden. Es erleichtert ihre Trauer. Sie erleben viel Wertschätzung, Respekt und Würde, die ihnen und ihrem sterbenden Angehörigen entgegen gebracht werden.

Personal Für unsere Mitarbeiter stehen selbstverständlich ebenfalls alle diese Rituale zur Verfügung, wenn sie diese nützen wollen, um sich vom verstorbenen Heimbewohner zu verabschieden. Sie sind dabei, wenn der Mosaikstein geklebt wird, und können bei der Schifffahrt oder bei der Beerdigung begleiten. Meistens begleitet die Pflegeperson, die den größten Bezug zum Verstorbenen hatte.

9.3.5 Fazit

Trauern heißt Abschied nehmen und zum Trauern gehören Rituale. Trauern ist liebevolles Erinnern. Nach der Zeit der Tränen und der tiefen Trauer bleibt die Erinnerung. Sie scheint unsterblich und gibt uns Trost und Kraft. Auch die Trauer wird niemals ganz enden, sie wird ein Teil unseres Lebens. Sie verändert sich und wir verändern uns mit ihr.

Dies kann ich aus eigener, privater Erfahrung bestätigen. Mein Vater starb sehr plötzlich mit 48 Jahren. Wir konnten uns nicht mehr verabschieden. Selbst heute, nach 33 Jahren, schmerzt es, dass wir ihn nicht mehr sehen durften. Es fand kein Ritual des Abschiednehmens statt und bis heute bleibt das Gefühl bestehen, dass noch etwas unerledigt ist.

Bei meiner Mutter hingegen zog sich das Sterben über Monate. Wir pflegten sie Zuhause und wussten nicht, wann der Tag gekommen sein wird. Wir nahmen täglich aufs Neue Abschied, mit vielen Ritualen, mit der gesamten Familie, auch mit ihren Geschwistern und deren Angehörigen. Auch meine Mutter wusste von Anfang an, dass sie sterben würde, und hat diese Zeit mit uns ganz bewusst mitgetragen und miterlebt. So hatte auch sie noch die Zeit, Dinge zu erledigen, die noch offen waren. Diese Art der Begleitung war für meine Familie und mich das Schönste, das wir erleben durften, um Abschied zu nehmen und aktiv zu trauern. Wir können heute mit liebevollen Gedanken und Gefühlen an unsere Mama zurückblicken, es ist nicht dieser unsagbare Schmerz da, den wir haben, wenn wir an unseren Papa denken.

Zum Schluss möchte ich noch einen Spruch zitieren, den meine Mama vor ihrem Sterben zu uns sagte:

» Das schönste, was ein Mensch hinterlassen kann, ist ein Lächeln im Gesicht derjenigen, die an ihn denken. (Unbekannt)

Für mich ist dieser Spruch ein Stück der Trauerbewältigung, denn in Gedanken an meine verstorbenen Angehörigen oder an unsere verstorbenen Heimbewohner huscht gerne ein leises Lächeln über mein Gesicht.

9.4   Trauerarbeit im Seniorenzentrum Gröbming

A. Rauch

» Die Erfahrung ist wie eine Laterne im Rücken, sie erhellt nur den Weg, den wir hinter uns haben. (Konfuzius)

Seit August 2008, zehn Jahre nach meinem Abschluss in der Allgemeinen Gesundheits- und Krankenpflege, habe ich die Leitung des Pflegeheims Gröbming übernommen. Seit Januar 2011 leite ich zusätzlich das Pflegeheim Öblarn, welches eine Kapazität von 20 Betten hat. Im Juli 2012 entschied sich der SHV Liezen dazu, die Einrichtung in Gröbming (bestehend aus: Tagesbetreuung, Seniorenwohnhaus und Pflegeeinrichtung) unter einer Einrichtungsleitung laufen zu lassen. Ich nahm diese Herausforderung stolz an. Den Ausgleich zu den verantwortungsvollen Aufgaben finde ich bei meinem Mann, meinen Töchtern und unseren Siberian Huskys.

Da ich die Pflegeeinrichtung in Gröbming mit aufbaute, steckt hier auch von meiner Seite her, viel Herzblut drinnen. Von Anfang an war es unserer damaligen Leitung sehr wichtig, dass wir unsere Bewohner *wertschätzen*.

Wir arbeiten bei uns im Haus nach den Grundsätzen der *Wahrnehmenden Pflege und Betreuung*. Für uns bedeutet dies, absoluten Respekt vor dem individuellen Lebensweg zu haben. Das heißt für uns in der Pflege, den Menschen in einer besonderen Phase seines individuellen Lebensweges zu begleiten und zu unterstützen.

Unsere Bewohner sollen sich durch jede pflegerische Handlung wahrgenommen, wertgeschätzt und verstanden fühlen. Wir setzen bei ihren Stärken an.

Unser pflegerisches Handeln besteht aus dem Wahrnehmen des Menschen, aus dem Bejahen und Wertschätzen dessen, wer er ist, und aus dem Wieder-ins-Lot-Bringen, was aus dem Lot geraten ist – Ausgleich schaffen.

Wir bringen unseren Bewohnern unsere Authentizität und unsere Herzenswärme entgegen. Wir schauen in unserem Pflegealltag darauf, dass sie Selbständigkeit, Eigenständigkeit und Entscheidungsfreiheit einfordern.

Ein wichtiges Ziel der wahrnehmenden Pflege und Betreuung ist die Stressfreiheit, da Stress Entwicklung, Stärkung und Heilung verhindert. Wir schaffen in unserem Haus die Rahmenbedingungen dafür, dass die im Menschen angelegten Entwicklungs- und Selbstheilungskräfte bestmöglich zur Wirkung gelangen.

Der Mensch ist ein Gemeinschaftswesen. Gemeinschaft im Sinne von Zusammenwirken freier, selbstbestimmter, eigenverantwortlicher und Verantwortung für das Ganze übernehmender Individuen, in der das authentische Einbringen gefragt ist, auf entsprechende Resonanz stößt und Wirkung erzeugt – zum Besten des Gesamten. Wahrnehmende Pflege und Betreuung nutzt die sich bietenden Gelegenheiten, um solche Beziehungen zu knüpfen und zu fördern.

Seit 2011 begleitet uns Lore Wehner mit ihrem Konzept der Sensorischen Aktivierung und Pflege. Auf diesem Weg kamen wir auch des Öfteren auf die Trauerarbeit in der Praxis zu sprechen.

9.4.1   Einrichtung, Vision, Ziele

Das Seniorenzentrum Gröbming besteht, wie bereits beschrieben, aus einer Tagesbetreuung, dem Seniorenwohnhaus und dem Pflegeheim. Da dies eine gemeinsame Einrichtung des Sozialhilfeverband Liezen ist, hat diese Einrichtung auch eine gemeinsame Vision und gemeinsame Ziele:

Unser Haus lebt

Es ist eine Quelle der Wertschätzung und des Menschseins in Würde

Dies ist unsere Vision. Nach dieser richtet sich unser Tun im Haus.

Hierzu zählt als sehr großer Teil die Trauerarbeit. Als wir 2004 zu arbeiten begannen, war uns bald bewusst, wie wichtig Trauerarbeit in der Praxis ist. Für die Bewohner und Angehörigen, aber auch für uns Mitarbeiter und das gesamte Personal hat Trauerarbeit enorm große Bedeutung.

9.4.2   Was gehört zur Trauerarbeit bzw. wo fängt Trauerarbeit an und wo hört sie auf?

Für unser Team stellte sich immer wieder folgende Frage beim Einzug in unsere Einrichtung: Kann man einen Bewohner, welcher sich gerade dazu entschlossen hat, sein Zuhause mit einer Pflegeeinrichtung zu tauschen, fragen, wie er sich die Sterbebegleitung wünscht, bzw. welches Bestattungsunternehmen er möchte?

Doch genau das sind Fragen, welche sooft erst dann auftreten, wenn ein Bewohner im Sterben liegt, und man sich darüber Gedanken macht: Was hätte sich der Bewohner jetzt in diesem Augenblick gewünscht? Wie können wir ihn und seine Angehörigen jetzt in dieser Zeit bestmöglich begleiten? Diese Fragen stellen nicht nur wir uns als Pflegende, sondern sie beschäftigen auch die Angehörigen. Jedoch ist dies oft ein Tabuthema in den Familien. Der Tod ist oft noch weit weg, insofern beschäftigt man sich momentan noch mit wichtigeren Dingen: Wie sieht das Zimmer in der Pflegeeinrichtung aus? Ist es groß genug? Kann man eigene Möbel mitbringen? Hat man ein Bad mit drin? Was gibt es zu essen? Habe ich ausreichend Betreuung? Gibt es Besuchszeiten oder kann ich jederzeit meine Angehörigen besuchen?

Diese Fragen sind sehr wichtig, wenn man sich für eine Einrichtung entscheidet, jedoch sollten diese bereits vor dem Einzug beantwortet sein. Niemandem fällt die Entscheidung leicht, seinen Angehörigen in eine Pflegeeinrichtung zu geben.

Uns ist es deshalb sehr wichtig, mit dem Thema Tod und Trauer offen umzugehen. Man muss diese Fragen nicht gleich am Einzugstag stellen, jedoch bekommen von uns die Angehörigen beim Aufnahmegespräch, welches vor dem Einzug stattfindet, einen Biografiebogen mit, welchen sie so gut es geht, ausfüllen dürfen. Unter anderem beschäftigen sich hier die Bewohner und Angehörigen mit folgenden beiden Fragen:

- Meine Ängste (vor Schmerz und Tod)
- Meine Wünsche, wenn mein Leben zu Ende geht

Wenn wir es genau nehmen, fängt Trauerarbeit bereits dann an, wenn man sich für sich mit dem Thema Tod beschäftigt, und endet für uns Mitarbeiter in einem Reflexionsgespräch mit allen Betroffenen. Es gibt für uns nichts Schöneres, als von Angehörigen ein Danke für die Begleitung in dieser schweren Zeit zu bekommen. Es ist auch für uns immer ein Abschied von einem Menschen, den wir – den einen länger und den anderen kürzer – ein Stück auf seinem Lebens- und Sterbeweg begleiten durften.

9.4.3 Doch was ist es wirklich, was empathische Trauerarbeit ausmacht?

Für die Mitarbeiter in unserem Haus bedeutet Trauerarbeit den Bewohner und die Angehörigen als Individuen zu sehen und zu spüren, was gerade jetzt gebraucht wird. Dies ist oft nicht einfach. Denn nicht jeder Bewohner oder Angehörige braucht in dieser Zeit Begleitung.

Doch die, die es annehmen, bekommen bei uns im Haus die Zeit, die sie brauchen. Hier kommt gerade für uns Mitarbeiter eine sehr große Unterstützung in unserem Haus zum Tragen. Sollte es einem Bewohner/Angehörigen schlecht gehen und ist dieser unruhig, wenn er alleine ist, haben wir die Möglichkeit, uns mit dem ortsansässigen *Hospizteam* kurzzuschließen. Bewohner und Angehörige werden von ausgebildeten Hospizbegleitern professionell betreut. Diese haben bereits Bezugspersonen in unserem Haus. So kennen sich die Hospizbegleiter und die Bewohner bzw. deren Angehörigen bereits. Dies beruhigt sowohl den Bewohner als auch die Angehörigen. Ein Teil der Hospizmitarbeiter ist ebenso bei uns in der Pflege tätig, was den Kontakt natürlich noch einfacher macht.

Ein wichtiger Punkt in Bezug auf Trauerarbeit, sowohl für die Mitarbeiter, für die Bewohner, als auch für die Angehörigen ist eine Begleitung vor Ort, welche Zeit und Ruhe mitbringt. Dies können wir bei uns im Haus durch die hervorragende Zusammenarbeit mit dem ortsansässigen Hospizteam gewährleisten. Sie sind für unsere Bewohner und deren Angehörige rund um die Uhr im Einsatz.

- **Fallbeispiel**

Es ist Nachmittag. Die Mitarbeiterinnen des SZ Gröbming holen die Bewohner, welche sich zum Mittagsschlaf in ihr Zimmer gelegt hatten, jetzt zum Nachmittagskaffee ab. Zum Kaffee treffen sich so ziemlich alle Bewohner im Erdgeschoss, es sind auch heute wieder viele Angehörige und ehrenamtliche Besucher im Haus.

Plötzlich unterbricht ein Schrei nach Hilfe die angenehme Atmosphäre im Haus. Eine Angehörige ruft dem Personal zu: *„Schnell, helft G., sie bekommt keine Luft! Sie hat sich verschluckt!"* G. ist eine Bewohnerin, welche die unheilbare Erbkrankheit Chorea Huntington hat.

Alle diensthabenden Mitarbeiter aus allen Sparten reagieren sofort richtig. Die Verwaltungsassistentin kontaktiert sofort das Notarztteam und die Hausärztin, welche nur wenige Minuten vom SZ Gröbming entfernt ihre Ordination hat. Die diensthabende DGKS leitet sofort Erste-Hilfe-Maßnahmen ein und die Mitarbeiter der Seniorenanimation und die der Reinigung beruhigen die restlichen anwesenden Bewohner und Besucher.

Als die Ärztin und das Notarztteam ankommen, sind alle sichtlich erleichtert. Das Notarztteam kämpft. Währenddessen ruft die diensthabende DGKS die PDL an, welche sofort ins Haus kommt.

„G. geht es gar nicht gut. Sie hat sich verschluckt und hatte einen Herzstillstand. Das Notarztteam reanimiert …" Die DGKS ist routiniert und äußert ruhig: „Danke, dass du sofort gekommen bist. Das Team, welches hier war, war einfach spitze. Es ging alles Hand in Hand. Trotzdem schaut es laut dem Notarztteam für G. nicht gut aus. Wir haben die Tochter noch nicht angerufen. Sie war zu Mittag da und hat ihrer Mutter beim Essen geholfen. Sie ist dann aber mit ihren Kindern nach Liezen gefahren. Sollten wir sie nicht anrufen? Auch wenn sie jetzt in Liezen ist?"

Die PDL zögert in dieser Situation nicht und antwortet: „Klar. Wir müssen sie sofort anrufen. Ich würde auch sofort Bescheid wissen wollen, wenn es um meine Mutter ginge. Dann könnte ich selbst entscheiden, ob ich jetzt noch zu ihr fahren oder abwarten wollen würde."

„Hallo, hier ist M. Was ist mit Mutti?" Ein Zittern in der Stimme der Tochter war zu erkennen. „Der Notarzt ist da. Sie hat sich bei Kuchen und Kaffee verschluckt. Es geht ihr nicht gut." „Ich bin in Liezen. Aber ich komme sofort." „M., pass auf beim Fahren. Sie ist in guten Händen." M. bedankt sich für den Anruf und legt auf.

Die PDL geht ins Zimmer zu G. Der Notarzt schaut sie an und meint: *„Euer und unser Team hat alles gemacht, was möglich war. Dennoch hat es Fr. G. nicht geschafft."* Im Zimmer ist es mucksmäuschenstill. Gemeinsam legen sie die Bewohnerin ins Bett und decken sie zu. *„Soll ich die Tochter anrufen?",* fragt der Notarzt, als sie das Zimmer verlassen. Die PDL äußert: *„Die ist gerade auf dem Weg von Liezen zu uns. Wir werden es ihr sagen, wenn sie da ist. Ich glaube, sie hat es so und so gespürt."* Das Notarztteam verabschiedet sich und bedankt sich noch einmal für die gute Zusammenarbeit.

Es ist ruhig im Speisesaal, als das Notarztteam das Haus verlässt. Keine Rettungstrage, auf der G. liegt und ins Krankenhaus gebracht wird. Jeder wartet angespannt auf die Mitarbeiter. Die PDL nimmt ein Teelicht und stellt es auf den Platz, an dem G. gesessen hat. *„G. hat es nicht geschafft. Sie ist verstorben."* Einigen Bewohnern stehen die Tränen in den Augen. Die Mitarbeiter wirken bedrückt.

Gefühle sind da, um sie auch zu zeigen. Auch uns Mitarbeiter lässt eine derartige Situation nicht kalt, auch wenn des Öfteren zu uns gesagt wird: *„Ihr könnt mit dem ja umgehen. Ihr habt tagtäglich mit dem Tod zu tun."* Wir haben zwar tatsächlich regelmäßig mit Todesfällen zu tun, dennoch müssen auch wir für uns Trauerarbeit leisten.

Die Verwaltungsassistentin kommt und sagt: *„M. ist gerade gekommen. Sagst du es ihr?"* M. sucht ihre Mutter und die Kinder stehen neben ihr. Ich bitte eine Mitarbeiterin, sie in unsere Zwergerlstube zu begleiten. *„Kommt, wir gehen spielen."* Und die Mädchen laufen mit.

„M., die Mama ist in ihrem Zimmer. Sie hat es leider nicht mehr geschafft." M. wirkt ängstlich und unsicher: *„Darf ich zu ihr? Wie lange darf ich zu ihr? Was passiert jetzt?"* Die PDL erklärt M. mit einer ruhigen, aber sehr klaren Stimme: *„Du kannst zu ihr gehen. Wenn du jemanden brauchst, sag es mir. Ich begleite dich gerne. Hast du mit deinem Mann schon telefoniert? Kann er kommen?" „Ja, er kommt. Kann ich noch auf ihn warten, bis ich zu ihr gehe? Dann bin ich nicht allein?"*

Die PDL setzt sich mit M. in die Teeküche. Sie hält ihre Hand. In dem Augenblick kommt eine Mitarbeiterin herein. M. ist weinerlich und sichtlich verzweifelt. Die Mitarbeiterin nimmt M. in den Arm und spricht ihr ihr Beileid aus. In dem Moment kommt der Ehemann herein. Sie nehmen sich in den Arm. Die PDL sagt: *„Ihr wisst, wo wir sind, wenn ihr was braucht, meldet euch." „Dürfen wir zu ihr?"* Die PDL begleitet die beiden zum Zimmer.

In der Zwischenzeit haben die Mitarbeiter eine Kerze und ein Kreuz auf das Nachtkästchen der verstorbenen Bewohnerin gestellt. Im Aufenthaltsbereich, bei einem kleinen runden Tisch, welcher als „Abschiedstisch" verwendet wird, steht bereits ein Bilderrahmen mit einem Bild von G., eine Kerze und ein Blumengesteck. Im Aufenthaltsbereich ist bereits etwas Ruhe eingekehrt. Einige sprechen über G., darüber, wie sie war und wie wir sie kannten. Andere lauschten den Klängen des Radios. Man spürte, es ist etwas passiert.

Im Zimmer von G. ist es auch ruhig. Die Tochter und der Schwiegersohn sitzen neben ihrem Bett und weinen. Sie bekommen die Zeit, die sie brauchen, um sich zu verabschieden.

Später kommt M. zur PDL und sagt *„Wir haben die Bestattung bereits verständigt. Die wird dann kommen und Mutti abholen. Braucht ihr noch etwas von uns?" „Danke. Wir brauchen von euch vorerst nichts mehr. Wenn ihr noch Hilfe benötigt, meldet euch einfach bei uns. Ihr habt ja unsere Nummer. Eine Frage habe ich noch: Habt ihr schon Kleidung für G. rausgesucht? Wir werden sie jetzt nochmal waschen und ankleiden. Dann kommt sie in unsere Kapelle, wo eine kleine*

Verabschiedung für Bewohner und Mitarbeiter stattfinden wird. Wenn ihr Zeit habt, seid ihr auch herzlich eingeladen." „*Danke für die Einladung. Für uns war der Tag heute schon spektakulär genug. Wenn wir etwas brauchen, melden wir uns."*

Die beiden verlassen sichtlich traurig das Haus.

9.4.4 Trauerarbeit für die Bewohner und Mitarbeiter

Nun beginnt die eigentliche Trauerarbeit der Bewohner und Mitarbeiter. Bevor die Bestattung ins Haus kommt, wird die Bewohnerin gewaschen und mit den von den Angehörigen ausgesuchten Kleidern angezogen. Ihr Bett wird frisch gemacht und ihre Hände werden am Bauch gefaltet. Da die Bewohnerin dem römisch-katholischen Glauben angehört, wird ihr ein Rosenkranz in die Arme gelegt. Dann wird die Bewohnerin in die Kapelle gebracht. Dort wird eine Kerze angezündet und die anderen Bewohner werden vom Ableben informiert.

Die Bestattung meldet sich 30 Minuten bevor sie die Bewohnerin holen kommt. So hat das Team noch Zeit, alle Bewohner und Mitarbeiter darüber zu informieren, wann die Verabschiedung in der hauseigenen Kapelle sein wird.

9.4.5 Verabschiedung in der hauseigenen Kapelle

Zur Verabschiedung kommen oft Angehörige, Bewohner, Mitarbeiter und auch Hospizmitarbeiter, welche die verstorbene Person betreut haben.

▪ Fallbeispiel

Der Sarg steht in der Mitte der Kapelle. Viele Leute kommen heute zur Verabschiedung. Es ist ganz ruhig in der Kapelle. Dann beginnt der Mitarbeiter der Bestattung mit einer ruhigen, aber festen Stimme zu sprechen: *„Wir sind heute hier zusammengekommen um uns von G. zu verabschieden."* Er liest ein Engelsgedicht vor und reicht ein Schälchen mit Weihwasser und einen Palmzweig in die Runde. Jene Bewohner, welche dies noch können, machen ein Kreuz auf den Sarg. Einige weinen. Dann wird gemeinsam ein *Vater Unser* gebetet und jene, die wollen, begleiten die Verstorbene mit den Mitarbeitern der Bestattung noch bis zur Tür. Hier wird mit dem Sarg nochmals ein Kreuz gemacht und ein *Amen* gesprochen. Dann wird er ins Auto gebracht, die Kofferraumtür wird vom Mitarbeiter der Bestattung ganz langsam und ruhig geschlossen.

Die Mitarbeiter des Hauses bedanken sich bei der Bestattung und verabschieden sich. Dann fährt das Auto mit der Verstorbenen langsam aus der Einfahrt des Pflegeheimes.

9.4.6 Wir glauben und vertrauen unserem Herzen, füllen Leben mit Liebe auf und lassen Bewegung mit Freude zu

Im Sinne unsere Mission, begegnen wir auch dem Thema *Sterben*. Wir lassen *Bewegung* zu.

Auch wir lernen mit jedem Bewohner, welcher sich von uns verabschiedet, dazu. Auch wir lernen, mit jedem Angehörigen welcher seine Lieben begleitet, dazu. Auch wir lernen, mit jedem Hospizmitarbeiter, welcher uns unterstützt, dazu.

So haben wir in den letzten Jahren eine Sterbekultur bei uns im Haus entwickelt. In diesem Sinne werden wir diese auch in den kommenden Jahren weiterentwickeln.

Gemeinsam mit den Wünschen der Bewohner, Angehörigen, Seelsorger, Mitarbeiter und allen, die uns begleiten, werden wir unsere Vision und Mission zum Leben bringen.

Unser Team befindet sich auf einem guten Weg. Unser Ziel ist es, die Bewohner bei uns im Haus vom ersten Treffen an bis zum letzten Geleit aus unserem Haus, würdevoll zu begleiten und die Angehörigen auf diesem Weg, so gut sie es annehmen können, zu unterstützen. Es ist uns auch wichtig, den Mitarbeitern Fortbildungen und Supervisionen anzubieten, um den Bewohnern und Angehörigen eine wertvolle und kompetente Begleitung versichern zu können, sowie Mitarbeiter des Hospizes und unsere ehrenamtlichen Mitarbeiter in ihrer wertvollen Arbeit zu unterstützen und ihnen den verdienten Respekt entgegenzubringen.

Literatur

Wehner L, Huto B (2011) Methoden- und Praxisbuch der Sensorischen Aktivierung. Springer, Wien
http://trauerumflorian.blogspot.co.at/2011/10/lieben-heit.html (eingesehen am 01.10.2013)

Seelsorge. Tröstende Worte in der Trauer

F. Neuhold

L. Wehner (Hrsg.), *Empathische Trauerarbeit*,
DOI 10.1007/978-3-7091-1589-3_10, © Springer-Verlag Wien 2014

» Das, was dem Leben Sinn verleiht, gibt auch dem Tod Sinn. (Antoine de Saint-Exupéry)

Ich begleite seit ca. 20 Jahren Familien in Trauersituationen. Mein Zugang ist der Glaube an die Auferstehung und an die Barmherzigkeit Gottes. Meine Überzeugung ist, dass der Tod ein unausweichlicher und in der großartigen Schöpfung mit großem Bedacht eingebetteter Meilenstein ist, der für jeden Menschen kommt. Für den einen früh und unpassend, für den anderen als Erlösung und Segen.

Wir sind angesprochen, diesem unausweichlichen Schicksal so zu begegnen, dass wir uns nicht gegen den Tod stemmen, sondern ihn annehmen lernen als Fügung, die wir aber oft nicht verstehen können.

10.1   So hat es angefangen

„Mein Bruder ist ganz plötzlich verstorben. Er ist aber von der Kirche ausgetreten. Kannst du uns helfen? Wir suchen jemanden, der die Verabschiedung leitet!" Dieser Ruf war der erste und sogleich der Anfang meiner Tätigkeit als Vorbeter und Begleiter bei Todesfällen. Damals habe ich Rücksprache mit unserem Pfarrer gehalten. Er sagte: „Tu es! Sie brauchen dich und dein Beten. Bete mit den Angehörigen und bete für den Verstorbenen." Mittlerweile sind es bereits an die 180 Begleitungen in Todesfällen geworden.

Dennoch ist es jedes Mal für mich eine neue Herausforderung. Die persönlichen Katastrophen sind gänzlich unterschiedlich. Eine 95-Jährige stirbt nach langer schwerer Krankheit – es ist eine Erlösung; ein Familienvater verunglückt plötzlich – seine Frau ist schwanger mit Zwillingen; ein Kind stirbt nach einem tagelangen Kampf gegen den Tod – die Eltern mussten die Entscheidung treffen, dass die lebenserhaltenden Maschinen abgestellt werden.

Es gibt kein Rezept, wie ich diese Trauer, die Enttäuschung und Wut abfangen kann. Der Weg zur Familie ist für mich die größte Herausforderung. Ich bitte jeweils Gott, dass er mir beisteht und dass ich das Richtige tue. In Anlehnung an Papst Johannes XXIII könnte ich sagen: „Herrgott, du weißt, dass ich nun zu dieser Familie mit diesem Schicksal gehen muss, dann gib mir auch die Kraft und den passenden Einfall, damit ich ein wenig helfen und trösten kann." Wenn die Tür geöffnet wird und mein Gegenüber, das von seinem Leid total umfangen ist, mir von Angesicht zu Angesicht begegnet, da wird mir meine eigene Hilflosigkeit erst richtig bewusst.

Wissend, dass nun Worte nicht trösten, möchte ich „hörend schweigen". Lautes Weinen, Wut auf den Herrgott, der all das zugelassen hat, ein stierer Blick, der die persönliche Trostlosigkeit widerspiegelt – all das begegnet mir. Nun begreife ich, hier kann ich nur helfen, indem ich da bin, sie halte und an mich drücke. Worte wie: „Es wird schon werden" oder „Zeit heilt alle Wunden" sind wie schale inhaltslose Floskeln, die nichts bewirken.

■ **Fallbeispiel**

Ein Firmling ist verstorben. Er war einer meiner Schüler und noch dazu ein ganz gewissenhafter Ministrant, der plötzlich im Turnunterricht zusammengebrochen ist. Die Rettung bringt ihn sofort ins Spital, Ärzte versuchen alles Notwendige, doch es kommen viele unbegreifliche Störfaktoren dazu, sodass der Junge ins Koma fällt. Nach einigen Tagen stellen die Ärzte fest, dass sein Gehirn bereits abgestorben ist, und die Eltern müssen zustimmen, dass nun alle Maschinen abgeschaltet werden dürfen. Einer meiner wohl schwersten Trauergänge stand mir bevor. Ich war ratlos und wusste nicht, wie ich hier reagieren sollte. Ich fragte: „Wollen wir gemeinsam beten?" Und siehe da, als das gewohnte *Ave Maria* wie ein Singsang die Wohnung durchflutete, da wurde auf einmal die Stimmung ruhig; natürliche, ruhige und gleichmäßige Atmung setzte ein – es war, als ob durch das gemeinsame Gebet die Trauer fort und auch die Trauernden getragen werden würden.

Wenn ich also zum Trauerhaus geladen werde, so versuche ich mich bereit zu machen, dass ich auf diese aktuelle Situation eine passende und entsprechende Haltung und Antwort finden kann.

10.2   Der Besuch zu Hause – im Trauerhaus

10.2.1 Dasein und Trauer zulassen

Keine falsche Vorstellung: Ich bin schon viele Male zu Familien gerufen worden, und ich muss gestehen, jedes Mal bin ich angespannt, und jedes Mal ist es anders. Es gilt nun zu spüren, was die Familie und die Angehörigen unbedingt brauchen.

Ich möchte aushalten, dass Menschen mit schweren Vorwürfen gegen Gott und alles kommen, sie dürfen ihre Wut herausschreien. Andere wollen gehalten, umarmt und in Stille gedrückt werden. Wenn Sprachlosigkeit herrscht, möchte ich auch aushalten, dass nun eben nicht geredet werden kann.

Wenn ich nun spüre, dass ein wenig Ruhe einkehrt, dann lade ich ein zu erzählen, was den Trauernden gerade am Herzen liegt: vom Verstorbenen, von den letzten Stunden. Nach meiner Erfahrung tut es den Angehörigen gut, dass sie erzählen dürfen. Manchmal sind es sogar ein oder zwei Stunden, in welchen ich nur hören darf. Spürbar wird die Trauer leichter. Bei diesen Gesprächen versuche ich besonders herauszuhören, was den Trauernden am Verstorbenen wichtig war. Ich mache mir einige Notizen, die ich in die Vorbereitung für die Gebete einfließen lassen möchte. Meist sind nicht die historischen Fakten wichtig, sondern hier soll das gesagt werden, *was an diesem Menschen das war, was ihn zu dem machte, wer er war* – für die Familie – für die Freunde.

Einige Male wurde ich schon ersucht und ab und zu habe ich vorgeschlagen, dass wir gemeinsam beten. Durch dieses gemeinsame Tun werden fast spürbar Blockaden in der Trauerfamilie gelöst. Hoffnungslosigkeit und Trauer werden gewandelt in Stärke und Zuversicht.

Die bekannte Unsicherheit in solchen extremen Situationen – ein richtiges Blackout – kann so abgefangen werden. Ich versuche behutsam wieder Strukturen ins Denken der Betroffenen zu bringen.

10.3   Gespräch über den Ablauf der Feier

Obwohl die Betroffenheit und die Trauer groß sind, müssen unbedingt einige wichtige Schritte für die Begräbnisfeierlichkeit überlegt und vorbereitet werden. Wenn diese *Feier zu einem Fest werden* soll bzw. werden kann, müssen die einzelnen Schritte genau geplant werden. Das ist meine Aufgabe. Die Zeiten für die Totenwachen und für die Begräbnisfeierlichkeiten müssen genau festgelegt werden. Hier ist unbedingt die Absprache mit dem Priester und der Bestattung notwendig.

Kann oder will jemand von der Familie, von den Angehörigen etwas einbringen? Diese Frage ist ganz wichtig, denn oft empfinde ich diesen Beitrag als einen kleinen Liebesbeweis gegenüber dem Verstorbenen seitens der engen Familie. Texte für die Feier können gemeinsam ausgesucht werden. Manchmal wollen die Angehörigen diese Texte nur lesen. Manchmal gibt es auch Musiker, die ihr Können in besonderer Weise einbringen wollen. Dann gibt es wieder Fälle, in denen ich gebeten werde, alles zu übernehmen, auch das will ich akzeptieren.

Da die Angehörigen meist kaum Erfahrung mit dem Tod in der Familie haben, werde ich immer wieder um Rat gefragt: Wen müssen wir einladen? Wie sollen wir uns bei der Totenwache oder beim Begräbnis verhalten? Woran müssen wir noch denken, damit nichts vergessen wird?

Bei uns ist es üblich, dass nach dem Gang auf den Friedhof zum Totenmahl geladen wird. Dazu sind die nahen Angehörigen, die Freunde und Nachbarn geladen. Die Anzahl der Gäste sollte gut abgeschätzt werden können, damit man beispielsweise in einem Gasthaus Plätze reservieren kann.

Ebenso soll überlegt werden, für welche Organisation Zuwendungen statt der Kranzspenden angedacht werden. Denn davon machen viele Begräbnisteilnehmer Gebrauch.

Mit diesen Informationen mache ich mich auf zur Vorbereitung der Totenwache bzw. der Begräbnisfeierlichkeit.

10.4 Die Gestaltung der Totenwache

10.4.1 Meine persönliche Vorbereitung auf das Gebet bei der Totenwache

Bei uns sind diese Andachten ein fixer Bestandteil bei Begräbnisfeierlichkeiten. Auf diese möchte ich mich immer in besonderer Weise vorbereiten. Niemals gestalte ich sie gleich. Ich möchte diese jeweils auf die entsprechende Situation abstimmen.

So beginne ich die Überlegungen mit den Gedanken, die ich vom Gespräch bei der Familie mitgenommen habe. Ich denke an die aufgenommene Stimmung und diese hilft mir zu entscheiden, welche Texte und Gedanken ich einbringe.

Ich möchte mich auch selbst spirituell einstimmen, indem ich Texte suche, lese und meditiere. Ich spüre hier eine besondere Kraft- und Glaubensquelle. Das Vorbeten, das gemeinsame Gebet, ist für mich ein persönlicher Glaubensgewinn. Daher empfinde ich diese Aufgabe nicht als etwas, bei dem ich nur gebe, sondern als etwas, bei dem ich auch viel an positiver Energie zurückbekomme.

10.4.2 Gedanken und das Rosenkranzgebet

❯ Der Verstorbene wird in den Mittelpunkt gestellt.

All das, was in der Familie erzählt wurde, möchte ich hier einfließen lassen. Meist steht das Gute, das der Mensch zu seinen Lebzeiten getan hat, im Vordergrund; in manchen Familien werden auch die Schattenseiten mit so viel Liebe formuliert, dass diese auch eingebracht werden können. Wenn ein gutes Verhältnis zwischen den einzelnen Personen in der Familie geherrscht hat, dann wird dies auch mit viel Respekt und Wohlwollen aufgenommen. Sonst nehme ich Abstand, die Schwächen und negativen Seiten in die Gedanken mit einzubringen.

10.4.3 Wie wird diese Andacht aufgebaut?

Einleitend möchte ich immer zu den einzelnen Themen Gedanken und Texte lesen. In den gemeinsamen Rosenkranzgebeten (10 *Ave Maria* mit dem entsprechenden Geheimnis) soll dieses Thema dann gedanklich und meditativ einmünden. Daher führe ich hier immer zuerst die Überlegungen an und dann das Rosenkranzgeheimnis, das zur Meditation anregen soll.

Aus vielen Gesprächen muss ich feststellen, dass gerade dieses gewohnte, fast eintönige, gleichbleibende Gebet den Trauernden vermittelt, dass sie mitgetragen werden. Die hinführenden Texte unterbrechen wohlwollend diese Meditation.

10.4.4 Die einzelnen Betrachtungen bei der Totenwache

Hier möchte ich einige Gedanken anführen, die ich so in den letzten Andachten eingebracht habe.

- **Trost durch Dasein (Ijob 2, 12–13)**
Warum kommen Menschen in solchen schweren Stunden zusammen? Kann hier die Gemeinschaft helfen?

Im Alten Testament findet sich die Geschichte von Ijob. Er verliert durch verschiedene Katastrophen all sein Hab und Gut. Selber wird er noch krank, einzig und allein bleibt ihm noch die Frau. Von diesem Schicksal erfahren Freunde. Und was tun diese? Sie gehen zu ihm, setzen sich zu ihm und schweigen sieben Tage und sieben Nächte. Sie trösten nicht durch Worte, sondern durch ihr Dasein.

Hier wird die Dimension des Mitleidens spürbar – und durch Mittragen wird die Last und Bürde für den Betroffenen leichter. Aus meiner Erfahrung kann ich bestätigen, dass Menschen, die auch einen schweren Verlust erlitten haben, nach dem Beisammensein getröstet und gestärkt heimgehen können.

Im Glauben haben wir auch die Sicherheit, dass Gott ein Gott ist, der mit uns leidet. Der Glaube kann so zu einer wichtigen Stütze in unserer Trauer werden.

Daraus folgt dieses Geheimnis: … der mit uns leidet

- **Die Verzweiflung herausschreien – Gott anklagen (wie Ijob)**
Es ist wohl ein therapeutisch wichtiges Phänomen, dass durch Herausschreien, ja oftmals auch wie in Zornanfällen, die ganze Trauer, Verzweiflung und Wut herausbricht. Es ist oft wie eine Reinigung, eine Erlösung. Ijob klagt so auch Gott an, denn er kann diesen nicht verstehen. Und Gott hat Verständnis für diese Vorwürfe. Wir können von Jesus lernen. Er selber hat es erlitten am Kreuz und er schreit heraus: „Mein Gott, mein Gott, warum hast du mich verlassen?"

Geheimnis: … der uns verstehen kann

- **Gott trägt uns, besonders in den Zeiten, wo es uns ganz schlecht geht!**
In Situationen des Todes, des Leides und der Trauer haben wir Menschen oft das Gefühl, als ob es uns den Boden unter den Füßen weggezogen hätte. Doch gerade hier dürfen wir im Glauben fest vertrauen, dass Gott uns trägt. In der folgenden Geschichte kommt dies wohl besonders zum Ausdruck:

> Eines Nachts hatte ich einen Traum,
> ich träumte, dass ich mit Jesus am Ufer des Meeres entlangging.
> Am Himmel flammten Szenen aus meinem Leben auf.
> Bei jeder Szene entdeckte ich zwei Paar Fußabdrücke im Sand,
> ein Paar war von mir, das andere von Jesus.
> Als die letzte Szene meines Lebens aufflammte,
> sah ich mich um nach meinen Fußspuren im Sand.
> Ich bemerkte, dass oftmals auf meinem Lebenspfad nur eine Fußspur zu sehen war.
> Und es fiel mir auf, dass dies immer während der
> dunkelsten und traurigsten Zeiten meines Lebens geschehen war.
> Dies bewegte mich sehr, und ich fragte Jesus, weshalb das so sei.
> ‚Herr, als ich mich entschloss, dir nachzufolgen,
> versprachst du mir, meinen ganzen Weg mit mir zu gehen.
> Nun habe ich aber bemerkt, dass in den schwersten Zeiten
> meines Lebens nur ein Paar Fußabdrücke zu sehen ist.
> Ich verstehe nicht, warum du mich allein gelassen hast,
> als ich dich am allermeisten nötig hatte.‘
> Jesus antwortete:
> Mein teures, liebes Kind,
> ich liebe dich und würde dich nie, nie allein gelassen haben
> während der Zeiten des Leidens und der Anfechtung.
> Wenn du nur ein Paar Fußabdrücke gesehen hast,
> so war das deshalb,
> weil ich dich getragen habe.
> (Nach Margaret Fishback Powers)

Diese Botschaft mündet dann in das Geheimnis: … der uns trägt

▪ Die Botschaft der Auferstehung – die Sicherheit, dass es ein Leben danach gibt

Unser Glaube schenkt uns die Hoffnung auf ein Leben nach dem Sterben. Doch wie es aussieht wissen wir nicht.

> Das Schildern des Himmels in solchen Farben und solcher Schönheit, dass uns das Leben hier nicht mehr erstrebenswert ist, das soll auf keinen Fall sein, denn damit würde unser irdisches Leben viel an Freude und Glück verlieren.

Diesen Satz habe ich vor kurzem gelesen, und es ist auch nicht meine Intention, auf ein Jenseits zu vertrösten, sondern die Hoffnung zu wecken auf ein Jenseits. Folgendes Gleichnis möge uns das veranschaulichen:

Ich möchte es vergleichen mit einem Schmetterling.

Im Innersten der Puppe wächst der Schmetterling heran, bis er seine volle Reife erlangt hat, dann ist die äußere Hülle zu klein und nicht mehr notwendig und der wunderschöne Schmetterling schlüpft mit voller Kraft in das neue Leben, wird geboren und fliegt dem Licht entgegen. Vergleichbar ist dies mit dem Menschen. Nach dem Tod bleibt die sterbliche Hülle hier auf Erden und das Unsterbliche fliegt dem göttlichen Licht entgegen. Der Tod ist die Geburt ins eigentlich Lebendige und ich werde frei für mich selbst. Ich erkenne den Tod als ein Tor, durch das ich gehe, wenn meine Zeit gekommen ist, so wie ich durch das Tor der

Geburt diese Welt betreten habe. Die Seele aber weiß nichts von Geburt und Tod, sie ist frei und unsterblich.

Geheimnis: … der sie/ihn durch das Tor des Todes zum Leben befreit

- **Welchen Sinn hat das Sterben?**

Bei diesen Andachten ist es mir auch wichtig, Bezug zu mir selbst herzustellen – zu meinem eigenen Tod. Sterben soll kein Tabuthema sein. Welchen Sinn haben das Leben und das Sterben?

» Der Tod zerreißt Bande, Freundschaften und vor allem, er trennt liebende Menschen.
Welchen Sinn hat nun das Sterben?
Ist der Tod das Ende? Oder ist der Tod ein Anfang?
Ist der Tod die Strafe oder die Erlösung?
Ist der Tod das endgültige Aus oder ist der Tod der Beginn eines neuen Lebens?
Welchen Sinn hat der Tod?
Welchen Sinn hat das Leben, wenn durch den Tod alles aus ist?
Franz von A. spricht sogar über seinen Bruder Tod! Können wir das fassen?
Tod – wer kann dich so verstehen?
Sterben müssen alle.
Alte und Kranke – das ist nicht das Problem,
doch stirbt ein Mensch, den wir lieben – damit lebt es sich weniger gut.
In solchen Stunden kann es sein, dass der Glaube nur noch ein stummer Schrei ist.
Der Glaube an die Auferstehung Christi und an die Auferstehung der Toten entsteht nicht am Grab.
Der Glaube, der über den Tod hinaus wieder Mut fasst, entsteht dort, wo wir Christus neu begegnen.
Derselbe liebe Händedruck, mit dem man Sterbenden so viel Kraft geben kann, ist auch die Sprache, die dem Trauernden Kraft gibt.
Ob das eigene Sterben schlimmer ist als das Sterben unserer Lieben? Wir werden nicht danach gefragt!
Saint-Exupéry sagt:‚Was dem Leben Sinn gibt, gibt auch dem Sterben Sinn!'
(Text nach Michael Graff)

Geheimnis: … der unserem Leben und Sterben Sinn gibt

- **Gott ist der Begleiter – er geht mit uns – ich darf ihm vertrauen**

Die bekannten Liedtexte: „Voll Vertrauen" und „Von guten Mächten wunderbar geborgen" von Bonhöffer werden entweder gelesen oder wenn die Angehörigen in der Lage sind, werden diese Strophen auch gesungen.

Diese Gedanken münden in das Geheimnis: … der uns behütet und tröstet

- **Sterben lassen in Würde – nicht festhalten wollen**

„Wir haben unserer Mama gesagt, dass sie gehen darf." Diese Aussage ist für viele schwer zu verstehen. Aber oftmals ist es so, dass der Sterbende sich der Angehörigen verpflichtet fühlt nicht wegzugehen. Das Versprechen, dass sie das Leben nun allein wagen wollen, wird vom Scheidenden oft als Befreiung empfunden und so kann dieser Schritt ganz getrost gewagt werden.

» Eine Tür ist dir geöffnet
Du hast dich aufgemacht.
Wohin gehst du?
Du gehst uns voraus, einen für uns noch verborgenen Weg.
Wohin?
Dein Lebensweg ist zu Ende.
Über verschiedenste Wege hat er dich geführt.
Vielleicht durftest du aber auch spüren, dass einer diesen Weg mit dir ging.
ER, der Ich-bin-da.
Da für uns Menschen, mit uns Menschen,
in den Menschen, die diese Wege mitgehen.
Wohin gehst du?
Diesen Weg kannst du nur ohne uns weitergehen.
Du hast unsere Hand losgelassen – doch eine andere Hand empfängt dich.
Die Hand Jesu, der von sich sagt: Ich bin der Weg zum Vater.
Er ist diesen Weg durch Leid und Tod gegangen,
er hat die Tür schon geöffnet.
Du hast dich aufgemacht.
Er ruft dich.
Er empfängt dich an dieser gnadenvollen Tür.
Sein Licht weist dir den Weg.
Ihm darfst du dein Leben übergeben.
Freude, Mühe und Schmerz, Gelungenes und Versagen.
Er wird dich aufrichten und dein Leben vollenden.
Geh getrost weiter – ihm entgegen.
Er hat dich bei deinem Namen ins Leben gerufen,
dich geleitet ein Leben lang.
Er kommt dir entgegen und führt dich zum Ziel,
in seine Liebe und Geborgenheit.
Er hat eine große Zukunft für dich bereitet.
(Quelle: Hinübergehen. Eine Tür ist Dir geöffnet. Eine Broschüre der katholischen Landvolkbe-
wegung Deutschlands)

Geheimnis: ... der dich gerufen hat

10.4.5 Segensbitte – Fürbitten

Abgeschlossen wird diese Andacht mit einem Segensgebet oder mit den Fürbitten. Die Bitten an Gott beinhalten das feste Vertrauen, dass er diese hört und dass er auch bewirkt, worum wir ihn bitten.

Allerdings habe ich schon oft erfahren, dass das Wirken Gottes zwar ganz anders war, als ich es mir gewünscht hatte, aber es war viel besser und sensationeller als ich es mir erträumt hatte. Daher mein Rat:

> **Bitte Gott, aber überlasse ihm die Art und Weise der Erfüllung, denn er ist in seiner Unend-
lichkeit viel kreativer.**

10.4.6 Die Feier am Tag des Begräbnisses (Gebet vor der heiligen Messe)

- **Entzünden der Osterkerze**

Da für Christen das Sterben nicht das Ende ist, sondern die Auferstehung als Folge hat, entzündet jeweils zu Beginn dieser Andacht ein Familienmitglied für den Verstorbenen die Osterkerze und liest einen Text vor.

- **Glaubensbekenntnis**

Nach dem gemeinsamen Bekenntnis soll der Gedanke auf das *Richten* durch Jesus gelegt werden. Da wir an einen barmherzigen Gott glauben, dürfen wir das Wort „richten" als „herrichten" verstehen. So bekommt es auch einen wohltuenden und versöhnlichen Aspekt und dieser Gedanke führt über in das

Geheimnis: … der an ihr/ihm vollendet, was noch nicht vollkommen ist

- **Rückschau auf das Leben des Verstorbenen**

Nicht eine chronologische Aufzählung der historischen Fakten steht bei mir im Vordergrund, sondern der Mensch, wie er gelebt hat und wie er erlebt wurde. Oft darf ich feststellen, dass Menschen, die nicht in der Öffentlichkeit gewirkt haben, gerade in der Familie und in der Nachbarschaft wunderbare und unvergessliche Spuren hinterlassen haben. Wenn die Angehörigen mit so viel Liebe und Zuneigung über den Verstorbenen erzählen, dann fällt es mir auch leicht, ein Leben zu schildern, das vieles bewirkt hat.

Der letzte Gedanke ist dann, dass der Tod notwendig ist, damit die Herrlichkeit bei Gott erfahren werden kann. Diese folgenden Worte könnten so verstanden werden, als ob diese vom Verstorbenen selber wären.

- **Nachwort zum Abschied**

» Abschied tut weh.
Ich verstehe euren Schmerz.
Aber wir sind nicht wirklich getrennt.
Unsere Verbindung ist weiter, tiefer, großherziger geworden.
Sie ist bleibend.
Sie lebt von unserem Gott,
mit dem ich jetzt eins sein darf, und der auch euch nahe ist.
Ich danke euch, dass euer Gebet mein Sterben begleitet hat.
Habt keine Angst.
Gott ist gut. Er hat mich lieb, wie ich geworden bin.
Glaubt an die heilende Kraft der Vergebung.
Verzeiht mir, wo ich euch auch verletzt habe.
Auch ich verzeihe euch.
Betrachtet mich nicht als ‚arme Seele'.
Bedauert mich nicht! Freut euch mit mir!
Einmal sind wir endgültig vereint.
Einmal trennt uns nichts mehr voneinander.
Einmal seid auch ihr nicht mehr den Begrenztheiten
eures jetzigen Daseins unterworfen.

Ihr dürft euch freuen darauf.
(Nach Maria Riebl)

Geheimnis: … der uns durch den Tod zur Herrlichkeit führt
Vor der Feier der heiligen Messe lese ich immer einen Abschnitt aus dem wunderbaren Psalm von Martin Gutl.

Er führt uns heim (frei nach Psalm 126)

» Wenn Gott uns heimführt aus den Tagen der Wanderschaft,
  uns heimbringt aus der Dämmerung in Sein beglückendes Licht,
  das wird ein Fest sein!
  Da wird unser Staunen von neuem beginnen.
  Wir werden Lieder singen, Lieder, die Welt und Geschichte umfassen.
  Wir werden singen, tanzen und fröhlich sein:
  denn Er führt uns heim:
  aus dem Hasten in den Frieden
  aus der Armut in die Fülle.
  Der Sand unserer irdischen Mühsal wird leuchten.
  Die Steine, die wir zusammentrugen zum Bau unserer Welt,
  sie werden wie Kristalle glänzen.
  Wir werden uns freuen wie Schnitter beim Ernten.
  Wenn Gott uns heimbringt aus den Tagen der Wanderschaft,
  das wird ein Fest sein!
  Ein Fest ohne Ende!

Bei der Totenmesse ist mein Part das Lesen der Lesung bzw. der Fürbitten.
Der Weg zum Grab wird in Stille gegangen, die Glocken der Kirche begleiten uns dabei.
Wenn der Ritus durch den Priester abgeschlossen ist, spreche ich die Dankesworte anstelle der Trauerfamilie, lade die geladenen Gäste zum Totenmahl und schließe mit einem kurzen Text (dieser soll unbedingt zur Situation passen). Auf weitere Ablass- oder sonstige Fürbittgebete verzichte ich ganz bewusst, denn diese sind schon im Ritus des Begräbnisses beinhaltet.

» Vater, ich falle in deine Hände!
  Ich falle ins Nichts und erfahre die Fülle.
  Ich falle in deine Hände!
  Sie sind weit wie das Meer
  weit wie das All!
  Deine Hände sind mein Zuhause.
  Ein Daheim, das die Mauern nicht kennt.
  Niemand kann mich verstoßen
  aus der Heimat deiner Hände!
  Und stirbt ein Mensch den ich liebte,
  sinkt er in deine Hände
  und ist geborgen in dir!
  (Martin Gutl)

10.5 Totenmahl

- **Sinnhaftigkeit des gemeinsamen Mahls**

Gut eingebettet in einer Gemeinschaft, aufgefangen von lieben Menschen, heilt in wunderbarer Weise Kummer und Schmerz. Und genau das darf auch beim gemeinsamen Trauermahl passieren.

❯ Dass bei diesem Beisammensein auch gelacht wird, ist kein Vergehen, sondern ein wichtiger und großer Schritt für die Bewältigung des Lebens ohne den Verstorbenen.

Zu Beginn dieses Mahls bitte ich als Vorbeter um den Segen für diese Gemeinschaft und als Abschluss spreche ich ein Segensgebet – besonders für die Angehörigen und Trauernden.

10.6 Meine Erfahrungen – mein Gewinn

Ich bin kein allgemeiner Vorbeter, der über die Bestattung gebucht wird, sondern tue ausschließlich dann diesen Dienst, wenn ich den Verstorbenen oder die Angehörigen persönlich gut kannte bzw. kenne. Das erleichtert auch meine Vorbereitungen. Wie schon anfangs erwähnt, ist das Gebet keine Einbahnstraße – ich erhalte dadurch auch viel Kraft für meinen Glauben und für mein Leben. Daher ist nicht allein mein soziales und christliches Engagement Motivation, sondern ist auch ein wenig mein persönlicher Egoismus.

Literatur

Bonhoeffer D (1986–1999) Werke. (DBW) 17 Bände und 2 Ergänzungsbände; hrsg. von Bethge E et al. Kaiser, Gütersloh
  („Voll Vertrauen"; „Von guten Mächten wunderbar geborgen")
Fishback Powers M (1996) Spuren im Sand. Ein Gedicht, das Millionen bewegt, und seine Geschichte. Brunnen, Gießen
Gutl M (2004) vielen Herzen verankert. Styria Premium, Wien
Riebl M (2012) Biblische Träume – heute erfahren. Tyrolia, Wien Innsbruck
Stich V: Hinübergehen. Eine Tür ist Dir geöffnet. Eine Broschüre der katholischen Landvolkbewegung Deutschlands

„Begleitung von Kindern am Trauerweg" – Was kommt nach dem Tod?

S. Eysn, S. Auner

L. Wehner (Hrsg.), *Empathische Trauerarbeit*,
DOI 10.1007/978-3-7091-1589-3_11, © Springer-Verlag Wien 2014

11.1   Einleitung

S. Eysn

Der Tod kommt langsam oder schnell, meist aber unerwartet und ist schon für die „großen" Menschen schwer zu verstehen – wie soll dies dann Kindern und Jugendlichen gelingen?

Die kleine Raupe Nimmersatt aus dem bekannten Kinderbuch von Eric Carle verwandelt sich über Nacht von einem kleinen, gefräßigen Minimonster zu einem wunderschönen Schmetterling. Vom Tag unseres Entstehens an erfahren wir, ein gesamtes Leben lang, unterschiedliche Stadien der Veränderung. Auch der Tod ist ein Übergang. Je nach Lebenskonzept versuchen wir zu begreifen.

Welche Konzepte von Sterben und Tod bringen Kinder mit sich?

Viele Fragen, die von Kindern kommen, die oft keine Antwort erhalten, begleiten unseren Berufsalltag. Wie erklärt man einem trauernden Kind, dass eine Person tot ist, dass diese nicht wiederkommt? Wie geht man mit Ängsten, Gefühlen und Bedürfnissen um, die oft gut getarnt nicht als Trauerreaktion erkennbar sind? Zum Beispiel Wut! Wie wird die Trauer der Kinder und Jugendlichen in unserer modernen Industriegesellschaft wahrgenommen und in den Alltag integriert?

In den folgenden Beiträgen wird von unterschiedlichen Konzepten und Herangehensweisen berichtet, wie mit Kindern und Jugendlichen personenzentriert, dem biopsychosozialen Entwicklungsstand angepasst, in den kulturellen und familienbezogenen Kontext eingebettet, auf meist ganzheitlicher Ebene gearbeitet wird.

11.2   Kinder als pflegende Angehörige und die Notwendigkeit vorwegnehmender Trauerarbeit

S. Eysn

» Du hast das Recht, zu lachen. Sei fröhlich und lache, wenn dir danach ist – du darfst dich über das Leben freuen! (Georg Schwikart)

11.2.1   „Ich weiß, was du nicht weißt" – Vorwort

In diesem Beitrag wird eine Verbindung zwischen pflegenden Kindern und Jugendlichen und der vorwegnehmenden Trauer beim drohenden Verlust einer nahen Bezugsperson hergestellt. Das gewählte Thema ist für mich im Berufsalltag ständig präsent und nimmt einen großen Teil meiner Arbeit mit Kindern und Jugendlichen ein. Es setzt sich aus zwei Teilbereichen, Kindern als pflegende Angehörige und dem der vorwegnehmenden Trauer, zusammen. Beide alleine für sich gesehen sind sehr umfassend und werden hier nicht bis zur letzten Ausführlichkeit behandelt, sondern eher erklärend gestreift. Durch meine komplexe berufliche Tätigkeit ist es mir möglich, Familiengeschehen und -prozesse des „Hineinwachsens" in einen schwierigen Alltag, der sich rund um Krankheit, Sterben/Tod und Trauer gestaltet, mitzuerleben und -gestalten. Worauf ich hier gerne aufmerksam machen möchte, ist der Zusammenhang zwischen beiden Bereichen, die meiner Meinung nach nicht voneinander getrennt werden können und sollen.

11.2.2 Meine Motivation

Seit meinem Kinderkrankenpflegediplom in Linz (1986) arbeite ich mit Kindern und Jugendlichen. Ich kann mir gar nichts anderes vorstellen. Mein Interesse und Einsatz für diesen speziellen Arbeitsbereich in der Palliativ- und Trauerbegleitung habe ich vor ein paar Jahren während meines Studiums der Pflegewissenschaft an der Universität Wien entdeckt. Ein weiterer Punkt, der mein Interesse gefördert hat, ist, dass ich als mobile Kinderkrankenschwester in Haushalte zu kranken und auch sterbenden Kindern fahre und hier Geschwister antreffe, die selber zu Betroffenen werden. Ich sehe, wie in Familien mit dem Thema Krankheit und Sterben umgegangen wird, wie der Alltag organisiert wird und wie Aufgaben und Funktionen im Familiensystem eine andere Bedeutung bekommen.

Mein derzeitiger Arbeitsbereich setzt sich aus verschiedenen Tätigkeiten, die sich ergänzen und ineinander übergreifen, zusammen. Einerseits bin ich als mobile Kinderkrankenschwester mit der Zusatzausbildung Palliative Care in der Pädiatrie, andererseits als Rainbows Kindertrauerbegleiterin tätig. Ich beschäftige mich mit Kindern und Jugendlichen, die von und mit Krankheit, Sterben, Tod und Trauer in allen Facetten des Lebens betroffen sind. Meine Erfahrungen in den unterschiedlichsten Bereichen ziehen sich von der Diagnosestellung einer Erkrankung bis über den Tod eines Menschen hinaus. Durch palliative Begleitungen in Familien mit lebenslimitierend erkrankten Kindern erlebe ich Familiensituationen „out of order", und hier speziell die von betroffenen Geschwisterkindern. Rainbows Trauerbegleitungen beginnen meist, wenn sich Bedarf an einer intensiveren Betreuung nach dem Tod einer Bezugsperson zeigt. Oft sind es Pädagogen, die den Bedarf einer Begleitung aufzeigen, weil ein Kind z. B. durch unverhältnismäßiges Abfallen in schulischen Leitungen auffällig wird, sich zurückzieht, sich das Verhalten verändert, die Jugendwohlfahrt anfragt, weil eine Familie Unterstützung benötigt, und Eltern nicht mehr wissen, wie sie auf die Trauer ihres Kindes (die nicht immer als solche erkannt wird) eingehen sollen.

Es stellen sich für mich immer wieder spannende Fragen, z. B. wie Kinder in das Geschehen rund um die Erkrankung eines Familienmitgliedes eingebunden werden, ob sie Aufgaben im Familienalltag übernehmen, die nicht ihrem Alter entsprechen, und wie mit Krankheit und Veränderungen des Systems Familie und Rollenzuschreibungen umgegangen wird. Äußert sich Betroffenheit und ändern sich die Bedürfnisse und Erwartungen, und wenn ja, auf welche Weise? Meine Erfahrungen zeigen mir, dass betroffene Familien sehr belastet sind. Bewältigungsstrategien und Verarbeitungsmuster sollten in sehr komplexen Zusammenhängen gesehen werden. Kinder und Jugendliche übernehmen (pflegende) Tätigkeiten, die nicht altersgerecht scheinen. Ich erlebe immer wieder Momente der Trauer und des Verlustes während der Zeit des Pflegens. Ein weiteres Phänomen, das ich sehr präsent erlebe, ist, dass professionell handelnde Personen beim Thema Kinder und Tod oft überfordert reagieren und Vermeidungsstrategien entwickeln. Sie möchte ich ermutigen, sich der Trauer und eigenen, oft vermeintlichen, Unfähigkeit darüber zu kommunizieren, zu stellen und Kindern zu vertrauen, sich einzulassen.

11.2.3 Hauptteil

Der Zusammenhang, den ich zwischen vorwegnehmender Trauer und Kindern als pflegende Angehörige erkennen kann, ist folgender: Sind Kinder und Jugendliche in (Pflege-)Tätigkeiten und Entscheidungsfindungen rund um die Erkrankung eines Menschen eingebunden, haben sie eher die Möglichkeit, Veränderungen stückchenweise wahrzunehmen und in ihren Alltag zu integrieren – und zu trauern. Es ist nicht unbedingt zu fördern, dass Kinder nichtaltersadäquate Aufgaben übernehmen, oft aber einfach eine Ausgangssituation, die ich in Familien vorfinde.

11.2.3.1 Vorwegnehmende Trauer

Das Wort *Vortrauer* bedeutet traurig zu sein, einen Verlust zu beklagen, bevor der Tod eines Menschen eingetreten ist. Sie kann als eine zusätzliche Belastung, aber auch als eine Chance für neue Möglichkeiten im Umgang mit Krankheit gesehen werden. Erkrankte Menschen und ihr betroffenes Umfeld trauern beispielsweise über den Verlust von Gesundheit, Alltagsnormalität, Funktionen des Körpers, Rollen, die ihnen bis zur Erkrankung zugeschrieben wurden und die sie nicht mehr einnehmen können, verlorene Aufmerksamkeit und Zuwendung.

- **Fallbeispiel**

Ein damals 16-jähriges Mädchen berichtet über die Krankheit und das Sterben ihres Vaters. Er bekam Chemotherapie und verlor seine Haare. Sie und ihre Schwester versuchten die Frisur ihres Vaters zu „retten".

„Meine Schwester, ich kann jetzt für sie sprechen, weil die leider nicht da ist jetzt, aber die hat ihm die Haare abrasiert. Die paar, die er noch gehabt hat. Und das ist ihr sehr schwer gefallen. … und einfach, ja, jedes Haar hat sie gesagt, das sie da abgeschnitten hat, das sie rasiert hat, das hat ihr sehr wehgetan. Da ist sie mit Tränen hinter ihm gestanden, hat es aber verbissen halt. Weil sie es ja nicht zeigen wollte, weil sie ihn nicht belasten wollte. … … und sie, ja, studiert Ernährungswissenschaften, hat ähm, eben entsprechend einen Menüplan erstellt und das war halt auch sehr belastend für sie halt …"

Alle Familienmitglieder sind davon mehr oder weniger betroffen. Kinder besonders stark. Sie verlieren nicht nur einen Menschen durch Tod, sondern ihren normalen Alltag, der ihnen Stabilität und Sicherheit gibt. Oft verlieren sie ihre Eltern in der gewohnten Rolle als Eltern. Ich beobachte, wie ein Trauerprozess, mit und ohne früh beginnendes Einlassen darauf, verlaufen kann. Manchmal fürchten Kinder, dass sie selber, oder noch eine Bezugsperson erkranken und sterben könnten und entwickeln Ängste. Ich erlebe aber auch Menschen, die vom Tod eines Menschen überrascht sind, weil sie vorher keine Gedanken in diese Richtung zulassen konnten. Ich erlebe Kinder, die zum ersten Mal während meiner Begleitung Fragen stellen, die zuvor nicht gestellt werden konnten, Gedanken aussprechen, die sie sich derart noch nicht zu formulieren getraut haben, oder durch kreatives Arbeiten und Gestalten erstmalig einen Zugang dazu bekommen. Junge Menschen, die sich schämen, weil sie trotzdem das Leben genießen und sich freuen können, sprechen dies das erste Mal aus.

- **Fallbeispiel**

Folgendes Gespräch ist aus einem Interview mit einem 14-Jährigen, dessen Vater an Krebs erkrankt war und sehr pflegeintensiv zu Hause, von der Familie, betreut wurde. In der Schule gelang es ihm abzuschalten und auch andere Gedanken zuzulassen.

T: Ja, ähm. Da war immer die Schule so wie ein zweites Leben.

PW: Was verstehst du unter zweites Leben?

T: Dass ich da irgendwie alles vergessen habe.

Wenn Frau Kübler Ross (2009) davon spricht, dass „auch die unerschütterlichste Familie nicht immun gegen vorwegnehmende Trauer ist", so kann ich nur sagen: Gott sei Dank. Frühes Trauern ist nicht nur negativ und belastend zu sehen. Wir werden von unserer Geburt an immer wieder mit kleineren und auch größeren Verlusten konfrontiert. Jeder noch so kleine Verlust bringt das Gefühl von Trauer mit sich. Ein Kind kann um eine kaputte Lieblingspuppe weinen, eine Frau um den Verlust ihres Jobs, ihre Ungebundenheit, wenn sie Mutter wird – es gibt viele Beispiele. Von Bewältigungsmechanismen, die in Familien gelernt werden, hängt es ab, wie ein Mensch mit seiner Trauer umgehen kann.

- **Fallbeispiel**

Die Kinder sind mit ihrem kranken Vater sehr zärtlich. Sie setzen sich zu ihm auf die Bank und kuscheln. Er erzählt, dass sie sich auch zu ihm ins Bett setzen. *„Da sitzen sie dann wie aufgefädelt und wir reden über Gott und die Welt – auch über die Krankheit."* Sie haben die Möglichkeit Fragen zu stellen, die Krankheit zu beklagen, aber gleichzeitig die Zuwendung des Vaters zu genießen.

Vortrauer schützt einen Menschen nicht vor der „großen Trauer", die beim Tod eines geliebten Menschen entsteht, kann jedoch auf gewisse Weise vorbereiten, hilft, sich mit Veränderungen auseinanderzusetzen, Reserven zu mobilisieren und über Neuorientierungen nachzudenken.

> Vortrauer setzt voraus, dass Kinder informiert und involviert sind und als kompetent handelnde Personen anerkannt werden.

11.2.3.2 Begriff der pflegenden Kinder und Jugendlichen?

Ich treffe immer wieder auf Kinder, egal welchen Alters, die innerhalb der Familie pflegende Aufgaben übernehmen. Manchmal übernehmen sie speziell angelernte professionell pflegerische Aufgaben, wie das Waschen und Pflegen, hin bis zum Notfallsmanagement und Reanimation eines Familienmitgliedes. Andererseits verrichten Mädchen und Buben, weit über das altersgemäße Maß, Aufgaben, die normalerweise eine erwachsene Person in der Familie übernimmt. Darunter fallen das Aufpassen auf jüngere Geschwister, das Verrichten häuslicher Tätigkeiten, Einkaufen gehen, „Dasein", Organisation, usw. Kleine (Liebes-)Dienste werden immer gerne übernommen. Gegenstände werden auf Verlangen oder freiwillig geholt. Kinder schauen sich Tätigkeiten ab und überraschen ihre Umgebung mit Kompetenzen, die ihnen niemand zugetraut hätte. Man kann davon ausgehen, dass Tätigkeiten dieser Kinder weit über die Grenzen des „ein bisschen Helfens" hinausgehen und die Zeit des „Kindseins" verkürzt wird.

PW: … und, übernimmst du auch irgendetwas in der Pflege bei deinem Papa?

M.: Mhm. Ja, mit ihm reden, wenn es ihm schlecht geht, und so, helfen.

PW: Was hilfst du ihm denn so?

M.: Also, Medikamente, wenn er welche braucht, dann hole ich sie ihm. Ja, wann er irgendetwas braucht, dann hole ich es ihm. Ja, wann er etwas braucht.

PW: Das heißt, er ruft dich und du bringst es ihm?

M.: Ja, wenn er was braucht, dann hole ich es ihm, dann freut er sich darüber.

In viele Aufgaben oder Tätigkeiten wachsen die Kinder „einfach hinein", übernehmen, weil sie Bedarf sehen, schauen sich Handlungen bei Erwachsenen ab und füllen Lücken, die durch Funktions- und Rollenverschiebungen entstehen. Sicher ist, dass sich Erlebtes auf die Entwicklung im bio-psycho-spezialen Bereich auswirken kann und erhebliche Langzeitveränderungen bewirkt.

- **Fallbeispiel**

So wie in einer Familie mit einem siebenjährigen Kind, das als Frühgeburt in der 23. Schwangerschaftswoche auf die Welt kam. Durch die Frühgeburtlichkeit erlitt dieses Kind massive Hirnschäden, die immer wieder zu lebensbedrohlichen zerebralen Krampfanfällen führen.

Die drei älteren Brüder des Buben sind seit ihrer frühen Kindheit in das Notfallsmanagement eingewiesen. Jeder weiß, was in einer Akutsituation zu tun ist (Notfallsmedikation, Freihalten der Atemwege, Sauerstoffgabe, richtige Lagerung, … Überbrücken der Zeit, bis der Notarzt kommt). Es ist für die Drei selbstverständlich dies zu tun und keiner in dieser Familie käme auf die Idee dies zu hinterfragen.

Ein Mädchen erzählt ihre Eindrücke von der Sterbenacht ihres Vaters. Sie berichtet von Tätigkeiten, die sie für ihn durchgeführt hat, obwohl sie sich überwinden musste. „… *in der Sterbenacht hat er ja, ähm, sehr viel Schleim herausgewürgt und den hab ich ihm halt auch immer weggewischt und so, … das Unterstützen, ich meine, obwohl es mein eigener Vater war, ja, war, schon irgendwie, … ja, ok …*"

Befragte bezeichnen sich oft als sehr früh erwachsen und verantwortungsbewusster als Gleichaltrige. Überforderung und Nachteile werden nicht immer genannt.

▪ **Fallbeispiel**
Bei einem Interview begegnete ich einem damals 18-Jährigen, J., der das erste Mal die Möglichkeit nutzte, über eine Zeit zu sprechen, als er zwölf Jahre alt und seine Mutter an Brustkrebs erkrankt war. Sie bekam Therapien (u. a. Chemotherapien). Er pflegte sie zu Hause und versorgte seinen jüngeren Bruder. J. war für „alles" innerhalb der Familie verantwortlich. Andere Bezugspersonen gab es nicht, oder sie erkannten die Notwendigkeit einer Unterstützung der Familie nicht. Er bezeichnete sich selber als reifer und verantwortungsbewusster als seine Klassenkameraden. Überraschend war auch, dass er nie zuvor davon erzählt hat.

11.2.4 Handlungsrahmen Familie

Der Begriff Familie wird nach neuen familiensoziologischen Forschungsergebnissen als das gesehen, was es für den Einzelnen bedeutet. Hilfegesuch und Antwort darauf werden meistens in der eigenen Familie formuliert. Die Familie ist bereit, Hilfe zur Bewältigung einer Krise bereitzustellen. Diese Vorgänge folgen einer eigenen Logik, die nur im Kontext der Umgebung des Erkrankten zu verstehen ist. Wird ein Familiensystem gefährdet, droht es aus den Fugen zu geraten und versucht mit viel Anstrengung zu kompensieren, zu bewältigen. Kinder sind Teil eines Systems, das sie zum Heranwachsen brauchen. Oft versuchen sie eine Ordnung aufrecht zu erhalten und Aufgaben zu übernehmen, denen sie auf Dauer nicht gewachsen sind, um ihre Familie zu schützen.

Gerät ein Familiensystem ins Wanken, sind Rollen nicht mehr klar definiert und Prioritäten auf vermeintliche Schwerpunkte gelegt. Dabei kann es vorkommen, dass Bedürfnisse von Kindern und Jugendlichen nicht mehr als solche erkannt werden können. Die betroffenen Kinder lernen, sich an anderen Werten zu orientieren und zu handeln, um Liebe und Anerkennung und Erfüllung der Grundversorgung zu bekommen. Manchmal verhalten sie sich regressiv, nässen wieder ein, fallen in „Babysprache" zurück, oder verhalten sich dementsprechend, können nicht schlafen, weil sie Ängste entwickeln, u.v.m.

▪ **Fallbeispiel**
So wie ein vierjähriges Mädchen, M., das, obwohl schon länger rein war, wieder begann einzunässen. Nachdem alle organischen Ursachen abgeklärt und ausgeschlossen waren, wurde den Eltern bewusst, dass ihre Tochter mit der schweren Erkrankung und folgend einer ununterbrochenen Betreuung, Pflege und Aufsicht ihrer jüngeren Schwester massiv überfordert war.

Den ganzen Tag galt die Hauptaufmerksamkeit der kleinen Schwester. In dieser Familie war es möglich mit pflegerischer Unterstützung und zwei Therapiehunden, die auf Besuch kamen, die Situation zu entschärfen. Die Mutter hatte mehr Zeit für das ältere Kind und musste ihre Sorge nicht alleine tragen. Der Umgang mit den Tieren, die Aufmerksamkeit, die nur der älteren Schwester galt und die Reaktionen und das Verhalten der Tiere auf das Mädchen haben dem Mädchen sehr geholfen.

Seit Neuem hilft M. mit, wenn ich ihre kleine Schwester sehr aufwendig im Handling mit Monitor und Sauerstoffmaske bade und begießt sie mit ihrer Gießkanne. Ich nutzte die Gelegenheit und integriere seit damals M. mit in das Baderitual. Sie ist sehr eifrig dabei und weiß genau, „was die Schwester will und was nicht". Wichtig kommandiert sie mich herum und behält die Kontrolle über die Situation. Am Schluss sind wir alle, nicht nur die gebadete Kleine, sehr nass. M. möchte einfach dabei sein, etwas mit ihrer schwerkranken Schwester gemeinsam unternehmen (das geht im normalen Alltag nicht) und mein Interesse auch auf sich selber lenken. Ich gehe darauf ein und erlebe, trotz arbeitstechnisch großer Herausforderungen (kein Wasser über den Kopf! Aspiration, …) wunderschön spannende Momente mit zwei kleinen Schwestern, die jede auf ihre Weise Spaß am Wasser haben.

Nachtrag Während der Bearbeitung dieses Beitrags ist das kleine Mädchen, für uns alle doch sehr überraschend, zu Hause gestorben. Ihr Sterben dauerte den ganzen Tag und Eltern und Schwester waren bei ihr. Nach und nach kamen auch die Großeltern und zwei nahe Verwandte der Familie. Die Situation war trotz aller Traurigkeit sehr entspannt und ruhig. Die ältere Schwester hat uns alle mit ihrer Forderung nach Normalität und Einhaltung ihrer Bedürfnisse beschäftigt: Wir hielten Jause neben der Sterbenden, ließen uns im Kindergarten gelernte Englischvokabeln fünf Mal vorsagen und … hielten gegen Abend mit M. eine wahre Badeorgie ab. Diese hat sie nämlich vehement eingefordert. So hatte sie ihren Spaß im Wasser, während ihre Schwester im Wohnzimmer verstorben im Gitterbett lag, und holte sich damit ein bisschen gewohntes Ritual zurück. Hie und da stellte M. Fragen und warf im Vorbeigehen einen Blick in das Bett ihrer Schwester. Mehr nicht. Sie war dabei! Am Abend saßen wir alle neben dem verstorbenen Kind und sahen uns mit der Vierjährigen die Sendung mit dem Sandmännchen im Fernsehen an. Danach wurde M. von beiden Eltern liebevoll ins Bett gebracht. Das tote Kind durfte noch bis spät in der Nacht bei der Familie bleiben, bis sie dann sehr würdevoll und in aller Ruhe aus dem Haus begleitet wurde.

11.2.5 Von der Wichtigkeit, Kinder zu informieren und zu integrieren

Vor rund hundert Jahren fanden Geburt, Sterben und Tod noch im häuslichen Umfeld und in der Familie statt. Kinder hatten die Möglichkeit, das Verhalten der Erwachsenen zu erlernen und Lebenskonzepte zu entwickeln, die ihnen in bestimmten Situationen einen natürlichen Zu- und Umgang mit diesem Thema ermöglichten. Der Großvater, die Großmutter wurden in der Familie alt, gebrechlich und starben meistens auch dort. Die Pflege übernahm die Familie. Kinder hatten erfahrungsgemäß Zutritt zum Krankenzimmer und waren dabei, wenn gepflegt wurde. Am Ende eines Lebens, wenn die große Verabschiedung stattfand, konnten sie, im geschützten Rahmen der Familie, ihren eigenen Platz finden um daran teilzunehmen. Freilich war zu früheren Zeiten nicht alles optimal. Dass aber das Leben mit Geburt und Tod derart aus unserem Alltag verbannt und dennoch „technisch" genauestens geplant und konstruiert wird, ist, es werden immer mehr Stimmen laut, nicht der erwünschte (Lebens-)Weg.

11.2.6 Professionelles Arbeiten mit trauernden Kindern und Jugendlichen

Die Einstellung, Kinder schützen/verschonen zu wollen, indem man sie aus dem Vorgang der laufenden Informations- und Entscheidungsfindung, aus ernsten Familiengesprächen heraushält, ist nicht sehr gesund. Das „Tabu", nicht mit ihnen zu sprechen, setzt voraus, dass Kinder und Jugendliche nicht als Teil der „komplexen Welt der Erwachsenen" gesehen werden. Man spricht ihnen die Fähigkeit mit ihrer Trauer gesund umzugehen ab. Vielen Erwachsenen ist dabei nicht klar, dass junge Menschen sehr wohl (mit)denken, fühlen und beobachten und ihre eigenen Schlüsse ziehen. Die Teilnahme am Geschehen macht es Kindern möglich zu verstehen und zu (ver)handeln und ihren Sorgen, Ängsten und Trauer Ausdruck zu verleihen.

- **Fallbeispiel**

Das erzählte ein damals 14-jähriger Junge, auf meine Frage, wie es um seinen Papa steht:

PW: Hast dir schon einmal überlegt, wie es weitergeht?

B: Ja, ich habe mir schon überlegt, was jetzt dann passiert.

PW: Und zu welchem Ergebnis bist du gekommen?

B: Dass es unheilbar ist.

PW: Hast du dir das selber gedacht oder haben dir das deine Eltern gesagt?

B: Ja, meine Eltern und das habe ich mir auch selbst zusammengedacht.

PW: Haben deine Eltern mit dir direkt drüber gesprochen?

B: So direkt eigentlich nicht.

Kinder besitzen ein großes Potential an Kreativität in Denk- und Vorstellungsmustern. Weitere Schlussfolgerungen lassen hiermit den Gedanken zu, dass Kinder ein Recht auf Information und Einbindung in ein Geschehen haben, sei es auch traurig, oder sehr schwer zu ertragen. Ansonsten würde man ihnen jegliche intellektuelle Kompetenz und Entwicklungsmöglichkeiten aberkennen.

Mit Kindern zu sprechen ist für viele alltäglich. Viele arbeiten mit ihnen und sind dennoch in Gesprächsführung und professioneller Kommunikation nicht ausgebildet. Man greift eher auf eigene Erlebnisse, Erfahrungen und Schutzmechanismen zurück. Zu wenig Aufmerksamkeit wird auf die Art und Weise der Kommunikation gelegt. „Nichtinformiert werden" zieht Spekulationen und wilde Fantasien bei Kindern und Jugendlichen mit sich. Diese werden entwickelt, um sich „Brücken zu bauen", um Erlebtes zu verarbeiten und in die „kindliche" Welt aufzunehmen. Ich vermute, dass Erwachsene Kinder oft „verschonen", um sich selber zu schützen. Ihre eigene Unfähigkeit zu kommunizieren und mit Schwierigkeiten umzugehen, kommt hier zutage.

Betroffene Bezugspersonen werden zusätzlich zu ihrer gewohnten Rolle in der Familie mit Belastungen derart überhäuft, dass sich die Beziehung zwischen ihnen und den Kindern ändern kann. Prioritäten werden gesetzt. Organisatorisches, bürokratisches und pflegeaufwendiges Handeln rund um den Patienten nehmen so viel Zeit und Energie in Anspruch, dass es automatisch zu „Kürzungen" gegenüber den Kindern kommt. „Kürzungen" sowohl im Tun und Handeln als auch in der emotionalen Komponente. Oft sind Eltern überfordert, können mit ihren Kindern nicht mehr „sprechen". Sprechen, nicht im Sinn von alltäglicher Kommunikation, sondern im Sinn von ruhigen, ehrlichen und vor allem authentischen und informativen Unterhaltungen.

■ **Fallbeispiel**

So bringt es eine Mutter, die nicht mehr weiß, wie sie den baldigen Tod ihres Mannes den Kindern beibringen soll, direkt auf den Punkt. *„Wir haben immer über alles geredet, aber momentan kann ich es nicht mehr. Mir fehlen die richtigen Worte. Ich kann es nicht sagen."*

Es kommt vor, dass sich eine eigene „Kinder-Einheit" als Subsystem in der Familie entwickelt. Geschwister können auf einer anderen Ebene kommunizieren und trösten, als es Erwachsene tun. Die Sprache ist eine andere: rücksichtsloser, ehrlicher und spontaner. Tatsachen werden von Kindern oft so ausgesprochen, wie sie sind, und nicht beschönigt. Das ist manchmal besser als vorsichtiges Herumreden.

■ **Fallbeispiel**

A. hat vom nahen Tod des Vaters nur von ihren Schwestern erfahren. Es war zwar allen in der Familie unausgesprochen klar, dass dies passieren würde, aber niemand brachte ihr gegenüber eine klare Aussage zustande. *„… Geahnt. Ja, also wir Geschwister haben darüber geredet. Mit der Mama nicht. Also meine Schwestern haben mir gesagt: Du A., mach dir keine Hoffnungen, Weihnachten wird er nimmer leben!"*

Die individuelle Lerngeschichte einer Familie prägt Kinder und hilft beim Bewältigen von schwierigen Situationen in der Familie. Wichtig ist, dass die Kinder einer Familie, dem jeweiligen Entwicklungsalter und Verständnis angepasst, Informationen erhalten und nicht aus dem Geschehen der Erkrankung eines Familienmitgliedes ausgeschlossen werden. Das Krankheitsverständnis und soziale Verhalten eines Dreijährigen unterscheidet sich von dem einer 14-jährigen Pubertierenden. Für betreuende Personen ist es wichtig zu erfahren, wie in der Familie Probleme bewältigt und Strategien erarbeitet werden. Hier im Konkreten, wie sich ein Kind mit schwierigen Situationen auseinandersetzen kann, welche Strategien und Bewältigungsmuster es in sich trägt und welche Ideen und Vorschläge kommen.

■ **Fallbeispiel**

S. wurde als zweites Kind in eine Familie geboren. Ihr Bruder war zwei Jahre älter, damals zehn und litt seit seiner Geburt an einer sehr seltenen und progressiv verlaufenden Erkrankung. Ich lernte S. zu dem Zeitpunkt kennen, als die Familie um palliative Unterstützung in der letzten Phase mit J. bat. Meine Aufgabe war es, zusätzlich zum begleitenden Palliativangebot das Mädchen in seiner Trauer und schwierigen Lebensphase schon vor dem Tod des Bruders zu begleiten. Bei meinen Hausbesuchen hielten wir uns im Zimmer des Mädchens auf, besuchten aber immer wieder den Bruder im Nachbarraum. Alles war offen, es gab keine Türen. Wir sprachen sehr viel über J. und ich beantwortete vorsichtige Fragen über Krankheit und den eventuellen Tod. S. war es wichtig, in all unser Tun (kreatives Gestalten, Darstellen von Gefühlen mittels malen, …) ihren Bruder auf irgendeine Art mit dabei sein zu lassen. Einige Werke wurden J. übers Bett gehängt. Ich denke, das Mädchen bekam eine relativ gute Möglichkeit sich auf die schwierige Zeit rund um Sterben und Tod vorzubereiten.

Als J. zu Hause starb, war sie dabei und wurde von ihren Eltern in alle Entscheidungen integriert. Die anschließende Trauerbegleitung verlief von meinen Beobachtungen ausgehend etwas anders als viele andere. S. hatte mich als außenstehende Bezugsperson schon vor der Krise kennengelernt und Vertrauen gefasst. Auch wenn sich achtjährige Kinder nicht so wie Erwachsene vorstellen können, was es bedeutet tot zu sein, jemanden zu verlieren, hatte dieses Mädchen durch die zugelassene Vortrauer eine große Kompetenz entwickelt mit ihren Gefühlen umzugehen. Ich habe S. fast ein Jahr begleitet und beobachten können, wie dieses Mädchen an der Situation gewachsen ist.

11.2.6.1 Rolle professionell Helfender

Kinder aus den Gesprächen innerhalb der Familie oder auch mit dem Versorgungsstab auszuschließen, bedeutet sie als nicht kompetent Handelnde und intellektuell fähige Menschen zu sehen. Handlungsvorschläge und Strategien, die von betreuenden Personen ausgehen, bringen dem Kind nicht viel. Ein Kind kann nur aus seiner Position heraus verstehen und sinnvoll handeln. Wartet man, bis Vertrauen gefasst wird und das Kind von sich aus zu sprechen beginnt, kann sehr viel Zeit vergehen. Oft, aber nicht immer, ist dies der richtige Weg. Manchmal ist es klüger, vorsichtig zum Problem „hinzulenken". Diese Taktik bringt Stein Husebø (Palliativmediziner aus Norwegen) mit seiner Aussage:

> Ich weiß etwas, das der andere wissen muss. Ich muss ihn dahin führen, dass er fragt. (Husebø u. Klaschik 2006)

auf den Punkt. Wichtig ist auch, sich zu „entschleunigen", sich dem Niveau und Wissenstand des betroffenen Kindes oder Jugendlichen anzupassen. Zeit für gute, vertrauensvolle Gespräche, die von Herzen kommen, nicht durch Planung und vorgeschriebene Taktik bestimmt, ist wichtig. Dem Kind sollte völlig authentisch und personenorientiert entgegengetreten werden. Oft fängt ein Kind an zu reden, wenn es nicht erwartet wird. Kinder haben ihre eigenen Vorstellungen und Konzepte vom Sterben und dem Tod. Diese zu erfragen bringt so manchem Erwachsenen ein „Aha"-Erlebnis und ein Staunen, wie realistisch Situationen eingeschätzt werden können.

Die Erfahrung, dass gute Gespräche beim Spielen, Spazierengehen und Malen oder beim Erzählen eher nebenbei beginnen, überrascht nicht. Man könnte auch eine Geschichte erzählen oder ein Thema zum Spielen erfinden, das zur Situation passt (z. B. der kranke Teddy), und warten, wie das Kind darauf reagiert. Immer wieder erlebe ich bei Pflegehandlungen am Patienten, dass Geschwister dazukommen, mir erklären, was der Bruder, die Schwester gerne hat, nicht mehr kann, trotzdem kann und wie man mit ihm/ihr umzugehen hat. Diese Situationen nütze ich dazu, nachzufragen und die Schwester oder den Bruder in die Tätigkeit mit einzubeziehen. Ich gehe auf das Wissen der Kinder ein und integriere es in meine Handlungen. Es entstehen wunderschöne Situationen und Gespräche.

Kinder können gleichzeitig und/oder abwechselnd trauern, spielen, lachen, weinen und wütend werden. Es gibt kein Muster, das eingehalten wird, alle Gefühle werden stets ehrlich und prompt ausgelebt. Einem Kind kann die Tatsache, dass der Vater sehr krank ist, bewusst sein und dennoch überwiegt der positive Aspekt, dass der Vater nun ständig zu Hause ist. Das Kind kann vielleicht mehr mit ihm spielen, reden und zu ihm ins Bett kriechen. Das alles war früher nicht möglich. Für Jugendliche sind außenstehende Personen zur Orientierung und/oder als Vorbild oft wichtiger und deren Interventionen leichter anzunehmen als in der Familie. Pubertierende beginnen sich vermehrt an der Außenwelt zu orientieren. Hier haben pädagogisch geschulte Betreuer und Peergroups gute Möglichkeiten positiv zu wirken.

- **Fallbeispiel**

A. meint, dass in der Familie nur Sorge und Trauer herrschte und dass es ihr schwer gefallen ist, über sich und ihre Erlebnisse zu erzählen. Sie hätte jemanden gebraucht, der ihr zugehört hätte, bei dem sie das Gefühl gehabt hätte, auch lachen zu dürfen. *„Ja, das, das auf jeden Fall, weil das eine außenstehende Person ist. Aber glaube ich schon, dass das ist extrem wichtig. Gerade will man in dem Alter andere schöne Dinge auch noch erleben und das wird man ...Ja, ja eben und, und das, das vergisst man dann, glaube ich, in der Familie, dass man dann erzählt darüber, weil* *eh nur alles so ,uhh' ist und wenn dann wer Außenstehender da ist, kann man mit dem, … dem das auch mitteilen, oder so, also …"*

Kinder interagieren untereinander auf einer uns Erwachsenen meist unverständlichen Ebene und entwickeln ein feines Gespür für Bedürfnisse und spezielle Situationen. Hier gut hinzuhören, zuzuschauen und dementsprechend zu handeln widerspricht nicht unserem professionellen Handeln. Auf diese Weise habe ich schon sehr viel gelernt.

Ein Haus, in dem nicht gelacht werden kann/darf, ist wirklich traurig und verloren. Es gibt nichts Schöneres, als ein spontanes, ehrliches Lachen eines Kindes. Das sollte auch uns Erwachsenen bewusst sein und nicht unterdrückt werden. In den „Zehn Rechten für Kinder, die um einen Menschen trauern" von Georg Schwikart (2003) lautet der zehnte Punkt:

» Du hast das Recht, zu lachen. Sei fröhlich und lache, wenn dir danach ist – du darfst dich über das Leben freuen.

Diesen Appell sollten sich Erwachsene öfter zu Herzen nehmen. Trauer kann um so vieles leichter ertragen werden. Außenstehenden Personen ist es möglich, „frischen Wind" in die Familien zu tragen – nicht gekünstelt, aber unbelastet und immer der Situation der Familie bewusst seiend. Mir ist aufgefallen, dass wenn ich als Fremde in einer Familie mit den Kindern freudvoll umgegangen bin, sich die Eltern relativ schnell entspannt und geöffnet haben. So haben wir einige schöne Stunden miteinander verbracht.

11.2.7 Fazit

Dieser Beitrag versucht einen Bogen von Kindern als pflegenden Angehörigen zur vorwegnehmenden Trauer zu spannen. Er stellt dar, wie diese beiden Aspekte zusammenhängen und sinnvoll in der Trauerarbeit genutzt werden können. Auf der Ebene der direkten Interaktion mit Kindern, herrscht häufig mangelnde pädagogische Kompetenz, sowohl bei Pflegepersonen als auch anderen in diesen Vorgang involvierten Betreuenden. Es ist jedoch meiner Meinung nach besonders die Aufgabe der professionellen Pflege, Familienvorgänge zu erkennen und sinnvoll zu unterstützen, da meist ein sehr naher Kontakt zu Kranken und Angehörigen entsteht. Ein hohes Maß an Kreativität und an Kenntnis komplexer Vorgänge innerhalb der Angehörigenpflege ist eine notwendige Grundvoraussetzung, um relevant agieren zu können. Da jeder Mensch nach eigenen Konzepten lebt und arbeitet, ist es als Pflegender notwendig, die Patienten und angehörigen Familien zu respektieren und in den eigenen Arbeitsrhythmus einzubringen. Insofern ist es nicht von Vorteil, in der Arbeit mit Palliativpatienten und Angehörigen nach vorgegebenen Mustern und Modellen zu arbeiten, sondern notwendig, die jeweilige Situation neu zu erkennen und einzuschätzen. Eine gute Balance zwischen Zugeständnissen an die Krankheit und Befriedigung der Bedürfnisse aller sollte immer wieder aufs Neue angestrebt werden. Eine gute Lebensweise und somit im übertragenen Sinn Gesundheit, bedeutet auch das Recht zu haben, im Kreis seiner Familie und persönlichen Umgebung würdig und sinnvoll ohne große Planung und Sinnhinterfragung sterben zu dürfen. Diese Einstellung erlaubt es auch den Angehörigen, das Sterben als einen Teil des Lebens zu erkennen und es somit in ein ganzheitliches Konzept der Lebenserfahrung aufzunehmen.

> **Auf Kinder und Jugendliche sollte von Anfang an großes Augenmerk in der Betreuung gelegt werden. Ein rechtzeitiges Informieren, ein „Nicht Ausschließen" und gemeinsames**

Entwickeln von Strategien geben den Kindern das Gefühl, wichtig zu sein und tragen wesentlich zur Heranbildung gesunden Selbstvertrauens zu sich und der Situation bei.

Frei nach dem Vorwort von Liliane Juchli (sie führte Ende der 1970er den Begriff der ganzheitlichen Pflege im deutschsprachigen Raum ein) galt schon immer, dass sich das Gesundheitswesen und darin die Pflegelandschaft nicht durch Gesetzgebung oder anderweitige Vorschriften weiterentwickelt hat. Sie meint, dass es Menschen braucht, die bereit sind, Entwicklungsprozesse aufzunehmen und weiterzuführen. Die (Pflege-)Fachkraft als Mensch steht dabei im Vordergrund.

Mit diesem Beitrag geht es mir im Speziellen darum, alle Menschen, die mit Kindern und Jugendlichen im Kontext von Krankheit und Tod zu tun haben, zu ermutigen, in Dialog zu treten, auf gestellte Fragen ehrliche Antworten zu geben und Kindern zu vermitteln, dass sie ernst genommen werden. Es gibt kaum Gründe, davor Angst zu haben. Im Gegenteil, ich habe bis jetzt mehr zurückbekommen, als ich geben konnte.

… und auf die mir oft gestellte Frage, wie ich das alles aushalte, kann ich hier endlich einmal öffentlich antworten: Man kann lernen damit umzugehen, aber es wird nicht leichter. Es ist immer eine Herausforderung.

11.3 Krisenintervention in der Akutbetreuung bei Kindern und Jugendlichen nach Suizid

S. Auner

11.3.1 Ab sofort ist nichts mehr wie es früher war …

» Und wenn du dich getröstet hast, wirst du froh sein, mich gekannt zu
haben. Du wirst immer mein Freund sein.
Du wirst dich daran erinnern, wie gerne du mit mir gelacht hast.
(Antoine de Saint-Exupèry)

Aufgrund meiner Tätigkeit im Kriseninterventionsteam Land Steiermark, erlebe ich viele Einsätze, in denen Kinder und Jugendliche betroffen sind. Begleitung, Rituale und Verabschiedung von Verstorbenen sind sehr wichtige Teile der Akutbetreuung, um auch wieder, trotz großer Verzweiflung und manchmal auch behaftet von Schuldgefühlen, in die Realität zurück zu finden. In der Akutbetreuung werden Kinder und Jugendliche, die mit dieser außergewöhnlich belastenden Situation überfordert sind, und manchmal die Frage nach dem Sinn des Lebens stellen, auch Suizidgedanken äußern und somit zum Kreis der Gefährdeten zählen, betreut. Wir können diese Erlebnisse der Kinder und Jugendlichen weniger belastbar machen, indem wir versuchen, ihnen Sicherheit zu geben und sie in der schwierigen Zeit ein Stück ihres Weges zu begleiten. Es ist wichtig, den Kindern und Jugendlichen begreifbar zu machen, dass sie nichts falsch gemacht haben und dass es Menschen gibt, die unterstützend für sie da sind, wenn jemand verstorben ist, dem sie sehr nahe gestanden sind. Eine frühzeitig einsetzende psychosoziale Akutbetreuung trägt dazu bei, psychische Belastungen zu mildern.

11.3.2 Definition Suizid

Die Weltgesundheitsorganisation definiert Suizid als eine Handlung, die eine Person in voller Kenntnis und in Erwartung des tödlichen Ausgangs selbst plant und ausführt. Die vorsätzliche Selbsttötung kann nicht nur Ausdruck eines persönlichen Zusammenbruchs, sondern auch einer Verschlechterung des sozialen Umfeldes sein, in dem die betroffene Person lebt. Die Entscheidung, dem eigenen Leben ein Ende zu setzen, kann die Folge einer Reihe unterschiedlicher Faktoren sein. Der Suizid erfolgt häufig in persönlichen Krisenphasen und/oder in Folge sonstiger Formen psychischer Erkrankungen.

11.3.3 Erstreaktionen

In der Akutbetreuung sind Kinder und Jugendliche oft in einem emotionalen Schockzustand und zeigen sehr unterschiedliche Reaktionen. Eine sehr häufig auftretende Phase ist das Nicht-wahrhaben-Wollen oder Nicht-wahrhaben-Können. Ältere Kinder und Jugendliche zeigen in dieser Phase oft eine nur teilweise bewusste Kenntnisnahme des Geschehens oder überspielen die darunter liegenden Ängste und Befürchtungen.

- **Fallbeispiel**
Der Vater eines 8-jährigen Mädchens ist in Folge eines Suizids verstorben. Das Mädchen meinte nur: *„Jetzt müssen wir uns einen neuen Bauern suchen."* Für die Angehörigen war dies eine – ich würde sagen – schreckliche Aussage, hat das Mädchen doch gerade ihren Vater verloren.

In solchen Situationen ist es sehr wichtig, den Angehörigen zu erklären, dass Kinder mit diesen gänzlich neuen Eindrücken ganz unterschiedliche Reaktionen zeigen. In der Akutbetreuung können wir immer von erschwerenden Umständen bei Betroffenen ausgehen, da wir bei unvorhersehbaren, plötzlich und außerhalb der Vorstellungskraft liegenden Ereignissen, Betroffene und deren Angehörige betreuen.

Kinder sind, wie uns die Einsätze in den letzten Jahren gezeigt haben, sehr häufig involviert in traumatische Ereignisse.

Wenn Kinder nahe Angehörige verlieren, brauchen sie unsere besondere Aufmerksamkeit. Kinder stellen im Hinblick auf die Akutbetreuung eine besondere Gruppe dar, sie sind in speziellem Maße überfordert und hilflos. Es hängt von ihrem Alter und Entwicklungsstand ab, wie sie das belastende Ereignis erleben und interpretieren. Es stehen ihnen auch noch nicht die Bewältigungsstrategien zur Verfügung, die Erwachsene für sich entwickelt haben. Bei Kindern steht oft das Verhalten im Mittelpunkt, da sie ihre Gefühle verbal schlecht ausdrücken können.

Bei Erwachsenen wird angenommen, dass am Ende des Trauerprozesses eine innere Ablösung von der verstorbenen Person stattgefunden hat, sodass man sich wieder an andere Personen binden und neue Beziehungen eingehen kann. Bei Kindern ist dies vermutlich nicht so. Ein Kind, das eine geliebte Bezugsperson, z. B. einen Elternteil, verloren hat, wird normalerweise bis ins Jugendalter an dieser Person gebunden bleiben und sich erst dann innerlich ablösen können.

- **Fallbeispiel**
Nach dem Suizid der im Haus lebenden Großmutter betreute ich ein 6-jähriges Mädchen. Das Mädchen war voller unterschiedlicher Emotionen, sie konnte klarerweise ihre Gefühle nicht

einordnen und den Tod ihrer so geliebten Großmutter nicht verstehen. Sie stellte mir Fragen wie: *„Wo wird meine Oma jetzt dann wohnen?"* und *„Ich werde sie oft besuchen gehen und ihr alles erzählen und ihr auch immer etwas mitbringen … ich werde die Oma nie vergessen."*

Für die Angehörigen waren die Fragen des Mädchens anstrengend, ja sogar nervig. Ich habe versucht, für das Mädchen eine Person aus der Gruppe der Angehörigen zu finden, die gut und verständnisvoll auf die Fragen reagierte.

11.3.4 Wie spricht man mit den Kindern über den Tod?

Der erste Schritt ist Akzeptanz und Verstehen des Todes. Besonders wichtig ist daher, wie man Kindern den Tod erklärt. Kinder stellen oft Fragen, diese sollten ehrlich und sofort beantwortet werden. Es kommt auch sehr häufig vor, dass Kinder immer wieder dieselben Fragen stellen – hier ist es von grundlegender Bedeutung, geduldig zu antworten und auch zuzugeben, dass man nicht alles weiß. Man sollte immer dann mit dem Kind über den Verstorbenen sprechen, wenn das Kind dies wünscht.

Man sollte eine simple und direkte Sprache verwenden, wenn man Kindern versucht, den Tod zu erklären. Vor allem Fakten sollten richtig geschildert werden, weil Kinder früher oder später dahinter kommen, wenn diese nicht stimmen. Wichtig ist, dass Kinder die Antworten auf ihre Fragen verstanden haben.

Beim Übermitteln der Todesnachricht an das Kind sind drei Elemente wesentlich:

Das Übermitteln der Todesnachricht an das Kind
1. Fakten erklären – „Was ist geschehen?"
2. Emotionen erklären – Mögliche Reaktionen ansprechen
3. Sicherheit geben – „Ich bin für dich da."

Wesentlich ist im Anschluss an die Überbringung der Todesnachricht an das Kind, ihm das Gefühl zu vermitteln, dass es Fragen stellen darf, indem man z. B. fragt, ob es etwas wissen möchte, oder ihm vermittelt, dass es jederzeit Fragen stellen kann. Es sollten nur die Fragen beantwortet werden, die das Kind selbst stellt, das Kind sollte nicht zum Sprechen gezwungen werden.

Suizid Kinder denken mehr über Suizid nach, als wir Erwachsene ihnen zutrauen. Bereits Volksschulkinder wissen, dass Menschen, die an Krankheit oder bei einem Verkehrsunfall sterben, dies nicht wollen. Wenn ein Mensch Suizid begeht, hat er jedoch selbst sein Leben beendet.

Kinder und Jugendliche ab einem gewissen Alter haben schon mehr Wissen und eine genauere Vorstellung über die Motive entwickelt: ein fehlender Wille zu leben, Konflikte mit den Eltern, psychische Erkrankungen.

Es kann auch vorkommen, dass Kinder sich für den Suizid ihrer Bezugsperson schuldig fühlen.

> Je weniger deutlich mit den Kindern darüber gesprochen wird, desto mehr beschuldigen die Kinder sich selbst. Diese Kinder stellen zudem eine Risikogruppe für Depressionen und damit selbst eine Risikogruppe für Suizid dar.

Generell sind suizidale Handlungen extrem tabuisiert. Dadurch wird es Kindern erschwert darüber zu sprechen.

11.3.5 Wie geht man mit Kindern in Akutsituationen um?

Kinder ahmen die Reaktionen der Erwachsenen auf das Geschehene nach. Sie können die Unsicherheit und Trauer der Erwachsenen spüren. Kinder halten normalerweise Kontrolle über die Situation, indem sie Gefühle und die Körpersprache von Erwachsenen „lesen". Aus diesem Grund ist besonders wichtig, dem Kind die emotionalen Reaktionen der Erwachsenen zu erklären.

Beim Überbringen von Todesnachrichten kommt es darauf an, dass entsprechende Rahmenbedingungen geschaffen werden. Dazu braucht es einen geschützten Ort, genügend Zeit und Betreuungspersonen, sowie klare Informationen über das, was geschehen ist. Es ist auch wichtig darauf zu achten, dass genügend Zeit für Fragen und emotionale Reaktionen eingeplant wird. Oft geben Kinder durch ihre Fragen ganz klar zu erkennen, was ihre Wahrnehmung und möglicherweise ihre Erklärung für das Ereignis ist, oder auch welche Ängste und Befürchtungen sie haben. Sie signalisieren dadurch auch, ob und von wem sie sich weitere Informationen erwarten oder wünschen.

Wichtig ist, dass die Kinder gut beobachtet werden, gut auf ihre Bedürfnisse eingegangen wird und sie nicht überfordert werden. Nur so kann man Vertrauen gewinnen und eine Beziehung zum Kind aufbauen. Es können auch Hilfsmittel, wie ein Stofftier, dem man alles erzählen kann, oder ein Zeichenblock und Farben als Unterstützung eingesetzt werden.

11.3.5.1 Akutbetreuung von Jugendlichen

- **Fallbeispiel**

In einer meiner letzten Einsätze hat ein Jugendlicher wegen Liebeskummer Suizid verübt. Er hatte alles genau geplant. Bevor er sich ins Auto setzte, schrieb er seinen besten Freunden ein SMS mit folgendem Inhalt:

„Ich kann ohne M. nicht leben! Es tut so weh, dass mein bester Freund mir die Freundin ausgespannt hat. Ihr seid meine besten Freunde, ich werde vom Himmel immer auf euch herabschauen und euch begleiten. Bitte schaut gut auf meine Mama und besucht sie oft, ich hab sie sehr lieb! Macht es gut!"

Die Freunde haben sofort versucht, ihren Freund zu erreichen. Er hatte jedoch das Handy nach dem Versenden der Nachricht abgeschaltet und war somit nicht mehr erreichbar. Die Burschen – es waren zwei – suchten sofort die Polizei auf, diese wiederum hat sofort das Kriseninterventionsteam verständigt. Als wir zur Polizei kamen, war der Jugendliche, der mit dem PKW in einen Brückenpfeiler gefahren war, schon tot. Bei den Jugendlichen war sehr viel Verzweiflung spürbar und es standen Selbstvorwürfe und Schuldzuweisungen im Raum: *„Warum haben wir es nicht bemerkt?" „Wir haben ja gestern erst mit ihm gesprochen, wir hätten seinen Tod verhindern müssen." „Seine Mama ist sicher enttäuscht von uns."* Außerdem war großer Hass gegen die Ex-Freundin spürbar.

An dieser Stelle setzte unsere Arbeit an. Zielsetzung des psychosozialen Handelns in dieser Phase ist das Zuhören, die Ermutigung zum Sprechen, der Ausdruck von Mitgefühl, die Bemühungen, Grundbedürfnisse zu befriedigen und die Basisversorgung sicherzustellen, sowie die sozialen Netzwerke der Betroffenen zu aktivieren. Besonders wichtig ist es, eine sichere Umgebung herzustellen und Informationen über das Ereignis zu geben, so dass es für die Jugendlichen nachvollziehbar wird. In diesem Einsatz wurden vier Akutbetreuer benötigt. Zwei Akutbetreuer wurden für die Familie eingesetzt, die anderen zwei übernahmen den Bereich der Jugendlichen. Die zwei Freunde des Verstorbenen wurden auf ihren Wunsch von den Kolleginnen in eine Hütte begleitet, in welcher sich die Jugendgruppe häufig aufhielt. Es war ein „geheimer Ort", den die Eltern der Jugendlichen nicht kannten. Sie kochten Tee und es folgte langes Schweigen.

Schweigen können und dies auch ertragen, ist Grundvoraussetzung für unsere Tätigkeit. Irgendwann muss dennoch versucht werden, das Schweigen aufzulösen. Hier gibt es natürlich unterschiedlichste Methoden. In diesem Fall wurde ein Gespräch begonnen, indem gefragt wurde, wann die beiden den letzten Kontakt zu ihrem toten Freund hatten. Mit dieser Frage konnten sie in ein gutes Gespräch verwickelt werden und das Schweigen war gebrochen. Die beiden Akutbetreuerinnen hatten einen „guten Draht" zu den Jugendlichen.

Sie machten sich den Vorwurf, dass sie nichts vom Suizidwunsch ihres Freundes gemerkt hatten. Es war wichtig, ihnen klar zu machen, dass niemand für den Tod des verstorbenen Freundes verantwortlich gemacht werden kann – er habe für sich selbst entschieden. Das größte Anliegen der Jugendlichen war es, Kontakt mit der Mutter ihres verstorbenen Freundes aufzunehmen. Da sie die Mutter gut kannten, war telefonischer Kontakt möglich.

Die beiden Jugendlichen wollten extrem stark und sehr erwachsen sein und haben versucht, Fassung zu bewahren. Als eine Akutbetreuerin meinte, dass es wichtig sei Emotionen zuzulassen, fingen die beiden Jugendlichen an zu weinen.

Nach ca. zwei Stunden Betreuung wollten die Jugendlichen nach Hause. Sie wurden von den Kolleginnen begleitet.

Leider war es in diesem Einsatz nicht möglich, Kontakt zur Ex-Freundin des Verstorbenen herzustellen. Wir sind für den engsten Familienkreis, für Beteiligte und nahe Angehörige zuständig, zudem hatten wir keine Kontaktdaten. Der Kontakt mit jener Jugendlichen hätte unseren Kompetenzbereich überschritten.

11.3.6 BELLA – Krisenkonzept (nach G. Sonneck)

Für eine gelingende psychosoziale Akutbetreuung ist es wichtig, eine gute Beziehung zu den Kindern und Jugendlichen herzustellen. Hierfür scheint das BELLA-Krisenkonzept als gute Unterstützung. Es wurde von mir inhaltlich auf die Betreuung von Kindern und Jugendlichen abgestimmt.

Beziehung aufbauen Ersten Kontakt herstellen, sich langsam an die Kinder oder Jugendlichen annähern, das Gespräch suchen. Die Akutbetreuer des Kriseninterventionsteams des Landes Steiermark sind gut geschult und können auch mögliche Ablehnung wahrnehmen. Wir sind immer als Zweierteam vor Ort und haben so die Möglichkeit verschiedene Rollen einzunehmen. Ein wichtiger Faktor ist es, immer das Gefühl zu vermitteln, dass wir in diesem Moment da sind, Zeit haben und die Situation sehr ernst nehmen.

Erfassen der Situation Es ist notwendig, vorab die Situation und das Geschehene zu besprechen, da wir nur so den psychischen Zustand und den Wissensstand der zu betreuenden Kinder und Jugendlichen abklären können. Es wird in dieser Stufe auch abgeklärt, was das Kind oder der Jugendliche benötigt. Wichtig ist es auch, auf die primären Bedürfnisse zu achten, wie z. B. Wasser anzubieten oder bei längeren Einsätzen auch ein Essen zu organisieren.

Linderung von Symptomen Es ist oft für Kinder und Jugendliche sehr schwierig, ihre Gefühle auszudrücken. Nicht selten werden wir mit Aussagen konfrontiert wie: *„Danke, bei mir passt alles."* Oft werden andere Themen angesprochen, um den aktuellen Anlassfall zu verdrängen. In der akuten Krisenintervention ist es unerlässlich, das Geschehene sachlich und transparent zu vermitteln. Zur Linderung der Symptome werden Hilfsmittel eingesetzt. Hier bieten sich Rituale an.

Leute einbeziehen, die unterstützen Da wir für die Kinder und Jugendlichen eigentlich Fremde sind, ist es besonders hilfreich, ein soziales, unterstützendes Netzwerk herzustellen. Oft sind dies Bezugspersonen oder Freunde.

Ansatz zur Problembewältigung finden Gefühlsmäßige und reale Bedeutung erfassen, mögliche Reaktionen ansprechen. Es ist von sehr großer Bedeutung, die Kinder und Jugendliche auf mögliche Reaktionen wie Wut, Schlaflosigkeit etc. aufmerksam zu machen. Ebenso sollte gemeinsam überlegt werden, wie man sich vom Verstorbenen verabschieden könnte.

11.3.7 Mögliche Reaktionen von Kindern, Schulkindern und Jugendlichen

Die Bedürfnisse von Kindern und Jugendlichen sind aufgrund des Alters und des Entwicklungsstandes unterschiedlich.

11.3.7.1 Kleinkinder

Schutz, Sicherheit und Geborgenheit: dies sind die wichtigsten Faktoren, die den Kindern in dieser schwierigen Zeit durch vertraute Personen vermittelt werden sollen. Ganz besonders soll auf vertraute Tätigkeiten und Rituale des Alltagslebens geachtet und diese ganz normal wieder aufgenommen werden.

In dieser Zeit entstehen auch Ängste des Kindes. Es könnte befürchten, dass bald wieder eine geliebte Person Suizid verüben wird. Wichtig ist es, die Ängste der Kinder zu respektieren, sie ernst zu nehmen. Kleinkinder sind oft besonders bemüht etwas zu tun oder zu helfen – hier gilt es Anerkennung und Lob zu vermitteln. Von großer Bedeutung ist es, um das Kind nicht zu verunsichern, das Geschehene altersgemäß und konkret zu erklären. Je jünger die Kinder sind, umso schwieriger ist es für sie, die völlig neue und verunsichernde Situation zu erfassen. Es fehlt ihnen an Orientierung über das, was geschehen ist. Kinder nehmen sich manchmal zurück, um ihre Bezugspersonen nicht noch mehr zu belasten. Sie vermeiden es deshalb, über das Ereignis und ihre eigene Trauer zu sprechen. Da es aber wichtig ist, den Gefühlen Ausdruck zu verleihen, ist es für Kinder sehr hilfreich sich über diese zu unterhalten, gemeinsam zu weinen, über gemeinsame Erlebnisse, die das Kind mit dem Verstorbenen verbinden, zu sprechen und auch über lustige Erinnerungen zu lachen.

11.3.7.2 Schulkinder

Manche Kinder in diesem Alter wollen permanent über das Ereignis sprechen und fragen ununterbrochen nach einzelnen Details, andere sprechen kaum darüber. Das Kind kann Probleme in der Schule entwickeln, da es ihm an Konzentration mangelt. Es kann vorkommen, dass das Kind nicht mit Gleichaltrigen spricht, weil es sich schämt, seine Gefühle zu zeigen. Außerdem kann es aggressiv oder mit Rückzug reagieren. Hier ist es sehr wichtig, dass das Kind ermutigt wird, seine Trauer zum Ausdruck zu bringen. Dies kann sich durch Wutanfälle, Traurigkeit oder auch durch kurzfristige Ablehnung zur Bezugsperson äußern.

Das Kind braucht auch die richtigen Informationen und ehrliche Erklärungen über das Geschehene. Struktur und Verlässlichkeit im Alltag (Schule, Freundeskreis, etc.) sind elementar. Sehr häufig unterstützen Aktivitäten wie Sport und Bewegung mögliche Stressreaktionen. Klarheit und Kommunikation zwischen den Betreuungspersonen und gegenseitiges Vertrauen sind in der Phase der Aufarbeitung ein ganz wichtiger Aspekt. Auch über mögliche Reaktionen und Stressfaktoren soll mit dem Kind gesprochen werden.

11.3.7.3 Jugendliche

Die Reaktion von Jugendlichen ist oft eine Mischung aus erwachsenen und kindlichen Reaktionen. Besonders kritisch ist das erhöhte Risikoverhalten, das Jugendliche an den Tag legen können. Jugendliche ziehen sich eventuell zurück und können Schwierigkeiten haben sich auszudrücken. Hier ist besonders sensible Unterstützung notwendig. Jugendliche müssen oft ermutigt werden, über das Ereignis, ihre Gedanken und Gefühle zu sprechen. Hier ist es manchmal notwendig, Hilfestellungen beim Einordnen der Gefühle anzubieten.

Bei Bedarf sollten auch Gespräche über mögliches Risikoverhalten geführt werden, da sehr oft Schuldgefühle auftreten und somit auch Suizidgedanken entstehen können.

Es kann davon ausgegangen werden, dass die Bewältigung von traumatischen Ereignissen bei Kindern und Jugendlichen nur in einer bestimmten Struktur erfolgen kann. Die Zusammenführung mit vertrauten, wichtigen Personen sollte so rasch wie möglich versucht werden. Es müssen Voraussetzungen geschaffen werden, die eine Bewältigung von traumatischen Ereignissen ermöglichen.

Bei Jugendlichen kann es vorkommen, dass diese für Erwachsene unverständliche Reaktionen zeigen.

■ **Fallbeispiel**

Ein 15-jähriges Mädchen, ihr Vater hatte Suizid verübt, wollte sich unbedingt mit ihrer Freundin in ihrem Stammlokal treffen. Sie wollte einfach von zu Hause weg. Es waren einige Verwandte anwesend, *„die ihr alle auf die Nerven gegangen sind."* Die Mutter des Mädchens konnte die Reaktion überhaupt nicht nachvollziehen und fing eine heftige Diskussion mit der Tochter an. Wir beruhigten die Mutter, erklärten ihr die Reaktion ihrer Tochter und brachten diese zum genannten Stammlokal. Meine Kollegin hatte eine Uhrzeit mit dem Mädchen vereinbart und wartete im Auto auf sie. Zur vereinbarten Zeit kam das Mädchen, es ging ihr etwas besser, und sie fuhren wieder nach Hause.

In solch belastenden Situationen sind die Bedürfnisse der Jugendlichen für Erwachsene oft nicht nachvollziehbar. Es kann zu sehr emotionalen Auseinandersetzungen kommen.

11.3.8 Das Abschiednehmen

Ein wichtiger Schritt, um den Verlust zu realisieren, stellt die Möglichkeit dar, sich vom Toten zu verabschieden. Mit Kindern muss man in diesem Bereich sehr sensibel umgehen und alles gut abklären. Ob für Kinder oder Jugendliche eine Verabschiedung vom Verstorbenen möglich ist und ob sie dies wollen, muss von ihnen selbst entschieden werden. Kinder und Jugendliche äußern sich meist klar dazu, ob sie an der Beerdigung oder anderen Ritualen des Abschieds teilnehmen wollen. Wenn Kinder diesen Wunsch äußern, sollte er wenn möglich respektiert werden.

Ich habe einmal eine Verabschiedung von zwei Jugendlichen (14 und 16 Jahre) miterlebt, die mich sehr bewegt hat.

■ **Fallbeispiel**

Der Vater hat sich im Garten erschossen, sein Sohn hat ihn gefunden. Die Tochter war im Reitstall und hatte zuvor mit ihrem Vater eine kleine Meinungsverschiedenheit gehabt. Von Wut, Zorn, Schuldgefühlen bis hin zu Suizidgedanken kam beinahe alles an Reaktionen vor.

Es verging genügend Zeit für uns, uns mit den Angehörigen und Jugendlichen vertraut zu machen, bis die Bestattung den Verstorbenen abholen kam. So konnten wir uns eine mögliche Verabschiedung überlegen.

Wir stellten mit den Jugendlichen einige Kerzen in der Hauseinfahrt auf, sind dann jedoch wieder in das Haus gegangen. Nachdem die Bestatter alles erledigt hatten, kamen sie ins Haus, um den Angehörigen die Möglichkeit anzubieten, sich vom Toten zu verabschieden. Die Jugendlichen lehnten diesen Vorschlag vorerst ab. Die anderen Angehörigen gingen mit meiner Kollegin hinaus, um sich zu verabschieden.

Plötzlich wollten beide Jugendliche dies auch. Ich begleitete beide, musste aber mit dem Mädchen vorab noch mit in den Garten gehen, um eine Rose für den verstorbenen Papa zu holen. Auch der Sohn entschloss sich dazu, eine Rose zu holen. Beide sind zum Sarg gegangen und haben die Blumen darauf gelegt. Anschließend gingen sie noch in den Garten, wo ihr Papa den Suizid verübt hat, und haben dort eine Kerze aufgestellt. Mit diesem Schritt haben sie schon ein Stück in die Realität zurückgefunden.

Das Abschiednehmen soll keinesfalls eine Zwangshandlung sein, sondern es soll sich um ein Angebot handeln, sich in aller Trauer und Verzweiflung, behutsam und ohne Druck, vielleicht mit einem vorher besprochenen Ritual oder in aller Stille zu verabschieden. Wichtig ist es, dass die Akutbetreuer sich davor ausreichend über das aktuelle Aussehen des Verstorbenen informieren. Eine Verabschiedung ist aus Gründen des körperlichen Zustandes des Verstorbenen nicht immer möglich, doch sollte immer an die Möglichkeit gedacht werden.

11.3.8.1 Rituale

Da uns Rituale, in welcher Form auch immer, durch unser Leben begleiten und etwas Vertrautes darstellen, können sie für Kinder und Jugendliche aus dieser ausweglosen und unfassbaren Situation ein Stück Sicherheit und Realitätsbezug bringen. Bei Ritualen ist es erforderlich, über deren verschiedene Formen, unter Berücksichtigung der Kultur, Religion und Sozialisation, Bescheid zu wissen und diese auch anbieten zu können. Andererseits sind Sensibilität und Wahrnehmung gefordert, damit sich das Ritual an den Bedürfnissen der Kinder und Jugendlichen orientieren kann.

Nicht *wir* wissen, was für die Betroffenen das Richtige ist, sondern die Betroffenen selbst wissen, was ihnen gut tut und was nicht.

> ❯ Bei Kindern hat es sich bewährt, für den Verstorbenen etwas zu zeichnen und zur Verabschiedung mitzunehmen. Bei Jugendlichen ist oft das Entzünden von Kerzen hilfreich.

Es kann auch ein Foto vom Verstorbenen aufgestellt werden; jeder, der möchte, hat die Gelegenheit, etwas zu sagen. Ich habe auch schon erlebt, dass das Lieblingslied des Verstorbenen gespielt wurde.

11.3.9 Wann ist professionelle Hilfe notwendig?

Es ist für die Bezugspersonen in der Situation des Suizid sehr wichtig, auf die Reaktionen der Kinder und Jugendlichen zu achten.

Bei folgenden Symptomen ist professionelle Hilfe notwendig:

Anzeichen, die eine professionelle Hilfe notwendig machen
- Wenn das Ereignis einziger Mittelpunkt der Gespräche oder des Spiels bleibt
- Große Furchtsamkeit, spezifische Ängste
- Vermeidungsverhalten mit sozialem Rückzug
- Antriebslosigkeit, Freudlosigkeit
- Starke Beeinträchtigung der Konzentration
- Körperliche Beschwerden
- Starke Selbstvorwürfe, Schuldgefühle
- Wenn der Alltag nicht mehr bewältigt werden kann
- Selbstgefährdung (gewaltsames Spiel, Risikoverhalten, Selbstverletzung)
- Todesgedanken, Todeswünsche

11.3.10 Spezielle Formen der Betreuung von Kindern und Jugendlichen

11.3.10.1 Information und Betreuung in der Gruppe

In Akutphasen mit lange währender Unsicherheit über den Verbleib von vermissten Personen, Verkehrsunfällen mit tödlichem Ausgang oder das Überleben verletzter Personen und vielen betroffenen Kindern, kann sich die Unterstützung und Betreuung der Kinder und Jugendlichen im Rahmen einer Gruppe als äußerst hilfreich erweisen. In der Kinder-und Jugendgruppe bietet sich für die Akutbetreuer die Möglichkeit, die immer aktuellen Informationen in einer dem Alter entsprechenden Form weiterzugeben. Wichtig ist auch in Gesprächen und Rückfragen, das Verständnis und die Bedeutungszuschreibungen wahrzunehmen.

Speziell jüngere Kinder im Alter von drei bis fünf Jahren mit noch magisch animistischem Denken, sehen unberechenbare Mächte als Auslöser von Naturereignissen oder tragischen Unglücksfällen. In solchen Fällen die Zusammenhänge zur Entstehung eines Unfalles erklären und so die Bedeutungszuschreibung der Kinder verändern zu können, stellt für diese oft eine meist unterschätzte Entlastung dar. Im magisch animistischen Denken werden unbeseelte Körper von den Kindern oft als lebendig betrachtet: „Der Teddy weint" oder „Die böse Autotür hat mir den Finger eingezwickt."

Betrifft Suizid eine Gruppe von Kindern und Jugendlichen, ist darauf zu achten, den Gruppenzusammenhalt zu fördern und gegenseitige Schuldzuweisungen zu verhindern. In der Gruppe besteht gut die Möglichkeit, über Gefühle zu sprechen und Rituale zu finden, die Gefühlsausdruck und Abschied ermöglichen. Ebenso können Informationen über Ursachen und Auslöser eines Suizidgeschehens vermittelt werden. So können auch Warnsignale erkannt werden.

> Bei einem Gruppengespräch ist immer wichtig, dass die Kinder und Jugendlichen freiwillig teilnehmen.

11.3.11 Mitfühlen – Mitleiden

Ich bin schon oft gefragt worden, wie es mir in den Einsätzen geht. Ich möchte kurz allgemein auf diese Frage eingehen. Ein wesentlicher Schritt, der Aufgabe der Akutbetreuung gerecht zu werden, ist die Selbstreflexionsfähigkeit. Wir müssen uns mit unseren eigenen Trauererfahrungen und Reaktionen auseinander gesetzt haben, um in der Betreuung empathisch und gleichzeitig kongruent bleiben zu können. Das Motto lautet hier: mitfühlen und nicht mitleiden.

11.3.12 Psychohygiene – Was hilft mir, mit der miterlebten Trauer umzugehen?

Der respektvolle, wache Umgang mit sich selbst ist ebenso wichtig wie der professionelle, empathische und aufmerksame Umgang mit den Betroffenen. Wenn ich für den anderen da bin, muss ich in besonderer Weise auch auf mich achten. Mein Umgang mit meinen Belastungen bedarf meiner eigenen Achtsamkeit und manchmal einer professionellen Unterstützung (Supervision).

Gut auf sich selbst schauen bedeutet: einen guten Einsatzabschluss zu finden, im Gespräch mit dem Einsatzkollegen die Betreuungsarbeit nochmals zu reflektieren, den Bericht zu verfassen, um für sich selbst einen Abschluss zu finden und die formalen Erfordernisse zu erfüllen. Sich immer wieder der eigenen Selbstreflexion zu stellen heißt auch, zu schauen, ob ich mögliche eigene Grenzen erkenne und es zu keiner Vermischung von Mitleid und Mitgefühlen kommt, und zu überlegen, was für den Einsatz hilfreich oder hinderlich war.

11.3.13 Fazit

» Wenn du jemandem ein wenig hilfst, stärkst du ihn. Aber hilfst du ihm zu viel, schwächst du ihn. (Buddha)

Das Kriseninterventionsteam Land Steiermark ist eine Einrichtung der Steiermärkischen Landesregierung. Speziell ausgebildete psychosoziale Fachkräfte und Betreuer unterstützen Betroffene, Angehörige und Freunde in den ersten Stunden nach einem außergewöhnlich belastenden Ereignis vor Ort.

Wir versuchen, guten Kontakt mit den Betroffenen herzustellen, die Trauernden nicht alleine zu lassen und durch unser Dasein und Zeithaben das Gefühl von Sicherheit zu vermitteln. Wenn es gelungen ist, den Trauernden spüren zu lassen, dass wir für ihn da sind, und seine Reaktionen stützend begleiten, werden wir versuchen, gemeinsam mit dem Betroffenen sein soziales Netz zu aktivieren.

Meiner Meinung nach ist auch Prävention als wichtiges Thema im Suizidbereich zu sehen. Leider werden wir es auch in Zukunft nicht verhindern können, dass Menschen für sich entscheiden, ihr Leben zu beenden. Hinterbliebene, Kinder und Jugendliche in den ersten Stunden nach einem außergewöhnlich belastenden Ereignis zu unterstützen, sich Zeit zu nehmen und zuzuhören, ihnen zu helfen, das unfassbare Ereignis in Worte zu fassen und anzunehmen, hat mich sehr geprägt und wird sicher ein Schwerpunkt in meinem Leben bleiben.

Literatur

Carle E (2009) Die kleine Raupe Nimmersatt, 15. Aufl. Gerstenberg, Hildesheim

Eckardt JJ (2005) Wohnst du jetzt im Himmel? Ein Abschieds- und Erinnerungsbuch für trauernde Kinder. Gütersloher, Gütersloh

Husebø S, Klaschik E (2006) Palliativmedizin, 4. Aufl. Springer, Heidelberg

Kübler-Ross E (2013) Interviews mit Sterbenden, 5. Aufl. Kreuz, Freiburg

Schwikart G (2003) Zehn Rechte für Kinder, die um einen Menschen trauern: http://www.rainbows.at/angebot/abschied_nehmen/inhalte/zehn_rechte_fuer_kinder.php (eingesehen am 01.10.2013)

Sonneck G (2000) Krisenintervention und Suizidverhütung. UTB, Stuttgart

Wenn Lebens-Anfang und Lebens-Ende zusammenfallen

Trauerarbeit mit Eltern „Stillgeborener Kinder"

G. Hirzberger

L. Wehner (Hrsg.), *Empathische Trauerarbeit*,
DOI 10.1007/978-3-7091-1589-3_12, © Springer-Verlag Wien 2014

Diesen Beitrag widme ich meiner Mutter, die in der Zeit des Schreibens verstorben ist und jetzt bei ihrem totgeborenen Bruder den Frieden gefunden hat.

>> Jedes Leben ist in der Tat ein Geschenk, egal wie kurz egal wie zerbrechlich.
Jedes Leben ist ein Geschenk, welches für immer in unseren Herzen weiterleben wird.
(Hannah Lothrop)

12.1 Mein persönlicher Zugang

„Ich bin schwanger"! Die Freude ist riesengroß, doch dreimal endet die Schwangerschaft mit einer Fehlgeburt. Fragen wie: „Wieso kann ich kein Kind bekommen?", „Was habe ich falsch gemacht?" gehen einem durch den Kopf. Freunde und Bekannte wollen mich trösten und tun mir nur weh mit Aussagen wie: „Du bist ja noch jung, es wird schon noch klappen". Meine Zukunftsperspektive zerplatzt wie eine Seifenblase und es gibt niemanden, mit dem ich über meinen Schmerz reden kann.

Wieder schwanger! Diesmal geht es gut aus, nach einer zwar schwierigen und angstbesetzten Schwangerschaft bekomme ich meine erste Tochter. Ein Sohn und eine Tochter folgen noch, wir sind unendlich dankbar über dieses Geschenk des Lebens.

Nach vielen Jahren holt mich die Geschichte ein. Die Trauer über den Verlust bricht auf und auch die Wut über das damalige Unverständnis meines Umfeldes wird mir bewusst und ich merke, dass es für die drei „Stillgeborenen Kinder" einen Platz in unserer Familie braucht. Meine drei Kinder gestalten jeweils eine Kerze und suchen einen Namen für ihre Geschwister aus – die Kerzen bekomme ich an einem unvergessenen Muttertag überreicht. Es tut unendlich gut, ein Ritual gefunden zu haben, meine drei „Stillgeborenen Kinder" sind jetzt die Schutzengel meiner Kinder. Ich bin sehr stolz auf meine Kinder, die mich dabei unterstützt haben, ihren Geschwisterkindern einen Platz zu geben.

12.2 Plattform „Wenn Lebens-Anfang und Lebens-Ende zusammenfallen"

Meine persönliche Geschichte war sicher maßgeblich daran beteiligt, dass ich im Jahre 2005 in Österreich, in der Steiermark, die vom Hospizverein initiierte Plattform „Wenn Lebens-Anfang und Lebens-Ende zusammenfallen" als Koordinatorin übernommen habe.

Sterben und Tod haben im Zusammenhang von „werdendem Leben" eigentlich gar keinen Platz. Der Fokus ist natürlich auf dieses neue Leben ausgerichtet und wenn dann diese Hoffnung zerplatzt, sind der Schock und das Unverständnis, damit umzugehen, viel größer.

Die Plattform hat es sich zur Aufgabe gemacht, Eltern „Stillgeborener Kinder" und betroffene Helfer in Begegnung mit Grenzerfahrungen von Fehlgeburt, Totgeburt und dem Sterben von Neugeborenen zu unterstützen. Aufgabe ist es „Stillgeborenen Kindern" einen Platz zu geben, Frauen und Familien in dieser Situation zu begleiten, betroffene Helfer durch Fortbildungsangebote zu stärken und die in diesem Bereich tätigen Berufsgruppen und bestehenden Initiativen zu vernetzen.

12.2.1 Ein Platz in Gedenken – ein Platz im Herzen

Größere Kinder, die in der Schwangerschaft verstarben, wurden früher vielfach nicht eigens bestattet, sondern bei irgendeiner Beerdigung mit in den Sarg gelegt. Die Eltern erfuhren nie, wo und wie ihr Kind bestattet wurde. Kleinere „Stillgeborene Kinder" wurden schlichtweg im Krankenhaus entsorgt. Diesem unmenschlichen Umstand, der in keinster Weise der menschlichen Würde entspricht, galt es als erste Aufgabe der Plattform zu ändern.

Im Jahr 2003 wurde auf Initiative der Pathologie Graz und der Plattform das Steiermärkische Leichenbestattungsgesetz geändert, damit eine gemeinsame Bestattung von „Stillgeborenen Kindern" möglich ist (Sammelbestattung). Die Bestattung Graz errichtete am Urnenfriedhof in Graz eine Gedenk- und Begräbnisstätte für „Stillgeborene Kinder". Die Plattform bemühte sich beim Land Steiermark um die Übernahme der Kosten der Beerdigung, damit für die Eltern keine Kosten entstehen. Im Jänner 2006 fand in Graz die erste Urnenbeisetzung „Stillgeborener Kinder" statt. In Judenburg erfolgte die Errichtung einer Gedenkstätte, die erste Beisetzung fand dort im November 2006 statt. Bis Ende 2012 wurden auf diesen beiden Gedenkstätten insgesamt 907 Kinder beigesetzt, 733 Kinder in Graz und 174 Kinder in Judenburg.

> **Damit ist die Steiermark das einzige Bundesland in Österreich, in dem alle Kinder ab der 13. Schwangerschaftswoche bis zur Geburt, die nicht lebend auf die Welt kommen, gemeinsam beerdigt werden können.**

Jedes „Stillgeborene Kind" kann natürlich auch selbst auf eigene Kosten bestattet werden, wenn Eltern dies wünschen.

Für lebend geborene Kinder besteht Bestattungspflicht der Eltern auf eigene Kosten.

Die Gedenkfeiern und Beisetzungen finden jeweils an vier Terminen im Jahr auf den beiden Gedenkstätten in Graz und Judenburg in der Steiermark statt.

Zur Vorbereitung der gemeinsamen Bestattung in Graz verbleiben die Kinder aus dem Einzugsbereich Graz und Umgebung, Ost-, Süd- und Weststeiermark vorerst in der Pathologie des LKH Graz, werden dann gemeinsam in einen Sarg gebettet und quartalsweise von der Bestattung Graz abgeholt, einer Kremation zugeführt und die Urne im Rahmen einer Gedenkfeier beigesetzt. Die Gedenkfeier und Beisetzung der Kinder erfolgt an der Gedenkstätte am Urnenfriedhof Graz. Sie wird von der katholischen und evangelischen Kirche in Zusammenarbeit mit den geburtshilflichen Abteilungen (Krankenhausseelsorgerinnen, Hebammen), der Hospizplattform „Wenn Lebens-Anfang und Lebens-Ende zusammenfallen" sowie der Bestattung Graz gestaltet.

Zur Vorbereitung der gemeinsamen Bestattung in Judenburg verbleiben die Kinder aus dem obersteirischen Bereich vorerst in der Pathologie Leoben, werden dann gemeinsam in einen Sarg gebettet und quartalsweise von der Bestattung Judenburg abgeholt, einer Kremation zugeführt und die Urne im Rahmen einer Gedenkfeier beigesetzt. Die Gedenkfeier und Beisetzung der Kinder erfolgt an der Gedenkstätte am Stadtfriedhof Judenburg. Sie wird von der katholischen und evangelischen Kirche in Zusammenarbeit mit den geburtshilflichen Abteilungen (Krankenhausseelsorgerinnen, Hebammen), der Hospizplattform „Wenn Lebens-Anfang und Lebens-Ende zusammenfallen", sowie der Bestattung Judenburg gestaltet.

Die Einrichtung und Durchführung dieser Möglichkeit wurde von der Plattform koordiniert und unterstützt. Wir konnten ein großes Team an auch freiwillig Engagierten finden, die die Gedenkfeiern mitgestalten und somit einen großen Beitrag zur Wertschätzung dieser Kinder leisten.

Die Plattform koordiniert jeweils die Termine mit den zuständigen Bestattungen und kümmert sich jährlich um den Druck der Folder mit den Terminen der Beisetzungen. Die Folder werden an die Krankenhäuser in der Steiermark versandt und betroffene Frauen erhalten vom Pflegepersonal, von Hebammen, von Psychologen oder von der Krankenhausseelsorge die Folder mit den Terminen und wissen daher, bei welchem Termin ihr Kind beigesetzt wird.

Die Möglichkeit der gemeinsamen Bestattung ist für betroffene Helfer eine wichtige Unterstützung und hat auch zu einer breiten Bewusstseinsbildung im Umgehen mit dem Sterben dieser Kinder beziehungsweise in der Begleitung der Eltern geführt. Viele Krankenhäuser haben eigene Rituale der Verabschiedung eingeführt, es werden Fußabdruck und Fotos der verstorbenen Kinder angefertigt oder den betroffenen Frauen gestaltete Kerzen mitgegeben. Auch die Möglichkeit des Zeitlassens beim Verabschieden des Kindes wird gut unterstützt.

12.2.2 Fortbildungen als Bestärkung

Um Helfer zu bestärken und Betroffenen eine Stütze zu sein, wurden von der Plattform bisher vier Tagungen zum Thema „Wenn Lebens-Anfang und Lebens-Ende zusammenfallen" bzw. „Stillgeborene Kinder kennenlernen und verabschieden" veranstaltet. Der große Zuspruch zu diesen Veranstaltungen zeigt, dass eine Bewusstseinsbildung fürs Umgehen mit Frauen und Familien eingesetzt hat, der sowohl die Begleiter als auch die Betroffenen gut unterstützt.

Die Zeiten, in denen den Frauen nicht einmal mehr ihr Kind gezeigt wurde, welches sie gerade tot geboren haben, sind hoffentlich endgültig vorbei.

12.2.3 Gemeinsam zur letzten Ruhe gebettet

■ **Fallbeispiel**

Es ist ein lauer Frühlingstag und ich stehe im Vorbereich des kleinen Aufbahrungsraumes der Feuerhalle in Graz. Die Urne mit der Asche von 28 Kindern ist in einer Nische des Aufbahrungsraumes gerichtet, begrenzt mit einem Tuch und geschmückt mit einem Rosenbukett. Ein Gedenkbuch zum Eintragen liegt bereit und eine Kerze brennt.

Mit dem Gestaltungsteam, diesmal aus dem LKH Hartberg, haben wir den Ablauf vorbereitet und beschlossen, das Symbol *Vergissmeinnicht* zu nehmen. Eine Gärtnerei wurde extra beauftragt, Vergissmeinnicht-Pflanzen in Töpfen zeitgerecht zum Blühen zu bringen. Sie stehen, schön in gelbem Papier eingepackt, in der Feuerhalle bereit. Weiters haben wir bunte Gläser mit Teelichtern und die Osterkerze in der Feuerhalle bereitgestellt. Die vier Musikerinnen und Musiker des Zweiges Volksmusik des Konservatoriums Graz proben dort schon ihre Stücke zur musikalischen Gestaltung.

Die gedruckten Programme für den Ablauf und ein Körbchen mit Karten, auf denen die Namen der Kinder eingetragen werden können, halte ich in Händen.

Schon kommt ein erstes Pärchen. Ich begrüße sie, überreiche einen schön vorbereiteten Ablauf der Gedenkfeier und lade sie ein, wenn sie es möchten, mir einen Namen für ihr Kind aufs Kärtchen zu schreiben. Sie nehmen dankbar an und füllen das Kärtchen aus. Dann gehen sie gemeinsam zur Urne und verweilen dort, wobei der Mann seine Partnerin schützend umarmt. Die ersten Tränen fließen.

Nach und nach kommen weitere Betroffene, teilweise Paare, teilweise Frauen alleine oder auch große Familien mit Geschwistern, Omas und Opas und anderen Angehörigen und Freunden. Sie gehen nacheinander zur Urne und tragen sich ins Gedenkbuch ein.

Mittlerweile sind an die 60 Anwesende vor dem Aufbahrungsraum versammelt.

Der römisch-katholische Pfarrer des LKH Graz, die evangelische Pfarrerin aus Hartberg sowie die Krankenhausseelsorgerin des LKH Hartberg kommen nun zum Aufbahrungsraum. Der Pfarrer spricht ein Segensgebet und wir gehen alle gemeinsam mit der Urne in die Feuerhalle, wo uns schon leise Musik begrüßt. Die Urne wird vorne abgestellt und die Teilnehmenden nehmen Platz. Die Gedenkfeier ist sehr einfühlsam vorbereitet und Texte, Lesung, Predigt und Fürbitten wechseln sich mit Musik ab. In der Predigt der Pfarrerin wird auf das Symbol „Vergissmeinnicht" eingegangen und die Teilnehmenden werden eingeladen, für jedes Kind einen Vergissmeinnicht-Topf mitzunehmen. Ein Mädchen mit ca. 10 Jahren, deren Geschwisterchen bei den „Stillgeborenen Kindern" dabei ist, liest noch einen kleinen Text vor.

Die Stimmung schwankt zwischen Trauer, in der immer wieder Tränen fließen, aber auch Hoffnung durch Worte und Texte hin und her.

Zum Abschluss werden die Teilnehmenden eingeladen, ein Licht an der Osterkerze zu entzünden und zu Klängen der Musik gehen wir mit unseren bunten Teelichtern aus der Feuerhalle in Richtung Urnenfriedhof. Vorne trägt der Bestatter die Urne mit einem Samttuch zugedeckt und die Teilnehmenden folgen ihm auf den Weg durch den Urnenfriedhof zur Gedenkstätte.

In der Mitte der Gedenkstätte steht ein Brunnen in Form einer Blüte. Leise plätschert das Wasser dahin. In Strahlen führen die Reihen der Urnenschächte vom Brunnen weg. Für jedes Jahr gibt es einen Schacht, der mit der Jahreszahl bezeichnet ist. Ein Schacht ist geöffnet und wir stellen uns in einem Halbkreis um diesen Platz. In der Baumgruppe, die die Gedenkstätte umgibt, blüht gerade eine Zierkirsche, die schon manche ihrer Blüten abwirft. Bei einem anderen Laubbaum treiben teilweise schon die Blätter aus. Die Wiese, die die Gedenkstätte umgibt, ist schon saftig grün.

Der Pfarrer verliest die Namen, die wir auf den Kärtchen bekommen haben und nimmt somit diese Kinder noch persönlich in unsere Mitte, gedenkt aber auch der anderen Kinder, die noch keinen Namen hatten, oder der Kinder, denen symbolisch ein Platz auf der Gedenkstätte gegeben wird. Er schöpft mit der Hand Wasser aus dem Brunnen und segnet die Urne, die danach vom Bestatter in den Schacht versenkt wird.

Die Teilnehmenden werden gebeten, ihre Lichter um den Schacht zu stellen. Sie gehen nach und nach hin, stellen ihre Lichter ab, legen mitgebrachte Blumen, Engel und Herzen nieder.

Gemeinsam beten wir das *Vater Unser*, Pfarrerin und Pfarrer sprechen noch einen Segen und mit einem Schlusslied ist die Gedenkfeier beendet.

Die Teilnehmenden bleiben noch eine Weile auf der Gedenkstätte und verlassen dann nach und nach den Platz Richtung Ausgang. Einige kommen zu uns her und bedanken sich für die schöne Gestaltung der Feier.

Wir, die die Feier gestaltet haben, setzen uns noch zu einem Kaffee zusammen, um der Stimmung nachzuspüren, darüber zu reden und den Tag gut abschließen zu können.

Ich war mittlerweile bei 27 Gedenkfeiern in Graz dabei und es ist für mich nach wie vor jedes Mal sehr berührend. Trotz der Trauer, die dort spürbar ist und die auch ihren Raum hat, ist es keine belastende Trauer, sondern eine Trauer, die von Hoffnung getragen ist. Es tut gut, dass Tränen Platz haben, es tut aber auch gut, wenn der Pfarrer erzählt, dass er einmal von einer Familie eingeladen wurde, nach der Begleitung eines „Stillgeborenen Kindes", die Taufe für ein gesundes Nachfolgekind zu übernehmen.

12.2.4 In Gedanken Abschied nehmen

In meiner Arbeit bin ich immer wieder mit Frauen konfrontiert, die vor 20, 30 Jahren oder noch vor längerer Zeit Kinder verloren haben. Irgendwann holt einen die Geschichte ein und das vergangene Geschehen braucht Aufarbeitung. Die Möglichkeiten, die dann in Anspruch genommen werden können, sind sehr verschieden und individuell. Im Gespräch kann es Aufgabe sein, verschiedene Möglichkeiten zu erwähnen oder auch die Familie zu bestärken, von ihnen überlegte Möglichkeiten zur Aufarbeitung zu tun oder als Begleiterin dabei zu sein. Eine Möglichkeit, die immer wieder in Anspruch genommen wird, ist die Teilnahme an einer Gedenkfeier. Wenn das für die betroffene Frau passt, kommt sie zur Gedenkfeier und kann einen Namen für ihr Kind aufschreiben und somit symbolisch ihrem Kind einen Platz geben und in Gedanken Abschied nehmen. Betroffene Frauen finden das sehr hilfreich und sagen auch, dass sie nun endlich einen Platz gefunden haben, der für sie passt.

Eine weitere Möglichkeit ist die Gestaltung eines Rituals. Es kann sein, dass es gut tut, z. B. einen Rosenstock für sein Kind zu setzen oder auch ein Ritual mit der Familie und vor allem den Geschwisterkindern zu machen.

12.2.5 Hospizbegleitung von Frauen und Familien mit Stillgeborenen Kindern

Eine weitere Aufgabe der Plattform ist es, betroffene Frauen bzw. Familien zu begleiten. Im Hospizverein Steiermark haben wir derzeit 22 Hospizbegleiterinnen auf die Steiermark verteilt, die den Betroffenen für Gespräche zur Verfügung stehen. Es sind dies Frauen, die in den bestehenden Hospizteams ehrenamtlich arbeiten und eine Fortbildung für den Umgang mit betroffenen Frauen absolviert haben.

Betroffene Frauen melden sich bei uns und es werden Termin und Ort für ein Gespräch vereinbart. Oft reichen 2–3 Termine, manchmal dauert die Begleitung länger.

Meist wünschen Frauen diese Gespräche, Männer sind vereinzelt dabei. In diesen Gesprächen geht es als Begleiterin vielfach ums Zuhören, ums Zeit haben und ums Verständnis für Reaktionen Betroffener. In den Gesprächen geht es darum, unterschiedliche Trauerreaktionen zu verstehen und einen weiteren Weg zu finden. Viele Frauen haben das Gefühl, dass sie in der Familie oder mit dem Partner nicht mehr darüber reden können und es tut ihnen gut, bei Gesprächen Verständnis zu finden. Frauen, die das Baby vielleicht schon im Bauch gespürt haben und sich die Veränderungen in ihrem Leben schon ausgemalt hatten, tun sich sehr schwer, schnell wieder so zu tun, als ob nichts wäre. Männer gehen da meist vermeintlich schneller zur Tagesordnung über und Frauen fühlen sich dann von ihnen im Stich gelassen.

> **Ein Kind zu verlieren, ist oft für die Beziehung der Paare eine Zerreißprobe, in der eine Paartherapie zur Unterstützung angebracht wäre.**

In manchen Fällen hält die Beziehung das nicht aus und die Paare gehen auseinander.

Wenn Hospizbegleitung alleine nicht reicht, empfehlen wir eine professionelle Begleitung durch Psychologen oder Psychotherapeuten.

Ich möchte nun eine Begleitung einer betroffenen Frau beschreiben.

■ **Fallbeispiel**

Frau M. meldet sich bei mir auf Anraten der Klinik. Ihr Sohn ist vor drei Wochen während der Geburt verstorben und sie haben ihn selber im Familiengrab beerdigt. Sie ist sehr verzweifelt und wird schon von der Psychologin der Klinik betreut. Wir machen einen Termin aus und ich besuche sie in ihrem gemütlichen Holzhäuschen. Sie hat ein Frühstück vorbereitet, die große Tochter ist in der Schule. Sie bricht gleich in Tränen aus und erzählt ihre Geschichte:

Die Wehen hatten eingesetzt und ihr Partner hat sie mit dem Auto in die Klinik gebracht. Es ging alles gut voran, doch plötzlich waren keine Herztöne mehr zu hören. Bei einem schnell eingeleiteten Kaiserschnitt konnte ihr Sohn nur mehr tot geboren werden. Dieser Schock sitzt bei Frau M. noch sehr tief und sie kann noch nicht ganz wahrhaben, was passiert ist. Sie beschreibt den Kaiserschnitt so, als wenn ihr das Kind aus dem Leib gerissen wurde und die Wunde des Schnittes schmerzt sie noch sehr stark. Sie wollte nicht einmal mehr ihren Sohn sehen, weil sie Angst hatte, ihn nicht mehr loslassen zu können. Die Fotos ihres Kindes hat sie zwar mitbekommen, aber noch nicht geschafft, sie anzuschauen. Die Verzweiflung ist sehr groß, es tut Frau M. aber gut, dass sie davon erzählen kann. Sie zeigt mir noch das Zimmer, das schon für ihren Sohn gerichtet war, aber mittlerweile von ihrem Partner ausgeräumt wurde. Bei diesem Gespräch ging es vor allem darum, Frau M. erzählen zu lassen und ihren Gefühlen Raum zu geben.

Ich besuche sie nach weiteren drei Wochen wieder zu Hause. Diesmal scheint sie schon gefasster zu sein, schildert mir aber, dass die Beziehung zum Partner schwierig ist, da er sich in Arbeit flüchtet und mit ihrem Zustand sehr schwer umgehen kann. Sie erzählt, dass sie in psychologischer Betreuung ist und für sie die Begleitung sehr hilfreich ist. Sie fürchtet sich schon vor ihrem ersten Arbeitstag, da sie dieser Schritt sehr belastet und von den Arbeitskolleginnen nicht viel Reaktion gekommen ist. Ich versuche sie zu bestärken, dass sie ihre Wünsche und Bedürfnisse auch anderen gegenüber artikulieren darf, da diese sicher auch mit der Situation überfordert sind. Sie beschließt, beim ersten Arbeitstag eine Kerze für ihren Sohn an ihren Arbeitsplatz mitzunehmen.

Wir bleiben alle paar Wochen in weiterem telefonischem Kontakt und nach einem halben Jahr erzählt sie mir bei einem Telefonat, dass sie sich von ihrem Partner getrennt hat und in eine neue Wohnung gezogen ist. Dort hat sie einen Gedenkplatz für ihren Sohn gerichtet und auch die Fotos von der Klinik dazugestellt. Die Möglichkeit, ihr Kind nochmal in den Arm genommen zu haben, geht ihr nicht ab, die Fotos reichen für sie als Erinnerung. Ihre große Tochter ist für sie eine große Stütze und sie haben beide einen Weg für ihr weiteres Leben gefunden.

Bei einem weiteren Telefonat bitte ich sie, mir einen Text fürs Worldwide CandleLighting zur Verfügung zu stellen. Frau M. ist dann auch zu dieser Gedenkfeier gekommen und ihren berührenden Text, der einerseits den Schmerz beschreibt aber auch der Hoffnung Raum lässt, habe ich bei dieser Feier vorgelesen.

12.2.6 **Worldwide CandleLighting**

Jedes Jahr am zweiten Sonntag im Dezember zünden weltweit Gleichbetroffene für ihre verstorbenen Kinder, Geschwister oder Enkelkinder eine Kerze an. So wandert das Kerzenleuchten wie eine Lichterwelle um die ganze Welt.

Wir veranstalten jährlich in Kooperation mit evangelischer und katholischer Kirche eine Feier an diesem Tag in einer Kirche in Graz. In der Steiermark finden mehrere Termine zu diesem Anlass statt.

Dabei gedenken wir speziell der Kinder, die vor, während oder kurz nach der Geburt verstorben sind. Dazu wird ein Ablauf mit Texten, Bibeltext, Predigt und Fürbitten vorbereitet und musikalisch begleitet.

Die Trauer hat hier mit all ihren Facetten Platz, die Hoffnung bekommt durch die persönliche Salbung am Schluss große Bestärkung.

12.3 Für einen Wimpernschlag auf dieser Welt – für immer in unserem Herzen

Mit der Arbeit der Plattform „Wenn Lebens-Anfang und Lebens-Ende zusammenfallen" ist es uns gelungen, im Bundesland Steiermark in Österreich „Stillgeborenen Kindern" einen Platz zu geben.

Einerseits einen lokalen Platz in Form der beiden Gedenkstätten in der Steiermark, der diesen Kindern Platz gibt für die Wichtigkeit ihres kurzen Lebens. Die Gedenkstätten werden immer wieder besucht, Gedenkgegenstände wie Engel, Herzen usw. niedergelegt und Kerzen angezündet. Viele Frauen und Familien sehen dies als Ort für ihre Trauer und ihr Gedenken. Die Bedeutung eines symbolischen Platzes, auch wenn ihr Kind nicht auf dieser Gedenkstätte beerdigt ist, ist für viele Frauen eine wichtige Hilfe in der Trauerarbeit.

Dazu ein Text aus dem jährlichen Folder mit den Terminen der Gedenkfeiern:

» Dieses so kurze Leben bewegt uns.
Es verändert mich, es verändert unsere Familie.
Und wenn wir ein ganz klein wenig aufmerksam geworden sind für das Geheimnis des Lebens, des Sterbens und für die Liebe in ihren vielen Facetten, dann hat dieses kleine, kurze Leben die Welt verändert.

Die örtliche Präsenz der „Stillgeborenen Kinder" hat auch ein offeneres Umgehen mit dem Thema bewirkt und die Arbeit und das Personal in den Krankenhäusern positiv beeinflusst. Das heißt aber nicht, dass nicht noch einiges getan werden muss. Eine Bestärkung der betroffenen Helfer ist weiterhin notwendig und wichtig.

Sterben und Tod dürfen nicht ausgegrenzt werden und gerade bei unseren „Stillgeborenen Kindern" und deren Angehörigen braucht es viel Empathie, um helfend da zu sein.

Literatur

Bernhard M, Kellner D, Schmid U (2003) Wenn Eltern um ihr Baby trauern. Impulse für die Seelsorge – Modelle für Gottesdienste. Herder, Freiburg
Bode S, Roth F (2002) Wenn die Wiege leer bleibt Hilfe für trauernde Eltern. Ehrenwirth, München
Fleck-Bohaumilitzky C, Fleck C (Hrsg) (2006) Du hast kaum gelebt. Trauerbegleitung für Eltern, die ihre Kinder vor, während oder kurz nach der Geburt verloren haben. Kreuz, Stuttgart
Lothrop H (2001) Gute Hoffnung – jähes Ende. Fehlgeburt, Totgeburt und Verluste in der frühen Lebenszeit. Begleitung und neue Hoffnung für Eltern. Kösel, München
Mullur T, Krzyzan A (2009) Frohes Warten – früher Tod. Tyrolia, Innsbruck
Mullur T, Nuener C (Hrsg.) (2007) Frohes Warten – Früher Tod. Hilfen zur seelsorglichen und liturgischen Begleitung von Eltern, deren Kind vor, während oder kurz nach der Geburt verstorben ist. Klinikseelsorge und Abteilung Gemeinde der Diözese Innsbruck [Broschüre]
Schäfer K (2008) Ein Stern, der nicht leuchten konnte, 2. Aufl. Herder, Freiburg

Schäfer K (2012) Spuren kleiner Füße. Topos, Ruggell

Strachota A (2006) Zwischen Bangen und Hoffen. Frauen und Männer berichten über ihre Erfahrungen mit pränataler Diagnostik. Mabuse, Frankfurt

Wolter H, Masaracchia R (2011) Lilly ist ein Sternenkind. Edition Riedenburg, Salzburg

Das Tier als Trauerbegleiter

E. Riedler, M. Weiss-Beck

L. Wehner (Hrsg.), *Empathische Trauerarbeit,*
DOI 10.1007/978-3-7091-1589-3_13, © Springer-Verlag Wien 2014

13.1 Einleitung

E. Riedler

Seit Aufzeichnungen der Menschheit werden Beziehungen zwischen Menschen und Tieren beschrieben. Nicht nur Einfühlungsvermögen und Vertrauen, sondern auch Zuverlässigkeit und Zuneigung stellen eine Grundlage dar für alle Formen von tiergestützten Interventionen. Diese Eigenschaften können insbesondere bei Kindern eine wertvolle Hilfe für den Aufbau von zwischenmenschlichen Beziehungen sein. Tiergestützte Interventionen dienen unter anderem auch dazu, Menschen bei einer Verbesserung ihrer Lebensqualität zu unterstützen. Manche Tierarten, vor allem Pferde und Hunde, besitzen die hohe Fähigkeit, nonverbale Signale sehr sensibel zu erkennen, und darauf zu reagieren. Weil Tiere hauptsächlich menschliche Stimmungen und die innere Befindlichkeit erkennen, geben sie allen Beteiligten die Möglichkeit, sich selbst anders wahrzunehmen.

13.2 Das Pferd in der Trauerarbeit

M. Weiss-Beck

13.2.1 Bleibe bei mir, wenn meine Welt zu zerbrechen droht

>> Es braucht viel Mut
   unsere Trauer zu durchleben,
   uns ganz auf sie einzulassen,
   durch den Regenbogen
   hindurch zu tauchen,
   uns berühren zu lassen,
   um zu be-greifen …
   … erst dann
   werden wir wieder frei sein,
   um zu leben, um zu lieben,
   werden die Sonne hinter dem Regenbogen aufgehen sehen
   und verstehen. (Weiss-Beck)

13.2.2 Kinder und Eltern in ihrer Trauer begleiten: Zu Beginn stand die Vision

Familien, die ein schwerkrankes oder behindertes Kind haben bzw. Familien, in denen ein Elternteil lebensbedrohlich erkrankt ist, befinden sich fast permanent in einer extrem belastenden Situation. Die ständige Sorge um das Wohlbefinden des Familienmitglieds und natürlich auch die Angst vor dem möglichen Ende, dem Wie und Wann stehen im Vordergrund.

Die Eltern, Partner und auch Kinder werden oft zu perfekten Pflegenden, denen es schwerfällt, das hilfsbedürftige Familienmitglied einer außenstehenden Person für längere Zeit anzuvertrauen, selbst wenn die persönlichen Ressourcen bereits längst erschöpft sind.

Ein Kinobesuch, ein entspannter Tag in einer Therme oder nur ein Spaziergang, gehören in betroffenen Familien oft der Vergangenheit an.

Im Rahmen meiner Arbeit im Schockraum, im Notarztwagen und durch die Trauerarbeit mit Familien wurde mir immer mehr bewusst, in welcher Not sich betroffene Menschen befinden – einerseits durch die Ungewissheit über die Zukunft ihres Kindes, andererseits durch das Abdriften an den Rand der Gesellschaft.

Berufliche sowie persönliche Erfahrungen im Umgang mit Krankheit, Tod und Trauer in der eigenen Familie, zeigten mir, wie wichtig ein natürliches und ehrliches Verhalten unseren Kindern gegenüber ist. Erst wenn wir sie kindgerecht an die Thematik heranführen und sie in ihrer Kreativität sein lassen, können sie im wahrsten Sinn des Wortes be-greifen, dass das Leben den Tod nicht ausschließt, sondern der Tod ein Teil des Lebens ist.

Im Gegensatz zu früher, als das Sterben noch nicht ins Krankenhaus ausgelagert wurde, sondern Angehörige meist zu Hause im Kreise ihrer Familie gepflegt wurden und starben, wird dem Tod heute viel zu wenig Platz eingeräumt. Krankheit, Sterben und Tod werden tabuisiert und in der Folge werden Menschen gemieden, ausgegrenzt und viel zu wenig unterstützt.

So entstand in mir, meinem Mann und einer Kollegin die Idee, einen Ort zu schaffen, an dem Menschen aufgefangen werden, zur Ruhe kommen und neue Kraft tanken können, um wiederum gestärkt in den Alltag zu gehen. Es ist wichtig, nicht nur die kleinen Patienten zu fokussieren, die natürlich zum ständigen Mittelpunkt ihrer Familien werden, sondern das gesamte Familiensystem, besonders die Geschwister, in ihren Bedürfnissen und Ängsten wahrzunehmen und aufzufangen. Nicht Krankheit und Einschränkungen sollen im Vordergrund stehen, sondern die Träume und Wünsche der Kinder. Sie gilt es zu entdecken, denn in ihnen liegt eine verborgene Kraft, die Leben bedeutet.

Wir gründeten den gemeinnützigen Verein „Regenbogental", der es sich zur Aufgabe gemacht hat, die betroffenen Familien dort abzuholen, wo sie stehen, die Freude am Leben erfahrbar zu machen, ihre Ängste ernst zu nehmen und sie in ihrer Trauer zu begleiten. Auf unserem Therapiehof in Baden bei Wien unterstützen wir Betroffene durch Gespräche, Spaziergänge durch die Natur und Körperarbeit. In unserer Arbeit ist das Pferd ein wichtiger „Therapeut". Schon das bloße „Getragen werden" kann hilfreich sein. Unsere Arbeit soll Menschen in Ausnahmesituationen unterstützen und ihnen die Möglichkeit bieten zu erkennen, was ihnen helfen könnte, einen Umgang mit dem Erlebten zu finden.

13.2.3 „Getragensein"

■ **Fallbeispiel**
Susanne hat vor zwei Jahren ihre 6-jährige Tochter verloren. Diese litt an einem bösartigen Gehirntumor. Ihr gemeinsames Leben war geprägt von zahlreichen Krankenhausaufenthalten, Operationen, schweren Entscheidungen und Ängsten. Doch da gab es auch ganz viel Lebensfreude, Liebe und Hoffnung.

Der Verlust hat einen Schatten über Susannes Leben gelegt. Da sie selbst krank ist und unter ständigen Schmerzen leidet, kann sie keiner geregelten Arbeit nachgehen. Ich selbst erlebe Susanne in der Begleitung als reflektierte Frau, die sehr offen über das Erlebte spricht und auch ihre Zweifel bezüglich mancher medizinischer Interventionen während der Behandlung ihrer Tochter gut zum Ausdruck bringt. Doch es gibt immer wieder Stunden, in denen ich Ratlosigkeit, Zorn oder auch eine tiefe Traurigkeit wahrnehme. In diesen Stunden ist es nicht meine Aufgabe zu trösten oder Ratschläge zu geben. Meine Aufgabe ist es, einfach nur *da zu sein und auszuhalten*. Die wirklich harte Arbeit leistet „Filou", denn der dunkelbraune Wallach spürt von der ersten Berührung an, wie es Susanne geht. Er spiegelt ihre Anspannung wider, doch er hält aus und trägt sie. Meist ist die Kuscheleinheit mit Filou am Anfang der Therapiestunde ganz wichtig für das „Ankommen bei sich selbst". Durch das Reiten, das Fühlen von Rhythmus und Wärme, das Getragensein, beginnt sich langsam die Anspannung, die bei Susanne meist mit mehr oder weniger starken Schmerzen einhergeht, zu lösen. Wenn sie schließlich vom Pferd steigt und sich bei ihm liebevoll bedankt, ist ihre Situation immer noch die gleiche und doch strahlt sie nun eine ganz andere Energie aus und kann sich Kraft in ihren Alltag mitnehmen.

13.2.3.1 Konfrontation mit dem drohenden Tod

Die Krankheit und der bevorstehende Tod eines Kindes überschatten das gesamte Familienleben. Beziehungen, Karriere und Arbeit rücken in den Hintergrund. Zurück bleiben Existenzängste, Überforderung, Einsamkeit und oft auch eine tiefe Traurigkeit.

Der Trauerprozess ist abhängig von vielen Faktoren, wie der Beziehung zum Verstorbenen, dessen Todesumstände, der eigenen Persönlichkeit, den eigenen Erfahrungen und vielem mehr.

Kaum ein Thema bringt uns so an unsere Grenzen, wie die Konfrontation mit unserer eigenen Endlichkeit. Nichts ist so sicher in unserem Leben wie der Tod und doch handelt es sich hierbei um eines der meist tabuisierten Themen unserer Zeit. Unsere Kinder versuchen wir weitgehend zu schützen und halten sie so weit als möglich fern von Krankheit, Tod und Sterben.

Erst wenn uns ein Todesfall unmittelbar betrifft, kommen wir nicht umhin uns mit der Thematik auseinanderzusetzen. Dabei sind es gerade die Kinder, von denen wir so viel lernen können. Manchmal täten wir gut daran, uns einfach nur von unseren Kindern leiten zu lassen und unsere Ängste hinten anzustellen. Es ist immer wieder berührend zu sehen, wie natürlich Kinder mit Sterben und Tod umgehen, wenn man sie lässt, wie kreativ sie sind und was für Gedanken sie sich bereits machen.

13.2.3.2 Unser Kind wird sterben

Es gibt kaum etwas Schlimmeres, als das eigene Kind zu verlieren bzw. es nie oder nur für kurze Zeit in den Armen gehalten zu haben. Leidet ein Kind an einer zum Tode führenden Erkrankung, bleibt der Familie oft nur eine begrenzte Zeit, sich auf das drohende Ereignis einzustellen. Meist kommt es zu massiver Überforderung aller Beteiligten. Besonders Jugendliche mit einer lebensbedrohlichen Erkrankung fühlen sich in ihrem Weg in die Selbstständigkeit nun wieder eingeschränkt und in Abhängigkeiten gedrängt. Jugendliche wollen das Leben auskosten, manchmal an die Grenzen gehen, wollen Pläne schmieden und sind sehr auf ihr Äußeres bedacht.

Der offene Umgang mit Krankheit und Tod zwischen Ärzten, Eltern und Kind ist eine wichtige Voraussetzung, damit das sterbende Kind den Eltern „SEIN Sterben" auch zutraut und nicht versucht, sie durch Schweigen zu schützen. Auch hier sollten die Ressourcen im Vordergrund stehen und die Möglichkeit gegeben sein, noch gemeinsame Wünsche und Träume zu leben.

Hier braucht es Menschen, welche die überforderten Eltern schützen und ihnen helfen, die Dinge zu verstehen, um die richtigen Entscheidungen treffen zu können. Sie sollen in der Begegnung mit ihrem kranken Kind unterstützt und ermutigt werden. Die Eltern müssen mit Empathie aufgefangen und bestärkt werden, ihre Vorstellungen und Wünsche auszudrücken.

13.2.4 „Wenn Worte fehlen"

- **Fallbeispiel**

Jasmin und Tim sind Geschwister, zehn und sechs Jahre alt. Vor fünf Jahren haben sich ihre Eltern scheiden lassen und vor zwei Monaten ist nach jahrelanger Krankheit ihre Mutter gestorben. Bis einen Monat vor ihrem Tod wurde mit den beiden nicht über das bevorstehende Sterben der Mutter gesprochen, was zu einer zusätzlichen Belastung der Kinder beitrug. Nach einem intensiven Gespräch mit der Mutter, war diese letztendlich doch bereit dazu, mit den Kindern in aller Offenheit über ihr Sterben und das „Danach" zu sprechen. Dies gab den Kindern und der restlichen Familie endlich die Möglichkeit, einen kindgerechten Umgang mit der Situation, in Form von Ritualen, Briefen und Gesprächen zu finden.

Die Kinder leben nun beim Vater und sind eingebettet in einen großen Familienverband. Sie haben allerdings in ihrem Leben immer wieder die Erfahrung gemacht, dass über belastende Dinge eher geschwiegen wird, als sie anzusprechen. Die zehnjährige Jasmin findet leichter Worte, um ihrer Trauer, ihrer Wut und ihrer Verständnislosigkeit Ausdruck zu verleihen. Tim hingegen wird immer ruhiger, schläft schlecht, ist unkonzentriert in der Schule und lehnt sich gegen den Vater auf, der, trotz großem Einfühlungsvermögen, ihm gegenüber hilflos erscheint. Auch in der tiergestützten Therapie begegnet Tim den Pferden anfänglich mit großer Distanz. Überhaupt hat man das Gefühl, ihn nicht erreichen zu können, nicht durch Worte, Spiele oder Berührungen. Er macht zwar bei allen Aktivitäten mit, die ich ihm anbiete, doch wirkt er wie abgeschnitten von seiner Umwelt.

So vergehen vier Reittherapieeinheiten, in welchen ich das Gefühl habe, Tim nicht annähernd erreichen zu können. Ich kann auch kaum einen Kontakt Tims zum Pferd erkennen. Doch dann stellt er mir auf einmal die Frage: *„Kann man auf ‚Filou' auch reiten wie ein Indianer, ohne alles?"* Und dann reitet er „ohne alles". Tim legt sich auf den bloßen Pferderücken, schließt die Augen, vergräbt sein Gesicht in der Mähne und ich habe das Gefühl, er ist ganz bei sich und dem Pferd. Nach 10 Minuten steigt er ab und wir beenden wieder einmal wortkarg, jedoch einen großen Schritt weiter, die Stunde.

Vielleicht sollte ich mich mit diesem Fortschritt zufrieden geben, doch werde ich das Gefühl nicht los, dass Tim eigentlich eine ganze Menge zu erzählen hätte, dies aber nicht mit mir teilen will. Diese Erkenntnis ist in der Begleitung immer etwas ernüchternd, doch auf der anderen Seite auch bereichernd, da man in seiner Kreativität gefordert ist.

Das Eis bricht letztendlich Therapiepuppe „Lisa" mit ihrem Charme. Gehemmt bin lediglich ich ein wenig, wenn ich in die Rolle von Lisa wechsle. Doch Tim freundet sich beim gemeinsamen Reiten mit Lisa sehr rasch an und erzählt ihr ganz selbstverständlich so manches aus seiner Sichtweise über die Scheidung und den Tod seiner Mutter. Lisa stellt keine direktiven Fragen und sie konfrontiert ihn auch nicht mit Tatsachen. Sie plappert einfach drauflos, wie es Sechsjährige eben so tun. Durch ihre Hilfe habe ich die Möglichkeit, Tim auf seiner Ebene zu begegnen.

13.2.4.1 Ein Elternteil erkrankt lebensbedrohlich

In den meisten Familien wird der mögliche Tod eines Elternteils nie zum Thema gemacht, selbst wenn Vater oder Mutter schwer erkranken. Die Kinder werden oft ausgegrenzt, vertröstet und mit falschen Hoffnungen hingehalten bis es fast oder wirklich zu spät ist. Dabei erlebe ich immer wieder, wie entlastend es für Eltern und Kinder ist, über den bevorstehenden Tod sprechen zu können, auch wenn es mit Tränen verbunden ist. So viele Fragen werden noch gestellt, so viele Ideen werden geboren – Kinder können außerordentlich kreativ sein und gemeinsame Träume, seien sie auch noch so klein, können noch verwirklicht werden.

13.2.4.2 Der plötzliche Tod eines Familienmitglieds

Ein plötzliches Ereignis, sei es ein Unfall, Herzinfarkt, plötzlicher Kindstod oder Suizid, trifft die Betroffenen meist wie ein Blitz aus heiterem Himmel, zieht ihnen regelrecht den Boden unter den Füßen weg. Doch selbst das vorhersehbare Sterben eines Elternteils oder eines Kindes kann die übrigen Familienmitglieder scheinbar unerwartet treffen.

Auch hier sollte wieder oberstes Gebot sein, allen Beteiligten die Zeit zu geben, die sie brauchen, um zu be-greifen, um sich zu verabschieden und um noch einmal zu erspüren, was sie für sich gerne möchten. Auch hier sind Kinder meist sehr kreativ und dankbar dafür, noch etwas für die Mama oder den Opa tun zu können. Es könnte ein Brief geschrieben oder etwas gebastelt werden, um es dem Verstorbenen bei der Beerdigung mitgeben zu können.

Ich selbst komme aus einer Familie, in welcher immer offen mit dieser Thematik umgegangen wurde, da mein Vater Arzt war und des Öfteren aus seinen Diensten berichtete. Wir sind fünf Geschwister, ich bin die Älteste und mein jüngster Bruder wurde adoptiert. Wenn meine Eltern alleine verreisten, wurde mit mir, aber auch mit meinen Großeltern, immer bis ins kleinste Detail besprochen, wie ich im Falle des Ablebens beider Eltern vorgehen müsste, damit mein Bruder, damals noch Pflegekind, meine anderen drei Geschwister und ich zusammenbleiben könnten und versorgt wären. Ich war damals 16 Jahre alt und mir dieser Verantwortung als Älteste sehr wohl bewusst.

Auch mein Mann und ich halten es so, dass wir offen mit unseren Kindern darüber sprechen, wie sich das Leben gestalten würde, würde einer von uns beiden sterben. Es geht nicht darum, sich und die Kinder ständig mit dem möglichen Tod zu konfrontieren, sondern kleine Zeichen und Rituale spielerisch zu besprechen, welche z. B. im Falle eines tödlichen Unfalls eines Elternteils für die Kinder (über)lebensnotwendig werden würden und dann eine wichtige Voraussetzung wären, um das traumatische Ereignis in ihr Leben integrieren zu können.

13.2.4.3 Geschwister – ein Leben zwischen „Schattendasein und extrem fordernd"

▪ **Fallbeispiel**

Auf einmal ist alles ganz anders. Der kleine Bruder braucht mehr Zuwendung, mehr Pflege und mehr Aufmerksamkeit. Schon wieder hat der Papa *ihm* ein Stofftier beim Gute-Nacht-Sagen zugesteckt. Und gestern hat Mama wieder geweint, das war auch sicher wieder wegen *ihm*.

Irgendetwas Schlimmes muss passiert sein mit Max, doch wenn Sophie nachfragt, bekommt sie keine brauchbare Antwort. Manchmal ist sie richtig zornig auf ihren Bruder, obwohl sie das eigentlich nicht sein dürfte, denn er sieht in letzter Zeit so schwach aus und lacht auch kaum mehr. Beim Abendgebet bittet sie den lieben Gott um Verzeihung. Sophie bemüht sich auch den Eltern Arbeit, wie z. B. Geschirr wegräumen oder Blumen gießen, abzunehmen, doch diese nehmen sie kaum noch wahr. Es bleibt ihr nur noch ihre Puppe, der sie ihren Kummer erzählen kann.

> ❯ Geschwister werden in ihrer Trauer häufig übersehen. Dabei sollten wir uns bewusst machen, dass sie eigentlich nicht nur den Bruder oder die Schwester verlieren, sondern auch ihre Eltern, so wie diese einmal waren.

Ein schwer krankes Kind wird zum ständigen Mittelpunkt in der Familie. Je weniger über die belastende Situation gesprochen wird, desto mehr verstrickt sich die Familie in ein Netz aus Überversorgung des kranken Kindes, Vernachlässigung der anderen Geschwister, Nichtwahrnehmen der eigenen Bedürfnisse und Vernachlässigung der elterlichen Beziehung und Überforderung.

Dies kann bei den Geschwistern Rückzug, Wut, Eifersucht, Existenzängste, die Angst selbst zu erkranken, die Liebe der Eltern zu verlieren oder Schuldgefühle bewirken.

Es ist wichtig, von Beginn an ganz offen mit allen Familienmitgliedern über die Krankheit und den drohenden Tod zu sprechen. Auch ist es für Kinder gut zu sehen, dass ihre Eltern traurig sind und weinen. Sie müssen die Möglichkeit haben, mit ihnen darüber zu sprechen. Die Geschwister müssen die Gewissheit haben, dass ihre Fragen ehrlich beantwortet werden und sie alle für sie relevanten Informationen erhalten. Sie müssen die Sicherheit haben, ihren festen Platz in der Familie zu behalten. Es ist nicht ihre Aufgabe, die Position des Verstorbenen zu ersetzen.

Manche Kinder glauben, sie müssen ebenfalls erkranken, um sich die Aufmerksamkeit und Liebe der Eltern zu sichern. Wichtig wäre, neben allen Veränderungen im Zusammenhang mit der Erkrankung, einen geregelten Tagesablauf und gewohnte Rituale aufrecht zu erhalten und auch Freiräume zu schaffen, in denen unbeschwert gelacht und gespielt werden kann.

13.2.5 „Schau bitte auf das, was ich gut kann!"

- **Fallbeispiel**

Laura ist dreieinhalb Jahre alt und erlitt pränatal, das heißt, bereits im Mutterleib, einen Schlaganfall. Darunter wird eine Mangeldurchblutung des Gehirns mit Folgeschäden verstanden, welche sich bei Laura in Form einer Schwäche der rechten Körperhälfte äußert.

Die körperliche Beeinträchtigung war für sie immer „normal". Normal sind auch die zahlreichen Therapien und jährlichen Rehabilitationsaufenthalte geworden, welche zu ihrem Alltag zählen. Diese sind notwendig, um Laura maximal zu fördern. Schade ist nur, dass sie sowohl bei der Ergo- als auch bei der Physiotherapie weitgehend auf ihr Defizit reduziert wird, das es zu verbessern gilt. Dadurch wird ihr unweigerlich das Gefühl vermittelt, dass sie so wie sie ist, nicht gut genug ist, sondern eben verbesserungswürdig.

Jeden Freitag darf sie im Rahmen der tiergestützten Therapie eine Stunde lang alles für das Pferd Cherie, eine zarte Pintostute, tun und natürlich auch reiten. Da wird eifrig Futter hergerichtet und die selbst mitgebrachten Karotten und Äpfel geschnitten, das Pferd gestriegelt, Hufe ausgekratzt, Materialien für das gemeinsame Spiel ausgesucht und ausgiebig geschmust. Spielerisch wird die „schwache Hand" mit einbezogen und wie selbstverständlich hat auch diese ihre Aufgabenbereiche. Im Vordergrund stehen all die Dinge, die Laura gerne gemeinsam mit Cherie macht.

13.2.5.1 Ressourcen erkennen und fördern nach dem Prinzip der Salutogenese

Während unserer Tätigkeit, Familien in Trauersituationen zu begleiten, wurde uns immer mehr bewusst, wie wichtig es ist, das Prinzip der Salutogenese in den Mittelpunkt unserer Arbeit zu stellen. Aaron Antonovsky, der Begründer der Salutogenese, was so viel bedeutet wie Gesundheitsentstehung/Gesunderhaltung, geht davon aus, dass für den Menschen zur Erhaltung der Gesundheit auch in schweren Lebenssituationen, drei Faktoren von ganz wesentlicher Bedeutung sind. Die Umstände müssen für den Betroffenen *verstehbar*, sprich nachvollziehbar sein, sie müssen handhabbar, sprich zu *bewältigen* sein, und sie müssen in weiterer Folge *einen Sinn ergeben*, das könnte z. B. bedeuten, das Geschehene als Herausforderung zu sehen. Diese drei Komponenten bilden das sogenannte *Kohärenzgefühl*, welches gestärkt werden muss. Es ist wichtiger zu fragen: „Was macht bzw. was hält den Betroffenen gesund?", anstatt: „Was macht ihn krank?" In weiterer Folge sehen wir es als unsere Aufgabe, gemeinsam mit dem Betroffenen herauszufinden, wo seine Ressourcen liegen. Unter Ressourcen werden bestimmte Stärken oder Kraftquellen verstanden, welche der betreuten Person zur Verfügung stehen und gestärkt werden müssen. Dies können sein: finanzielle Absicherung, ein sozial tragfähiges Netz oder familiäre Unterstützung, aber auch ein gutes Selbstwertgefühl, das z. B. durch tiergestützte Therapie gestärkt werden kann.

Trauerbegleitung in der Familie bedeutet für uns auch die ganzheitliche und systemische Betreuung der Eltern und ihrer Kinder. Einen Menschen ganzheitlich sehen heißt, ihn in seiner Gesamtheit zu erfassen, in all seinen Dimensionen, physischer, psychischer, geistiger, seelischer und spiritueller Natur. Nur so ist es möglich, persönliche Ressourcen zu erkennen. „Es erkrankt nie nur ein Familienmitglied. Es erkrankt immer das gesamte System."

Jedes kranke Kind ist eingebettet in ein Netz aus Menschen, die ihm mehr oder weniger nahe stehen, und seine veränderte Lebenssituation hat nun Auswirkungen auf seine Beziehungen zu all diesen Menschen. Um das Kind mit seinen Bedürfnissen ganzheitlich zu erfassen, ist es notwendig, es immer im Kontext seiner Familie zu sehen und sowohl die Eltern als auch die Geschwister, manchmal auch andere wichtige Bezugspersonen mit einzubeziehen.

13.2.6 Das Tier als Therapeut

> Der Einsatz von Tieren in der Begleitung ist deshalb so bereichernd, weil das Tier nichts von der Krankheit weiß und auch nicht wertet. Es ist geduldig und erzieht zu Geduld.

Der Kontakt zum Tier löst Verhärtungen und Verspannungen und öffnet damit den Weg zu psychischer Sensibilität. Es bietet die Möglichkeit Körperkontakt und Zärtlichkeit zu erleben. Es spricht und versteht ohne Worte und agiert als Vermittler zwischen Betroffenem und Begleiter.

Mit mehr als nur einer Tierart zu arbeiten, bereichert die therapeutische/pädagogische Arbeit sehr. Die Kinder bzw. die Eltern werden durch die verschiedenen Tierarten in unterschiedliche Situationen gebracht. Neben dem Pferd eignen sich für die Therapie auch Esel, Lamas, Ziegen, Hunde oder Kaninchen. Die Tiere werden ganzheitlich, nicht nur in ihrer Funktion erlebt. Kinder und Erwachsene dürfen und sollen sich an der Pflege, dem Ausmisten, der Futtergabe und der Materialversorgung beteiligen. Dies führt sehr rasch zu Erfolgserlebnissen und motiviert zur Selbstständigkeit.

Darüber hinaus kommunizieren Tiere auf ganz unterschiedliche Weisen. So ist der Betroffene gefordert, in Interaktion zu treten. Fundiertes Fachwissen über die jeweilige Tierart und zur Therapie ausgebildete Tiere sind Grundvoraussetzung. So können die Tierarten gezielt, entsprechend der Persönlichkeit des Klienten, eingesetzt werden. Tiergestützte Einheiten müssen gut geplant und vorbereitet sein. Die Pädagogin stellt die Materialien zur Verfügung und hat eine beobachtende Funktion.

13.2.6.1 Das Pferd in der Begleitung

Michaela Jeitler und Martina Tisch-Keckstein haben mit der „Integrativen Voltigier- und Reitpädagogik*" ein Konzept geschaffen, welches ermöglicht, Menschen durch den Umgang mit dem Pferd, durch Tiergestützte Pädagogik und erlebnispädagogische Angebote, in ihrer persönlichen Entwicklung zu begleiten und zu unterstützen. Ein wesentliches Ziel ist es, Menschen nicht auf ihre Defizite zu reduzieren, sondern ihre Ressourcen zu erkennen und zu nützen.

Das Pferd eröffnet Kommunikationsmöglichkeiten und hilft bei der Kontaktaufnahme, außerdem regt es die Fantasie und Erlebnisfähigkeit an. Das Unvermögen, mit den eigenen Emotionen umzugehen, führt oftmals zur Sprachlosigkeit. Diese wiederum schürt Aggressionen und das Gefühl der Hilflosigkeit.

Tiergestützte Pädagogik möchte einen sensibleren Umgang sowohl mit den eigenen als auch mit den Bedürfnissen anderer erreichen. Kinder haben meist ganz klare Vorstellungen von dem, was sie möchten: Den Stall ausmisten, einen Spaziergang durch den Wald machen, einfach nur herumlaufen, das Pferd putzen oder Futter vorbereiten. Das heißt nicht, dass wir alle Wünsche erfüllen müssen, jedoch eine hohe Sensibilität dafür entwickeln, was gebraucht wird.

Wichtig ist es, sich bedingungslos auf die Person einzustellen und zu versuchen, sie dort abzuholen, wo sie steht, keinen Druck auszuüben und sie nicht zu konfrontieren. Sie sollte jedoch immer wieder behutsam zu der Thematik hingeführt und die Möglichkeit zum Gespräch angeboten werden. Oft hilft hier schon die rhythmische Bewegung auf dem Pferderücken. Körperarbeit und auch leichte Massagen werden bei Schmerzen gerne angenommen und manchmal ist ein Spaziergang zu Fuß oder geführt auf dem Pferd eine willkommene Gelegenheit, um abzuschalten, die Natur zu genießen und das Leben zu spüren.

13.2.6.2 Körperarbeit

Körperarbeit am Pferd hat eine sensorisch-integrative Funktion und zum Ziel, mit allen Sinnen wahrzunehmen, sich ganzheitlich zu erfahren. Sensorische Integration ist die Koordination, das Zusammenspiel unterschiedlicher Sinnesqualitäten und -systeme. Durch sanfte Berührungen wird am Körper des am Pferd Sitzenden gearbeitet. Dieser hat die Möglichkeit sich ganz fallen zu lassen, in sich hinein zu fühlen, das Pferd unter sich, in seinen rhythmischen Bewegungen zu spüren und seine Umgebung wahrzunehmen. Körperarbeit ist harte Arbeit für das Pferd, da es die Energie des Reiters aufnimmt.

Es kann auch die Stimme des Begleiters oder Musik zum Einsatz kommen und das Erlebnis noch vertiefen, abhängig davon, was bewirkt werden soll bzw. welche Bedürfnisse vorliegen.

Gerade im Trauerprozess fühlen sich Menschen manchmal völlig abgeschnitten von sich selbst, nehmen sich wahr wie durch einen Nebel. Hier kann das Getragenwerden und sich vertrauensvoll dem Rhythmus hinzugeben, viele Spannungen lösen und helfen, sich wieder ein Stück mehr zu spüren.

13.2.6.3 Freiarbeit

Freiarbeit bietet die Möglichkeit, Selbstständigkeit und Vertrauen zu den Tieren zu fördern. Ein begrenzter, abgesicherter Bereich, wie z. B. die Reithalle, wird mit Therapiematerialien gestaltet. Nun können sich Kinder und Erwachsene frei und auf sich gestellt bewegen und mit den Pferden in Kontakt treten. Wir fungieren nur als Beobachter und sorgen für die nötige Sicherheit.

Pferde spiegeln das Verhalten von Menschen und geben so Aufschluss über den Gemütszustand des Betroffenen. So sind die Reaktionen des Tieres ein wesentlicher Bestandteil des Beobachtens. Zunächst erklärt die Pädagogin, wie die Körpersprache des Pferdes zu lesen ist. Pferde haben eine ganz klare Körpersprache. Der Erwachsene bzw. das Kind muss lernen, seinerseits ebenfalls körpersprachliche Signale exakt einzusetzen. Nur so kann das Tier diese lesen und die gewünschte Reaktion darauf zeigen. Es ist spannend zu beobachten, welch positiven Auswirkungen diese Arbeit auf das Selbstbewusstsein der Kinder und Erwachsenen hat und mit welcher Freude sie bei der Sache sind. Das Pferd fungiert als ihr Spiegelbild und reagiert auf feinste Zeichen ihrerseits. Sind diese Signale nur halbherzig gesetzt, bleibt eine Antwort seitens des Pferdes aus. Die Betroffenen lernen immer mehr, ihren Fokus beizubehalten und ihre Energie und Körpersprache konsequent einzusetzen.

13.2.6.4 Die Arbeit mit Therapiepuppen

Die Arbeit mit Therapiepuppen wähle ich gerne als ergänzende Therapieform für Kinder, die nicht selbst ausdrücken können, was ihnen fehlt. Manche Kinder sind durch ein Trauma, wie den Tod eines nahen Verwandten, nicht in der Lage sich mitzuteilen, da jegliche Form von Gespräch als konfrontierend empfunden wird. Auch bei Kindern, welche einfach nur sehr introvertiert und scheu sind oder das Sprechen konsequent verweigern, ist der Einsatz von Therapiepuppen oft sehr hilfreich. Es gibt mehrere Möglichkeiten, die Puppen zum Einsatz zu bringen. Der Therapeut bespielt die Puppe und hat so die Möglichkeit, dem Kind über die Puppe auf der kindlichen Ebene zu begegnen, spielerisch das Interesse zu wecken und ein Gespräch zu beginnen. Oder das Kind bespielt die Puppe und erhält die Möglichkeit, seine Gefühle und Gedanken auf eine andere Person bzw. Figur zu projizieren. Stellvertretend drückt die Puppe vielleicht aus, was das Kind beschäftigt oder bedrückt. Eine weitere Möglichkeit ist, dass sich der Therapeut und das Kind über zwei Puppen begegnen. Beide, Therapeut und Kind, haben so die Möglichkeit, in eine Rolle zu schlüpfen, und vielleicht in Form einer Geschichte oder während eines Spaziergangs ins Gespräch zu kommen.

Die Therapiepuppen können in der Trauerbegleitung und im Umgang mit verschiedenen Tieren eingesetzt werden. Die erste Begegnung mit der Puppe war für unsere Pferde sehr aufregend und daher ist es ratsam, dies zunächst außerhalb einer Therapieeinheit zu üben.

Die Puppe kann zunächst mit dem Pferd in Kontakt treten. Sie kann mitspielen und Unsinn machen, womit die Stunde aufgelockert wird. Die Therapiepuppe kann vor dem Kind sitzen und von diesem gehalten werden oder hinter dem Kind sitzen, wobei über die Puppe Körperkontakt hergestellt werden kann. Die Puppe kann auch tollpatschig sein und somit die Geschicklichkeit des Kindes in den Vordergrund rücken, was wiederum das Selbstbewusstsein und den Selbstwert stärkt. Die Einsatzmöglichkeiten von Therapiepuppen sind sehr vielfältig.

13.2.7 Fazit

Mein Lehrer, Peter Fässler-Weibel, hat immer gesagt:

>> Der Umgang mit Sterbenden oder mit Angehörigen von Sterbenden erfordert nicht nur Mut, Fingerspitzengefühl und Einfühlungsvermögen, sondern vor allem gesunden Menschenverstand und die Auseinandersetzung mit dem eigenen Sterben.

Er schrieb in seinem Buch „Nahe sein in schwerer Zeit" (2001):

>> Sterbende sollen dann begleitet werden, wenn keine Angehörigen für sie da sind und sie sonst einsam und verlassen sterben müssten. Dort aber, wo Angehörige bereit sind, ihren Sterbenden beizustehen und sie zu begleiten, dort müssen wir lernen, sie zu stützen und zu betreuen, damit sie diesen für ihre spätere Trauer wichtigen Weg der Auseinandersetzung mit den Sterbenden bestehen können.

Die Sorge darum, wie lange das gemeinsame Leben noch dauern wird, können wir der Familie nicht abnehmen. Doch einmal den Fokus auf die schönen, lustvollen Dinge zu lenken, die noch gemeinsam erlebt werden können, und die Ressourcen zu entdecken, welche oft tief vergraben, in jedem Einzelnen schlummern, das möchten wir uns zur Aufgabe machen.

13.2.8 Ausblick

Im Therapiehof Regenbogental planen wir zukünftig, Familien in einem gemütlichen Wohnbereich, mit einem gezielten Therapieangebot und durch Entlastungspflege, einige Zeit aus ihrem Alltag herauszuführen und ganzheitlich zu unterstützen.

Familienorientierte Entlastungspflege hat zum Ziel, das kranke Kind oder den kranken Elternteil einen gewissen Zeitraum pflegerisch und medizinisch optimal zu versorgen, um die anderen Familienmitglieder freizuspielen.

Wir möchten den Familien die Möglichkeit geben, sich während ihres Aufenthaltes auf unserem Hof Auszeiten zu nehmen, um auch als „gesunde Familie", als Paar oder einfach für sich allein, ein Stück „Normalität" leben zu können und Kraft für die kommende Zeit zu tanken. Auch das kranke Kind oder der kranke Elternteil haben so die Möglichkeit, Zeit für sich alleine in Anspruch zu nehmen, einmal nicht „zur Last zu fallen" und diese Auszeit zu genießen.

13.3 Hunde in der Trauerbegleitung

E. Riedler

» Wie gut, dass Hunde mit uns zusammenleben, wir streicheln ihr Fell und sie unsere Seele. (Inge Röger-Lakenbrink)

13.3.1 Einleitung

Nach dem Tod eines geliebten Menschen ist oft nichts mehr wie zuvor. Die Trauer lässt vieles, was einst wichtig schien, in den Hintergrund treten. Mit der Trauer zu leben, fällt vielen unsagbar schwer. Das Leben verdunkelt sich, und die Hoffnung, dass es irgendwann wieder heller werden könnte, ist nur sehr klein.

Seit Jahren übe ich die Tätigkeit der mobilen häuslichen Kinderkrankenpflege aus. Ausgehend von der Betreuung schwerst körperlich und geistig behinderter Kinder spannte sich der Bogen hin zur pädiatrischen *Palliative Care*. Die Arbeit mit Kindern und Tieren kristallisierte sich für mich als sehr wichtig heraus. Insbesondere die Arbeit mit geistig beeinträchtigten Kindern und Jugendlichen liegt mir sehr am Herzen. Kinder, mit und ohne Beeinträchtigungen, sind eine Menschengruppe, die sich selbstständig nicht sehr gut verteidigen kann. Es ist mir wichtig, dass Kinderrechte und vor allem ihre Selbstbestimmung eingehalten werden. Die Selbstbestimmung ist bei behinderten Kindern und Jugendlichen weniger vorhanden. Aus der gleichen Motivation bemühe ich mich ebenfalls sehr um das Wohl von Tieren, egal welcher Art.

Anstatt eigener Kinder begleiten mich witzige, freche und zugleich freundliche und gutmütige Hunde: zwei Labrador Retriever. Aufgrund ihres gutmütigen Wesens, habe ich mich entschlossen, mit ihnen eine Sozialhunde-Ausbildung zu absolvieren. Der Einsatz der Hunde beschränkte sich anfangs auf die Tätigkeit mit schwerst geistig und körperlich beeinträchtigten

Kindern, wenn die Eltern mit dem Hundeeinsatz einverstanden waren. Das Arbeitsfeld veränderte sich, und ich begleitete schwerstkranke und sterbende Kinder, Jugendliche und auch junge Erwachsene und deren Familien in ihrem Zuhause. Die Dauer dieser Betreuungen reichte von wenigen Wochen bis hin über einige Jahre, da die Diagnose in Bezug auf die Lebenserwartung bei schwerst- und sterbenskranken Kindern, Jugendlichen und jungen Erwachsenen noch schwieriger zu stellen ist als bei Erwachsenen.

Sind Kinder im Kreise ihrer gewohnten Umgebung, also zu Hause, gestorben, war es möglich, nach dem Tod eine Trauerbegleitung in Anspruch zu nehmen. Für diese Trauerbegleitung standen zehn Stunden zur Verfügung – wenn die Eltern dem zustimmten. Bei den Trauerbegleitungen gibt es unterschiedliche Varianten in der Durchführung. Manchmal wurden ausschließlich Eltern begleitet, ein anderes Mal lag der Fokus auch auf den noch zurückgebliebenen Geschwisterkindern, die entweder ihre Schwester/ihren Bruder oder auch einen Elternteil verloren hatten.

Mein Angebot bestand darin, dass Einzelbegleitungen im Zuhause der trauernden Kinder bzw. Familien durchgeführt wurden. Hierbei werden meist fünf bis sieben Treffen vereinbart, die ein bis anderthalb Stunden dauern, und bei Bedarf verlängert werden können. Aus meiner Sicht ist dabei allerdings wichtig, zeitliche Grenzen einzuhalten. Es muss einen genauen Plan geben, welche Themen mit den Kindern auf spielerische Art und Weise bearbeitet werden können. Das kann Gefühle, Bedürfnisse oder bestimmte Rituale betreffen. Begleitungen in Form von Trauergruppen habe ich nicht angeboten.

Erst sehr viel später erfolgte aufgrund einer Not eine Tugend, und ich setzte die Hunde in der Trauerbegleitung ein. Es ging darum, dass ich während einer Trauerbegleitung absolut an meine Grenzen gestoßen bin. In dieser Grenzsituation gab es nur mehr die Möglichkeit, meine Hunde einzusetzen.

13.3.2 Tiere in der Therapie

Der Einsatz von Tieren in der Behandlung von psychisch kranken Kindern schaffte 1969 den Durchbruch. Der Kinderpsychotherapeut Boris M. Levinson in New York arbeitete sehr erfolgreich mit autistischen Kindern und setzte als Co-Therapeuten seinen Hund Jingles ein. Levinson hatte im Rahmen seiner Therapie per Zufall festgestellt, dass ein Tier die Wirkung eines Katalysators bei menschlichen Interaktionen haben kann. Bei der Ankunft eines verhaltensgestörten Jungen mit seinen Eltern, der keinerlei körperlichen und verbalen Kontakt zu seiner Umwelt aufnahm, kam es in seiner Praxis zu einer Begegnung mit Levinsons Retriever (Greiffenhagen u. Buck-Werner 2007, S. 14).

Hunde haben viele positive Eigenschaften, die vor allem hervorragend für die Arbeit mit Kindern und Jugendlichen genutzt werden können. Sie motivieren und sind zurückhaltende, aufmerksame Zuhörer. Kinder müssen nicht darum fürchten, dass ihre Geheimnisse weitergegeben werden. Ehrlichkeit spielt für Kinder und Jugendliche eine wesentliche Rolle, und ist von enormer Bedeutung.

> **Hunde haben keine Vorurteile und vergeben ihre Zuneigung an jene, die offen dafür sind. Kinder werden so angenommen, wie sie sind, sie müssen sich nicht verstellen. Der Hund akzeptiert bedingungslos, egal ob Trauer oder Freude vorherrscht, und teilt seine volle Aufmerksamkeit mit allen, die sich ihm widmen.**

Durch die unkomplizierte und einfühlsame Wesensart sind Hunde die idealen Schmerzteiler und Tröster für Kinder und Jugendliche. Sie vermitteln Zuwendung und Zärtlichkeit nicht nur bei Kindern und Jugendlichen mit geistiger und körperlicher Beeinträchtigung, sondern auch bei trauernden Kindern und Jugendlichen.

13.3.2.1 Sozial- und Therapiehunde

Therapie- und Sozialhunde haben die Gemeinsamkeit, mit dem für ihn verantwortlichen Menschen ein Mensch-Hund-Team zu bilden. Der Unterschied liegt ausschließlich in der fachlichen Qualifikation. Es geht dabei nicht um eine Auf- oder Abwertung der Einsätze.

Für beide Einsatzformen ist es von besonderer Bedeutung, dass auch die Besitzer geschult werden. Sozialhunde sind so trainiert, dass sie zeitweilig für die Begegnung mit Menschen eingesetzt werden können, um deren Wohlbefinden zu erhöhen oder bei der Entwicklung bestimmter Kompetenzen als hilfreiches Medium zu fungieren. Sie werden hauptsächlich bei alten Menschen in Seniorenheimen oder bei Kinder und Jugendlichen eingesetzt. Diese Tiere werden nicht für spezifische Dienstleistungen ausgebildet (Vernooij u. Schneider 2008, S. 190 ff).

Therapiehunde sind speziell ausgebildete Tiere. Sie sind in begleitender und unterstützender Funktion in therapeutischen Prozessen oder Konzepten eingebunden. Die Hunde werden dabei nicht für spezifische Dienstleistungen oder abgegrenzte Aufgabenbereiche ausgebildet, wie etwa das Öffnen von Türen, oder das Aufheben von Brillen. Ziel einer Therapiehundeausbildung ist „Tiergestützte Therapie und Tiergestützte Fördermaßnahmen" in einem besonderen Rahmen anzubieten. Die dabei erworbene Qualifikation ist für den professionellen Einsatz von Tieren in der Betreuung von Menschen aller Altersgruppen, im Besonderen von Menschen mit einem erhöhten Förderbedarf (z. B. verhaltensauffällige, behinderte, kranke Menschen) im Sinne der Gesundheitsförderung, sowie zur Hebung der Lebensqualität und des Wohlbefindens gedacht. Absolventen jener Ausbildung sind für ein eigenverantwortliches, tiergestütztes, therapeutisches und/oder pädagogisches sowie gesundheitsförderndes Arbeiten im Rahmen von Institutionen oder in der freien Praxis qualifiziert. Das vermittelte Wissen basiert auf (natur-)wissenschaftlichen Erkenntnissen.

■ **Fallbeispiel**

Als ein 20-jähriger junger Mann am Morgen nicht zum Frühstück erscheint, bittet seine Mutter ihren 14-jährigen Sohn Alexander, seinen Bruder Jonas zu wecken. Als der jüngere Sohn das Zimmer des Älteren betritt, findet er diesen tot vor. Er hat einen Gürtel um den Hals – Jonas hat sich erhängt. Alexander erzählt, dass er den Tod seines Bruders im ersten Moment nicht wahrgenommen hat. Er sah nur das schön gemachte Bett und hat erst anschließend seinen toten Bruder entdeckt. Zuerst dachte er, dass sein großer Bruder diese Szene nur spielt oder betrunken sei.

Die Mutter wirkt seit der Selbsttötung des ältesten Sohnes vor Trauer fast paralysiert. Sie fragt ständig nach dem *Warum*, und es scheint, als könne sie keinen klaren Gedanken fassen.

Alexander verhält sich sehr zurückhaltend, senkt den Blick, wenn man mit ihm spricht, und möchte von seiner Mutter nicht berührt werden. Seine schulischen Leistungen sind nicht überragend. Er ist absolut still in seiner Trauer. Aus Aufmerksamkeit und Liebe zu seiner Mutter, geht er ihren Wünschen nach und nimmt meine Trauerbegleitung in Anspruch.

Wenn Alexander auf die Situation angesprochen wird, in der er seinen Bruder tot aufgefunden hat, beginnt er zu weinen. Ich frage ihn, ob die Erinnerung an diese Situation ihm besonders traurig macht, und er nickt. Wir führen Erinnerungsarbeit durch, und Alexander schreibt auf einem Zettel auf, welche Erinnerungen er an seinen toten Bruder hat. Er erzählt besonders schöne und lustige Ereignisse mit ihm. Wir sehen uns gemeinsam Fotos vom verstorbenen Bruder Jonas an. Bei den weiteren Begleitungen ist Alexander dauernd in Bewegung, er läuft regelrecht im Haus umher. Während ich bei ihm bin, überkommt ihn wahrscheinlich ein Gefühl des „Ausgeliefertseins", welches für ihn fast nicht auszuhalten ist. Eine Annäherung an den Jugendlichen ist nur erschwert möglich.

Es gibt im Haus noch eine Katze namens „Schnurli". Alexander scheint besonders an ihr zu hängen. Er lässt für mich spürbare Aggressionen an der Katze aus und liebkost sie im nächsten Augenblick wieder. Alexander holt sich die Katze zu sich, drückt sie, und im gleichen Atemzug wirft er sie wieder weg von sich. Schnurli lässt sich das durchaus gefallen und kommt immer wieder laut schnurrend zu Alexander zurück. Ich frage Alexander, ob er Tiere mag, und ob ich das nächste Mal meine Hunde mitbringen darf.

Alexander geht fast täglich an Jonas Grab. Für ihn sind die Besuche ein besonderes Ritual. Ich frage Alexander, ob ich ihn bei so einem Besuch begleiten darf, und ob wir den Friedhofsbesuch mit den Hunden gemeinsam durchführen könnten. Alexander scheint sich über den künftigen Hundebesuch schon zu freuen, noch dazu, weil dieser mit dem Friedhofsgang vereint wird.

Der nächste Begleitungstermin erfolgt mit einem Gang zum Friedhof – gemeinsam mit den Hunden Mexx und Jacqui. Die Hunde sind vom Temperament her sehr unterschiedlich: Mexx ist sehr ruhig, Jacqui ist sehr quirlig. Der Jugendliche darf sich aussuchen, mit welchem Hund er gehen will. Er entscheidet sich für Jacqui, sie trägt ein schwarzes Haarkleid. Es ist ein herrlicher Winter-Frühlingstag im März, und wir stehen bis zu den Knien im Schnee. Wie vereinbart gehen wir zum Friedhof. Ich erkläre Alexander noch bestimmte Hundekommandos. Alexander wirkt sehr gehetzt, steht sichtlich unter extremer Spannung. Er läuft mit der Hündin sehr schnell und hektisch herum. Er wirft ihr Schneebälle, die sie alle auffängt. Zusätzlich apportiert die Hündin, mittlerweile völlig außer Atem, alle geworfenen Holzstöcke. Jacqui befolgt alle stark gefühlsbetonten Anweisungen.

Nach etwa einer halben Stunde Fußmarsch sind wir am Friedhof angelangt. Für Alexander ist es von enormer Wichtigkeit, dass die Hunde am Friedhof gut abgelegt sind. Er achtet sehr strikt darauf, dass am Grab die nötige Ruhe und Stille herrscht. Am Eingangstor der Grabstätte verändert sich die Miene des jungen Burschen und er wird sehr ernst. Er geht bedächtig zum Grab. Es scheint, als würde er in Gedanken mit seinem toten Bruder sprechen. Nach ca. 10 Minuten verlässt er ganz schnell den Friedhof und wartet bei den Hunden auf mich. Wir marschieren wieder zurück zum Elternhaus, und das Spiel mit der Hündin beginnt erneut. Er wirft ihr sehr viele Holzstöcke, die sie ihm sehr brav apportiert. Jacqui konzentriert sich voll und ganz auf Alexander.

Die Übungen, die Alexander mit Jacqui durchführt, werden für die Hündin immer intensiver. Man merkt, wie sie sich verausgabt, und dadurch immer mehr an Alexanders Aufmerksamkeit gewinnt. Der Junge ist plötzlich nicht mehr so in sich gekehrt, es lässt sich ein Leuchten in seinen Augen erkennen, weil jemand, in diesem Fall die Hündin Jacqui, sich nur seiner Person widmet. Es scheint, dass Jacqui das Eis bricht, und Alexander für eine Stunde sein großes Leid, seine Verzweiflung und seine Trauer vergessen kann. Als wir wieder zu Hause angekommen waren, berichtet Alexander seiner Mutter sehr stolz, was er alles mit Jacqui gemacht hat und dass sie ihm super gefolgt ist. Er erzählt, dass er ganz schnell die Kommandos für Jacqui gelernt hat und wie toll die Umsetzung war.

Nach dieser Begleitung vereinbaren wir noch einen zweiten Termin, an dem Jacqui mitkommt. Auch an diesem Tag beendet Alexander sichtlich erleichtert, zufrieden und glücklich die Einheit. Er konnte für eine kurze Zeit seine Traurigkeit unterbrechen.

13.3.2.2 Begleitdokumentation – Auswirkung der Sozialhunde während der Trauerbegleitung

Beobachtbar war, dass Alexander nach dem Einsatz von Jacqui mir gegenüber wesentlich gelöster aufgetreten ist. Er hat an diesem Tag mit mir den Blickkontakt beim Sprechen gesucht. Die Hündin, die er geführt hat, hatte ihm ihre volle Aufmerksamkeit geschenkt, und war während der ganzen Zeit nur für Alexander da.

Auch Alexanders Mutter hat über die Auswirkung des Einsatzes der Hündin gesprochen. Sie erzählte, dass sie selbst ja nicht in der Lage sei, sich so um ihre Kinder zu kümmern, wie es eigentlich erforderlich wäre. Sie sagt, dass sie sich selbst wie gelähmt fühlt, seitdem sich ihr Sohn das Leben genommen hatte. Die Mutter gibt an, selbst nicht fähig zu sein, das alltägliche Leben zu meistern. Sie fragt sich ständig, warum das passiert ist, und warum ihr Sohn ihr das angetan hat. Bei meiner Frage, ob ihr Veränderungen im emotionalen Bereich nach dem Hundeeinsatz aufgefallen sind, huschte ein Lächeln über das Gesicht der Mutter. Sie schilderte mir, dass Alexander nach der Begleitung mit den Hunden viel offener war. Er sprach sehr viel, wobei er seit dem Tod seines Bruders sonst eher zurückhaltend gewesen war. Sie gab an, dass Alexander die ungeteilte Aufmerksamkeit durch die Hündin sehr genossen hat. Das hat sich darin geäußert, dass er an folgenden Tagen in gewissen Situationen nicht mehr so aufbrausend reagierte. Diese Situationen betreffen beispielsweise den zwischenmenschlichen Umgang mit seiner Mutter oder anderen Geschwistern. Vor allem dann, wenn jemand Sachen berührte, die seinem toten Bruder gehörten, reagierte Alexander normalerweise sehr gereizt, genervt und leicht aggressiv.

Alexander erzählte seiner Mutter, dass die Hündin Jacqui nur für ihn da war, und wie schnell sie ihm alle Stöcke oder Schneebälle apportiert hat. Sie brachte ihm die größten Stöcke wieder, wenn er sie weggeworfen hatte. Die Hündin war in dem Moment einfach nur bei ihm und hat mit dem Jungen den großen Schmerz ausgehalten.

> » Haustiere gelten als verlässliche und treue Begleiter der Kinder einer Familie. Sie stehen ihnen ständig zur Verfügung. Sie werden fortwährend in ihr Spiel einbezogen. So kann ein Hund nahezu endlos lang Stöcke und Steine holen, Bälle fangen, Frisbees aufnehmen oder irgendwelche Tricks zeigen. [...] Dabei haben sie eine ganz wichtige Funktion: Sie sind einfach da. (Krowatschek 2007, S. 51)

Durch den spielerischen Umgang mit Jacqui werden innere Spannungen aufgelöst und Erlebnisse verarbeitet. Die Wachheit und Aufmerksamkeit eines Hundes, der seine Augen weit geöffnet hat, scheint auszudrücken, dass er scheinbar ein unbegrenztes Verständnis für alle Sorgen hat. Hunde akzeptieren kritiklos, widersprechen nicht, zeigen Empathie.

Es kann auch vorkommen, dass Kinder ihre Aggressionen an Tieren auslassen. Weil Hunde nicht mit schlechter Laune reagieren oder antworten, haben Kinder währenddessen die Möglichkeit, von aggressivem in ausgeglichenes Verhalten umzuschalten. Dadurch kann ein Hund bei der Bewältigung von Emotionen, Konflikten und bei der Verarbeitung von Auseinandersetzungen behilflich sein.

Tiere bewirken, dass sich Kinder und Jugendliche weniger einsam, weniger ängstlich und weniger verlassen fühlen. Sie haben durch ihre bloße Anwesenheit eine ganz besondere Wirkung auf Menschen. Hunde vergleichen und bewerten nicht und sie entlasten auf vielfache Weise von dem Druck, der von außen auf trauernde Jugendliche einwirkt. Einem Tier gegenüber darf jede Gefühlsstimmung spontan geäußert werden. Hier gilt das Prinzip, einfach nur da zu sein, um mit den Jugendlichen zu kommunizieren (Vernooij u. Schneider 2008, S. 131f).

13.3.3 Fazit

Wenn so wie im beschriebenen Fallbeispiel der große Bruder stirbt, müssen Kinder oder Jugendliche nicht nur mit dem Verlust des Geschwisters zurechtkommen. Auch die Eltern sind nicht mehr die, die sie vorher waren. Daher fühlen sich trauernde Geschwister häufig mit ihren Gefühlen von Trauer, Schmerz, Schuld und Aggression alleine gelassen. Der Weg der Trauer ist so unterschiedlich und jeder reagiert in seinem großen Schmerz anders.

Interessant sind Fragestellungen, die sich im Zusammenhang mit Tod und Trauer immer wieder stellen, wie etwa Bedürfnisse, welche Jugendliche in Bezug auf Trauer, Trauerverarbeitung, Traueraufgaben haben. Dürfen Jugendliche überhaupt äußern, dass sie traurig sind? Wie können Jugendliche den Tod von Angehörigen oder Freunden begreifen? Welche Wirkung haben Tiere, im Speziellen Therapiehunde, in der Trauerarbeit? Wie wird der Trauer Raum gegeben und welcher Zeitrahmen ist dafür vorgesehen?

Da ich während der Begleitung immer wieder auf starke emotionale Einbahnsysteme gestoßen bin, habe ich mich für die Arbeit mit meinen Hunden entschieden. Trauernde Jugendliche bekommen meistens nicht die nötige Aufmerksamkeit in ihrem Trauer- bzw. Bewältigungsprozess, weil so wie in diesem Fall auch die Eltern fast paralysiert waren.

Es ist immer wieder spannend zu beobachten, welchen Zugang Tiere zu Kindern haben und was sie bei ihrem Gegenüber bewirken können. Tiere tragen dazu bei, dass wir Menschen den Umgang mit unserer Trauer, Traurigkeit, Freude oder auch Bedrohung besser regulieren können.

Darum war es im Fallbeispiel gut möglich, so mit Alexander zu arbeiten. Tiere stellen keine Bedingungen und sie bewerten uns nicht. Die Hündin blieb ohne eine bestimmte Bedingung bei Alexander. Sie analysiert und reflektiert nicht, sie bricht das Eis des Jugendlichen. Durch diese praktische Erfahrung lässt sich erkennen, welchen positiven Einfluss die Arbeit mit Tieren, insbesondere mit Hunden, in der Trauerbegleitung auf Jugendliche hat. Vor allem dadurch, weil Jugendliche genauso sein können, wie sie sind. Sie müssen sich nicht verstellen und können authentisch sein. Hunde können mit den Gefühlen der Kinder umgehen. Ich war während der Begleitung von Alexander sehr davon beeindruckt, wie er dieses tragische Schicksal gemeistert hat. Zusätzlich hat sich Jacqui wunderbar in die Situation eingefügt. Durch ihre Mithilfe wurden Gefühle der Einsamkeit und emotionaler Überforderung durchbrochen. Die Hündin Jacqui hat das dicke Eis der Verzweiflung in Bezug auf die Trauer des geliebten Bruders geschmolzen.

Literatur

Antonovsky A (1997) Salutogenese. Zur Entmystifizierung der Gesundheit. Erweiterte deutsche Ausgabe von Franke A. Dgvt, Tübingen

Fässler-Weibel P (2001) Nahe sein in schwerer Zeit. Topos plus, Freiburg-Schweiz

Greiffenhaben S, Buck-Werner ON (2007) Tiere als Therapie, Neue Wege in Erziehung und Heilung. Kynos, Nerdlen

Krowatschek D (2007) Kinder brauchen Tiere. Wie Tiere die kindliche Entwicklung fördern, Patmos, Zürich

Vernooij M, Schneider S (2008) Handbuch der tiergestützten Intervention, Grundlagen, Konzepte, Praxisfelder. Quelle & Meyer

Röger-Lakenbrink I (2008) Das Therapiehunde-Team. Ein praktischer Wegweiser, 3. Aufl. Kynos, Nerdlen

http://www.schottenhof.at (eingesehen am 15.09.2013)

Klangschalenarbeit. Klang als Lösung und Erlösung in der Trauerarbeit

M. Fritz

L. Wehner (Hrsg.), *Empathische Trauerarbeit*,
DOI 10.1007/978-3-7091-1589-3_14, © Springer-Verlag Wien 2014

» Alles hat eine Stunde,
    für jedes Geschehen unter dem Himmel gibt es eine bestimmte Zeit:
    Eine Zeit zum Gebären und eine Zeit zum Leben …
    Eine Zeit für die Krankheit und eine Zeit zum Heilen …
    Eine Zeit zum Loslassen und eine Zeit zum Sterben …
    Eine Zeit für die Klage und eine Zeit für den Tanz.
    (In Anlehnung an Prediger, Kapitel 3)

14.1 Einleitung

In unserer schnelllebigen, hektischen, virtuellen Zeit steigt die Sehnsucht nach Ruhe, Entspannung und Zeit mit vertrauten und geliebten Menschen. Oft ist dies nicht möglich, weil der berufliche, familiäre und alltagsbedingte Arbeitsaufwand durch Gesellschaft und Werbung einen enormen Druck hervorrufen. Manchmal ist der volle Terminkalender auch gewollt. Wer nicht zur Ruhe kommt, muss sich nicht aushalten.

Auch unheilbar kranke Menschen jedes Alters werden unweigerlich in den Aktivitätswahn hineingezogen. Ihre Terminkalender, die ihre Erledigungen und Therapien auflisten, lassen wenig Raum zur Entspannung, zum Ruhen und Durchatmen. Oft steht die Therapie im Vordergrund und nicht der Mensch. Hier entsteht ein Spannungsfeld. Viele lebensbedrohlich Erkrankte sind sich bis zum Schluss nicht bewusst, dass sie sich unweigerlich in einem Loslassungsprozess befinden. Dies betrifft auch die Familie, die Freunde, das Betreuungs- und Pflegepersonal.

Das Loslassen und die Trauer sind unweigerlich miteinander verbunden und beginnen mit der Bekanntgabe der Diagnose oder mit dem Unfall, einer lebensbedrohlichen Katastrophe oder Suizid.

Damit möchte ich betonen, dass das Thema Trauer nicht nur den Hinterbliebenen, sondern auch den Sterbenden betrifft. Das Loslassen begleitet uns das gesamte Leben. Es ist ein Lebensprojekt, das jeder für sich individuell und kreativ gestalten kann.

❯ **Ein gutes Loslassen von materiellen Dingen, Konzepten und Beziehungen erleichtert Leben und Sterben ungemein.**

In der kreativen und individuellen Gestaltung des Loslassens setze ich den Klang als Medium eines Begleitinstrumentes situationsbedingt als Prozessbegleitung und in Ritualen, abgestimmt auf die jeweilige Situation, wertschätzend und wunschgemäß ein.

14.2 Klangbeispiel zum Thema Loslassen

Stellen Sie sich vor, Sie halten eine Metallklangschale und packen mit Ihren beiden Händen fest zu, so dass auch der obere Rand berührt wird. Die Klangschale wird angeschlagen. Es wird kein Ton zu hören sein, weil durch das Festhalten am oberen Rand der Schale das Metall der Klangschale nicht in Schwingung versetzt werden kann.

Nun öffnen Sie Ihre Hände und die Klangschale wird behutsam in Ihre offenen Hände gelegt. Die Schale wird angeschlagen. Es wird ein langanhaltender, wohltuender Klang zu hören und ein Prickeln in den Handflächen zu spüren sein. Dies kommt deshalb zustande, weil die Klangschale nun frei stehen und das Material frei schwingen kann.

Die Schale wird liebevoll aus Ihren Händen genommen. Die Hände können entspannt in Ihrem Schoss ruhen. Die Klangschale wird in Ihrer Nähe angeschlagen. Jetzt haben Sie die Möglichkeit, den Klang, ohne einen Auftrag, frei zu hören.

Wir sind oft aufgefordert, im Leben und im Sterben Liebgewordenes loszulassen und aufzugeben. Wenn wir unseren festen Griff lockern, können wir der Liebe in aller Tiefe begegnen. Sie liegt auf der Hand. Sie darf sein, ohne dass wir sie mit den Fingern umschließen oder zerdrücken, und sie darf aus der Hand gehoben werden, ohne dass wir sie verlieren.

Mit jedem Loslassen wächst ein Stück Leichtigkeit, Freiheit und Unabhängigkeit in uns.

14.3 Der fehlende Ton

» Man stellt sich ein Lied vor, das viele Töne hat.

Das Lied ist wunderschön, weil jeder dieser Töne da ist und seinen Beitrag zur Melodie leistet. Manche Töne sind ganz kurz, andere dagegen ganz lang und dann gibt es noch dazwischenliegende, mittellange Töne.

Plötzlich passiert etwas Unerwartetes mit dem Lied: Jemand lässt einen einzigen Ton herausfallen. Plötzlich klingt die komplette Melodie anders. Es fehlt ein Ton und die anderen Töne, die auf ein Zusammenspiel mit ihm abgestimmt sind, müssen sich an eine leere Stelle in der Notenzeile gewöhnen. Immer wieder, lange Zeit, wird das Lied dann ohne diesen bestimmten Ton gespielt – es gibt auch keinen Ersatz für diesen Ton, denn man kann einen Ton nicht so einfach ersetzten. An seiner Stelle steht einfach nichts. Die anderen Töne finden es komisch, dass dieser Platz von nun an ganz leer sein soll und sie entscheiden sich dazu, dem verlorenen Ton ein Denkmal zu setzten. Sie setzen ein Pausenzeichen um zu erinnern, dass an diesem Platz einmal ein besonderer Ton saß. Nach einer langen Zeit wird auch dieses Lied zu einem gern gehörten Lied. Es ist zwar anders als das Lied vorher, aber auch die Melodie dieses Liedes klang nach einiger Zeit, als man sich mit der ungewohnten Pause ein wenig vertraut gemacht hatte, wunderschön – aber eben ganz anders!

(Nach Kerstin Müller)

14.4 Basis des Klanges und der Klangarbeit

Die Bedeutung des Klanges für uns Menschen ist eine sehr ursprüngliche. Die urschöpferische Kraft wird in allen Schriften und mündlichen Überlieferungen der Kulturen und Religionen der Welt beschrieben.

Im Johannesevangelium der Bibel steht: „Am Anfang war das Wort!" – der Klang.

Vor 5000 Jahren wurde dem Klang in Indien in Bezug auf Religion, Medizin und den Alltag große Bedeutung zugesprochen. Er wurde als Bindeglied zwischen den Menschen und der Welt gesehen. Daraus entstand die Aussage: *„Die Welt ist Klang, der Mensch ist Klang!"*

Der Klang spielt als Beginn und als Urelement des Lebens eine zentrale Rolle.

Man könnte glauben, er ist der Atem der Welt.

Die unterschiedlichsten Töne des Alltages nehmen wir über das Ohr, die Knochen, unser größtes Sinnesorgan die Haut, und sogar über unsere Körperflüssigkeit wahr. Unser Körper besteht bis zu 70 % aus Wasser, dazu kommen noch die Flüssigkeiten, die im Kreislauf zirkulieren, wie etwa Blut und Lymphe, sowie die Verdauungssäfte, die Sekrete, Exkrete und die Zellflüssigkeiten.

Wird eine Klangschale angeschlagen, übertragen sich die gleichmäßig schwingenden Schall-wellen über die Haut, unser Ohr, unsere Körperflüssigkeiten bis hin zur kleinsten Zelle.

Der gesamte Organismus wird in Schwingung versetzt. Die Folge ist, dass der Atem des Behandelten ruhiger und tiefer und damit die Grundlage für den Alpha-Zustand erreicht wird. Dies ist jener Zustand des menschlichen Gehirns, der zwischen Wachen und Schlafen liegt und auch durch Entspannungsübungen hervorgerufen werden kann.

Die Tiefenentspannung fördert die Bewusstseinsöffnung und regt in einem umfassenden Sinne die Selbstheilungskräfte des lebendigen Organismus an, sodass sich die durch Erfah-rung fixierten Steuerungsprogramme unseres Denkens und Handelns, die sogenannten „Glau-benssätze", lösen können, um in einem weiter gewordenen Horizont neu entdeckt werden zu können.

Dies bedeutet eine Zuwendung aus einem geschlossenen System (wenn sich etwas „totläuft") hin zu einem offenen System (wenn sich immer wieder neue Perspektiven eröffnen). Insofern liegt der Sinn der Klangarbeit auch im Bewusstwerden der Wahrnehmung und der Selbst-erkenntnis, was eben nicht eine Leistung des Verstandes ist, sondern vielmehr eine intuitive Erkenntnis, die mit allen Sinnen erfahren und begriffen wird. Dann erst folgt der Verstand, der das Erlebte erklären will. So werden nicht bloß Symptome einer Krankheit behandelt, sondern der Mensch in seiner Gesamtheit, der zudem liebevoll unterstützt wird.

Die Wirkung des Loslassens entfaltet sich. Wir sind nun imstande, uns von Sorgen und Problemen, von Verhärtungen und Blockaden zu lösen. Der Genesungsprozess kann somit durch die Klangarbeit in Gang gebracht werden. Diese Faktoren sind bedeutsam für den Los-lassungsprozess in der Trauerarbeit.

> ❯ Eine Klanganwendung soll, abgesehen von zahlreichen anderen Inhalten, in erster Linie dem Klienten guttun!

14.4.1 Unser Ohr

Unser Ohr ist ein sehr komplexes, wahrnehmendes Sinnesorgan. Es ist in der Lage, bis zu 400.000 verschiedene Geräusche in einem Bereich von 20–130 Dezibel zu unterscheiden. Wir können quasi „um die Ecke" hören. Das heißt, wir nehmen auch Geräusche wahr, die einige Meter von uns entfernt entstehen und nicht sichtbar sind.

Sogar beim Schlafen schließt sich das Ohr nicht, es bleibt sozusagen offen. Durch die kür-zeren Tiefschlafphasen in sehr belastenden Lebensphasen werden wir leichter von Umweltge-räuschen „aus dem Schlaf geholt". Unruhe und Ängste können die Folge sein.

Das Ohr ist für uns Menschen ein sehr wichtiges Sinnesorgan. Situationen rechtzeitig wahr-zunehmen, zu erkennen und einzuschätzen schützt uns vor Gefahren, macht uns selbstständiger und hilft uns, uns in dieser hektischen Zeit zurechtzufinden.

Wenn wir die Entwicklung des Ohres betrachten, erfahren wir, dass es als erstes aller Sin-nesorgane ab der 18. Schwangerschaftswoche reaktions- und ab dem vierten Schwangerschafts-monat hörfähig ist.

Alles Gehörte dringt in dieser Zeit als Oberton an unser Ohr, weil die Töne durch das Fruchtwasser gefiltert werden. Dies macht es für das sensible, junge Hörorgan auch angenehmer, Töne wahrzunehmen.

Das Kind nimmt den Pulsschlag, den Herzrhythmus sowie die Atmung der Mutter wahr. Allmählich hört es auch die Stimmen, Geräusche und Töne von außen, wie etwa die Stimme der Mutter und der Personen in ihrer Umgebung. So vernimmt es auch die Musik und andere Alltagsgeräusche, die ihm obertonreich gefiltert zugeleitet werden.

Dies bietet uns eine Erklärung dafür, warum uns obertonreiche Musik, im Herzrhythmus gespielt, in eine so starke Vertrautheit und Tiefenentspannung führen kann: weil sie uns an ein unbewusstes Erleben vorgeburtlicher Wahrnehmungen erinnert.

Untersuchungen haben ergeben, dass das Ohr jenes Sinnesorgan ist, das uns vorgeburtlich und bis zum Tod begleitet und uns als einziges Sinnesorgan sogar nach dem Tod lange aktiv erhalten bleibt.

Aus diesem Bewusstsein heraus ist gerade die Klangarbeit in der Sterbebegleitung eine wertvolle Unterstützung und Hilfe, um uns vom Leben zu lösen und den Tod anzunehmen, um den Weg der Ewigkeit zu gehen.

14.4.2 Das Basisinstrument der Klangarbeit – die Klangschale

Das Basisinstrument der Klangarbeit ist die Klangschale.

Die Schalen, die aus einem oder mehreren verschiedenen Metallen getrieben oder gegossen sind, werden von der älteren Generation des Öfteren liebevoll als „schöne Schüssel" bezeichnet.

Ursprünglich kommen Klangschalen aus dem asiatischen Raum, etwa aus Tibet, Indien, dem Gebiet des Himalayas, China oder Thailand.

Sie wurden und werden, heute weniger als früher, für religiöse und heilende Zwecke sowie als Haushaltsgegenstände verwendet. Klangschalen werden in unterschiedlichsten Ausführungen angeboten. Es gibt eine Vielzahl an Größen und Formen. Sie können aus hellem und dunklem Metall, glänzend, matt, dick- oder dünnwandig sein. Einige sind mit Mustern verziert oder tragen verschiedene Schriftzeichen.

Von der Beschaffenheit hängt mitunter auch die Schwingungsqualität ab.

Klangschalen werden mit einem einfachen oder mit Leder überzogenen Holzklöppel, mit einem Schlägel aus Filz oder Gummi, mit der Fingerkuppe, mit dem Handballen oder dem Fingerknochen am oberen Rand angeschlagen. Zusätzlich zum Anschlagen besteht die Möglichkeit, die Schale anzureiben.

Durch die verschiedenen Möglichkeiten, die Schalen anzuschlagen, und die ebenfalls zahlreichen Arten der Schalen gelingt es, eine derartige Vielfalt an Tönen aus einer Klangschale zu entlocken, dass die Faszination kaum ausbleiben kann. Die Klangschale unterscheidet sich von anderen, komplizierteren Instrumenten insofern, als dass sie uns sogleich zum Experimentieren und Spielen einlädt. Sie ist eine Quelle, aus der wir schöpfen können.

Auch in unseren Kulturkreisen finden wir Töne, die ähnlich klingen wie jene der Klangschale. Der Glockenschlag kommt dem Hörerlebnis der Klangschale beispielsweise sehr nahe.

Beim Beschaffen einer eigenen Klangschale, benötigt man viel Zeit und Ruhe, damit das Ohr horchen und das Herz den Klang fühlen kann. So ist es am ehesten möglich herauszufinden, welcher Klang einem gefällt und von welchem Klang man berührt wird. Wenn mich selbst ein Klang fasziniert, habe ich die besten Voraussetzungen dafür geschaffen, dass dieser obertonreiche Klang auch andere Menschen berührt und seine heilende, beruhigende und klärende Wirkung entfalten kann.

14.4.3 Der Oberton

Die Klangarbeit ist untrennbar mit Obertönen verbunden. Die Klangschalen bringen beim Anschlagen einen Grundton und eine Vielzahl an gleichschwingenden Obertönen hervor.

Den Begriff *Oberton* hat Christian Bollmann in einem seiner Konzerte treffend beschrieben (http://www.youtube.com/watch?v=TpVedq1FU0Q):

>> Jeder Ton, zum Beispiel von einem Saiteninstrument oder auch unsere Stimme, besteht aus einem Grundton und einer Reihe von Obertönen, die über den Ton aufgebaut sind. Diese bestimmen den Grundton und die Klangfarbe. Jede Stimme hat ihr Klangmuster, das so einzigartig ist wie ein Fingerabdruck. Dieses Muster wird durch die Obertöne bestimmt. Wenn wir sprechen, schieben wir Obertöne hin und her. Wir alle gehen mit Obertönen um, ohne es zu wissen. Wir nehmen sie nicht wahr, weil wir nicht auf die Bedeutung des Klanges achten, sondern auf den Sinn der Sprache. Zusätzlich variiert unser Grundton durch die Sprachmelodie – und das in einem unglaublichen Tempo.

14.4.4 Berührung durch den Klang

Durch das Anschlagen der Klangschale haben wir die Möglichkeit, den reinen Klang in Ruhe zu hören und von dessen wohltuenden Schwingungen berührt zu werden. Gerade in der Trauerarbeit und im Loslassungsprozess sind das Berührt-Werden und die Kommunikation von großer Bedeutung.

> Berührt zu werden, ohne Angst und Schmerzen zu leben, sich zu spüren, zur Ruhe zu kommen, endlich schlafen zu können und zu hören, wie es klingt, geborgen zu sein – all das bedeutet eine Steigerung der Lebensqualität gerade in der sensiblen Phase des Abschiednehmens.

Hier spannt sich der Bogen von der Urgeborgenheit im Mutterleib, wo wir das erste Mal obertonreiche Töne vernehmen durften, bis hinein in die letzte Lebenszeit, auch wenn das Ohr diese Töne nicht mehr so deutlich hören kann. Trotz allem werden die Obertöne über die Schwingung und deren Frequenzen erspürt.

14.5 Gemeinsamkeiten der Sterbe- und Trauerbegleitung und der Klangarbeit

Die Sterbe- und Trauerbegleitung hat viele Gemeinsamkeiten mit der Klangarbeit.

Klang wirkt besonders gut bei Emotionsarbeit. Emotionen werden benötigt, um Klang, Töne und Musik im gesamten Ausmaß wahrzunehmen, zu fühlen, zu erkennen, zu interpretieren, aufzunehmen, abzulehnen, zu verarbeiten, zu speichern und wiederzugeben.

In meiner Arbeit mit Klängen begleite ich immer wieder Prozesse, in welchen Emotionen der Schlüssel zum Erfolg sind. Es darf gelacht und geweint werden. Es haben auch Angst, Zorn, Wut, Traurigkeit, sowie Glückseligkeit Raum und Platz.

Dr. Elisabeth Kübler-Ross beschreibt in Bezug auf die Trauerarbeit die emotionalen Prozesse bis zur Akzeptanz des Sterbens. Sie teilt sie in fünf Phasen ein, welche allerdings je nach Person in Intensität und Dauer unterschiedlich sein können (Kübler-Ross 2009).

1. Nichtwahrhabenwollen
2. Zorn
3. Depression
4. Verhandeln
5. Akzeptanz

Die Erkenntnisse über emotionale und seelische Befindlichkeiten in jenen Phasen beruhen auf klinischen Studien und sind für die spirituelle und psychosoziale Begleitung, sowie für die Klangarbeit wichtig.

Ebenso wichtig für die Begleitenden ist, dass sie für den Menschen in einer wertschätzenden, liebevollen, ehrlichen und mitfühlenden Präsenz da sind. Er soll gestützt und wenn nötig abgegrenzt werden. So kann ihm durch die Krise geholfen werden.

Für Sterbenskranke und Trauernde ist das Annehmen des Todes die größte Hürde. Sollte es aber geschafft werden, das bevorstehende Sterben zu akzeptieren, kann im Augenblick gelebt werden.

14.6 Klangbeispiel zum Thema Zorn

■ **Fallbeispiel**

Ich begleitete in einem Seniorenwohnheim eine Frau, welche in eine hohe Demenzstufe eingestuft wurde. Die aktive Sprache war nicht mehr möglich. Die Begleitungsdauer betrug zweimal in der Woche jeweils 10–15 Minuten.

Bei der Erfragung der Biografie der Seniorin über die Stationsleitung erfuhr ich, dass die Frau in den letzten Kriegstagen sexuelle Übergriffe erdulden musste.

Sie wurde täglich von ihrer Tochter besucht. Meist verweigerte sie die Essensaufnahme und ließ die Pflegearbeit am Rücken nicht zu. Das tägliche Waschen bereitete dem Pflegepersonal große Probleme, weil sie durch heftiges Schreien und dem raschen, unkontrollierten Ausfahren der Arme ihren Unmut ausdrückte. Das immer wiederkehrende, zornerfüllte Aufschreien am Tag und in der Nacht waren eine Belastung für die Bewohner und Betreuer der Station geworden.

Mit diesen Informationen ging ich zur Klientin. Ihr zornerfülltes Schreien war von weitem zu hören. Ich stellte mich vor sie, begrüßte sie, nannte sie bei ihrem Namen und stellte mich vor. Sie saß in ihrem Rollstuhl und über ihre Beine war eine leichte Decke gelegt. Von der freundlichen, lichtdurchfluteten Nische, in der sie saß, konnte sie in den Garten sehen.

Sie begrüßte mich mit einem zornerfüllten Schrei. Ihre Augen waren starr und voller Abneigung.

Ich stellte ihr meine Klangschale vor und sagte: *„Ich lasse sie einmal klingen, ich weiß aber nicht, ob Sie den Klang mögen. Horchen Sie einmal, ob Ihnen der Klang gefällt."*

Ich schlug die Schale vor ihrer Körpermitte an und in diesem Moment holte sie tief Luft. Das Schreien war für kurze Zeit unterbrochen. Dies war für mich das Zeichen, dass sie die Schale akzeptierte und dass ich die Anwendung fortsetzen durfte.

Wenn ich mit Klang arbeite, achte ich auch auf Alltagsgeräusche, denn sie haben eine nicht unwesentliche Wirkung auf die Befindlichkeit der Klienten. Vom Tagesraum her war eine beschwingte Walzermelodie zu hören. Der Kopf der Dame drehte sich minimal zur Musik und ihre Augen lächelten für einen kurzen Moment.

Diese Situation griff ich auf und sagte: *„Ich glaube, Sie haben in Ihrer Jugend gerne getanzt."* Daraufhin sah sie mich, ohne zu schreien, erschrocken an. In dieser Sequenz kommunizierten wir.

Während der gesamten Einheit von 10 Minuten arbeitete ich an der Körper-Vorderseite. Die Schale berührte ihren Körper nicht. Dennoch konnte sie die Schwingungsfrequenzen in Form eines leichten Prickelns am Körper wahrnehmen.

Sie ließ Berührung in Form von Schwingungsfrequenzen zu.

Als ich die Klangschale von der Körpermitte zur rechten Körperseite über den Hals hin zur linken Körperseite führte, sie dabei immer wieder anschlug und zwischenzeitlich über Händen, Ellenbogen und Schultern verweilte, schrie sie mit Unterbrechungen weiter. Allerdings konnten jene Schreie nicht mehr die laute, zornige Qualität aufweisen, wie zu Beginn.

Als ich wieder bei der Körpermitte angelangt war, stellte ich die Klangschale zur Seite, holte meine Zimbeln hervor und ließ sie mehrmals vor ihr erklingen. Sie hielt inne und horchte.

Danach bedankte ich mich bei ihr für ihre Aufmerksamkeit und sagte ihr, dass es mir Freude bereitet hatte, ihr die Klänge zu schenken.

Ich verabschiedete mich von ihr und ging. Dabei fiel mir auf, dass sie für kurze Zeit nicht schrie.

Beim nächsten Mal berichtete mir die Stationsleitung, dass das Schreien meiner Klientin immer wieder Unterbrechungen hatte und dass sie in der Nacht ruhiger schlafen konnte.

Auch die Tochter teilte mir mit, dass sie gehört hat, dass ich mit Klang arbeite und dass dies ihrer Mutter gut täte.

Als ich wieder ins Seniorenwohnheim kam, war die Tochter zu Besuch. Ich beziehe in meinen Anwendungen gerne die Angehörigen oder das Betreuungs- und Pflegepersonal in die Klangarbeit mit ein. Mutter und Tochter saßen an einem schattigen Ort nebeneinander im Garten.

Ich begrüßte beide. Die Tochter wollte gehen, aber ich lud sie ein, zu bleiben. Mittlerweile ließ die Mutter die Anwendung auch am Rücken zu. An der Vorderseite durfte ich die Schale sogar am Körper auflegen. Sie machte keine spontanen ausfahrenden Armbewegungen mehr und das Schreien war nur noch in Form eines Brummens hörbar.

Nach der Anwendung erzählte mir die Tochter, warum sie mit ihrer Mutter gerade dieses Seniorenwohnheim ausgesucht hatten: *„Weil hier der Garten so schön ist, gell Mama?"* In diesem Moment drehte sich die Mutter zur Tochter und lächelte sie liebevoll an. Der Tochter und mir standen die Tränen in den Augen.

Seit Jahren hat zum ersten Mal wieder eine liebevolle Kommunikation von der Mutter aus zur Tochter stattgefunden.

Diese Begegnung war für mich ein wunderbares Geschenk.

14.7   Kognitive und emotionale Empathie in der Klangarbeit

Die Fähigkeit zu mitfühlendem Verstehen ist eine der schönsten Eigenschaften des Menschen. Die kognitive und emotionale Empathie gehört zu jeder guten menschlichen Beziehung.

Mit Hilfe der kognitiven Empathie konnte ich die Freude meiner Klientin im Seniorenwohnheim an der Kopfhaltung und an dem Ausdruck ihrer Augen erkennen, als sie die Walzermusik hörte. Emotionale Empathie half dabei, die Freude der Frau intuitiv nachzuempfinden.

Nur so konnte ich nachempfinden, dass sie in ihrer Jugend wohl gerne getanzt hatte. Diese Prozesse spielen sich nicht nur außen, sondern auch in unserem Inneren ab. Wir können sie nur gedanklich trennen. In der Wirklichkeit greifen sie ineinander. So können wir auch zur Innenwelt eines anderen Menschen Zugang finden.

Hier sind unsere Echtheit und unser Mitgefühl gefragt. Aus diesem Grund ist die wertschätzende und respektvolle Haltung gegenüber den Menschen, welche mit Klang- und Trauerarbeit begleitet werden, von nicht zu unterschätzender Wichtigkeit.

14.8 Klänge, die uns lebenslang begleiten

Musik und die Klänge begleiten uns von unserem ersten Schrei an, bis zu unserem letzten Atemzug. Die immer wiederkehrende Erfahrung des Loslassens, die Veränderung in der Trauer bis zur Akzeptanz, bringt Entwicklung mit sich. Wir sterben in unserem Leben viele kleine und große Tode, ohne dass wir diese als solche benennen. Sie sind wie einzelne Töne, welche eine Melodie ergeben, welche sich wiederum zu einer Symphonie formt, die das Leben spielt.

> ❯❯ Die Klangarbeit kann in der Trauerarbeit vor allem dann von besonders großer Bedeutung sein, wenn die Sprache verloren gegangen ist und sich Klienten verbal nicht mehr ausdrücken und welche verbal auch nicht mehr erreicht werden können.

Gerade der Klang kann diese Menschen erreichen und beim Prozess des Loslassens besonders gut begleiten. Loslassen kann auch durch die Versöhnung mit dem eigenen Leben passieren. Dafür ist die Auseinandersetzung mit der Biografie notwendig. Dafür könnte ein Lebensstrahl gestaltet werden.

14.8.1 Klangbeispiel zum Thema Lebensmelodie

Es wird ein ausgesuchtes individuell schönes Band an die Wand befestigt. Es soll zum *Lebensstrahl* gestaltet werden. Der Klient hat die Möglichkeit, ausgesuchte Fotos, Sprüche, Liedtexte, bunte Bilder und auch Selbstgemaltes links und rechts vom Strahl zu heften. Mit der Zeit entsteht ein großes, persönliches Gemälde.

Zu jedem Element des Lebensstrahls wird eines meiner Instrumente ausgewählt, oder eine Melodie, ein Lied oder ein Musikstück ausgesucht. Der Klient kann auch selbst spielen und improvisieren. Ein Dialog über das Gemälde und die Klänge kann stattfinden. Diese Prozessbegleitung beinhaltet viel Klärung und Heilung.

Eine Lebensmelodie entsteht, die sich mit der Entwicklung des Betrachters verändert. Manche Sequenzen bleiben gleich und einige wechseln mit der Zeit die Klangfarbe.

Am Ende des Lebens wird der Vielklang nicht gewünscht, da steht der Einklang im Vordergrund. Die Sansula, eine Herztonklangschale oder ein leiser Gesang begleitet den letzten Atemzug, als würden Körper und Seele leicht gestreichelt werden.

14.9 Voraussetzungen und Rahmenbedingungen für die Trauerarbeit mit Klang

Voraussetzungen

- Gefestigte Authentizität meiner Einstellungen, meiner Überzeugungen meiner Glaubenssätze.
- Die Offenheit für die geistigen und seelischen Bedürfnisse.
- Die Bereitschaft und Fähigkeit zur Empathie.
- Das Zurückhalten von eigenen Überzeugungen.
- Die Nachsichtigkeit gegenüber persönlichen Schwächen.
- Reflektiertes Verhalten.
- Ein Quäntchen Humor.
- Kenntnisse und Erfahrungen in Bezug auf Methoden.
- Kenntnisse in den Grundlagen der Kommunikation und der Höflichkeitsformen.
- Verantwortungsvolles Handeln in Prozessen.
- Die Bereitschaft, einfach nur da zu sein.

Rahmenbedingungen

- Absprache mit den Institutionen über die angewandte Methode.
- Manchmal benötigt die Klangarbeit störungsfreie Zonen. Ein Türschild mit der Bitte um Ruhe ist hilfreich.
- Achten auf die aktuelle Befindlichkeit der Klienten. Diese ist ein Maßstab für meine Handlungsorientierung.
- Manchmal ist ein Schutzraum für den Klienten gegenüber den Angehörigen notwendig. Klare Aussprache und Vereinbarungen werden des Öfteren gefordert.
- Wünsche und Vorlieben besprechen oder erfragen.
- Wenn möglich die Biografie abklären, insbesondere wenn Kommunikation nur noch bedingt möglich ist.
- Achten auf Metallimplantate, weil bei Berührung einer Klangschale auf den jeweiligen Körperteil Schmerzen auftreten können.
- Auswahl von Material wie Klangschale, Sansula, CD, CD-Player, Texte.
- Klare Zeichen mit dem Klienten vereinbaren, für den Fall, dass etwas zu viel ist oder er nicht einverstanden ist.
- Nach der Begleitung mit einem kurzen Feedback abschließen.
- Gemeinsamen Weg besprechen: Wie gehen wir weiter?

14.10 Fazit

Eine gute Einleitung, ein guter Hauptteil und ein guter Schluss sind im Leben nicht unwesentlich und auch in der Klangarbeit sind jene von Bedeutung.

Etwas Unbekanntes wie der Ansatz der Klangarbeit in der Trauer und Sterbebegleitung braucht eine Einführung. Bevor ich den Klang und die Klangschale direkt beim Klienten zum Einsatz bringe, lasse ich Angehörige, beim Pflegepersonal und Bezugspersonen des Sterbenden den Klang erspüren, um die Erfahrung zu ermöglichen, wie sich Klang anfühlt, um die Akzeptanz für die Klanganwendung zu erlangen.

Ist mir eine gute Einführung aller Beteiligten gelungen und ist die Akzeptanz für eine klangvolle Begleitung gegeben, kann sie ohne Hindernisse vom Sterbenden als Lösung, Erleichterung und Erlösung in den letzten Lebensphasen wahrgenommen werden. Nur so kann ich damit gut begleiten – bis zum Schluss und darüber hinaus.

Durch die eigene Erfahrung mit den Klängen sind die Angehörigen offen für den Klang als Lösung und Erlösung in der Trauerarbeit und können ihn in ihrer eigenen Trauer als Begleiter und Unterstützer des Loslassens zulassen.

Egal, in welchem Umfeld man sich befindet, sei es zu Hause, auf einer Palliativstation im Krankenhaus oder im Seniorenwohnheim – Klang bereichert. Es gibt aber auch Situationen, in welchen die Klangschale nicht zum Einsatz kommt. Dies passiert, wenn das gegenseitige Sein, die Empathie, das Schweigen und die Stille (die ja mit dem Klang in Verbindung steht) im Vordergrund stehen sollten.

» Die Blume des Lebens
Ich lebe mein Leben in wachsenden Ringen,
die sich um die Dinge ziehen.
Den Letzten werde ich vielleicht nicht vollbringen,
aber versuchen will ich ihn.
Ich kreise um Gott den uralten Turm
ich kreise Jahrtausende lang.
Ich weiß noch nicht bin ich ein Falke, ein Sturm,
oder ein großer Gesang.
(Rainer Maria Rilke)

Literatur

Atem-Körper-Klangarbeit bei der Begleitung und Betreuung von Menschen: http://www.atem-koerper-klang-semi-nare.com/main.html (eingesehen am 12.12.2012)
Berendt JE (2007) Nada Brahma: Die Welt ist Klang. Suhrkamp, Berlin
Bollmann C, Obertonchor: Was sind Obertöne? http://www.youtube.com/watch?v=TpVedq1FU0Q (eingesehen am 12.12.2012)
Kübler-Ross E (2009) Interviews mit Sterbenden, 5. Aufl. Kreuz, Freiburg
Mucci KR (2001) Heilende Klänge. Die Kraft der Musik. Ennsthaler, Steyr

Humor in der Trauerarbeit. Das Lachen am Ende

H. Schloffer

L. Wehner (Hrsg.), *Empathische Trauerarbeit,*
DOI 10.1007/978-3-7091-1589-3_15, © Springer-Verlag Wien 2014

» Der Humor rückt den Augenblick an die richtige Stelle.
Er lehrt uns die wahre Größenordnung und die gültige Perspektive.
Er macht die Erde zu einem kleinen Stern,
die Weltgeschichte zu einem Atemzug
und uns selber bescheiden.
(Erich Kästner)

15.1   Einleitung

Trauer und Abschied sind vorherrschende und berührende Themen in meiner Arbeit als klinische Psychologin im Seniorenheim, in der Angehörigenberatung des Demenzservice und in meiner psychologischen Praxis.

Einerseits suchen Angehörige Unterstützung nach einem Todesfall, andererseits aber auch professionelle Pfleger und Pflegerinnen, die in Institutionen der Seniorenbetreuung regelmäßig von betreuten Menschen Abschied nehmen müssen.

Allerdings ist nicht nur der Verlust geliebter Menschen Thema der Begleitung, sondern auch der Abschied von geistiger und körperlicher Mobilität, sozialen Rollen und Selbstbestimmtheit. Gerade die eingeschränkte Unabhängigkeit und das Annehmen von Hilfe lösen massive negative Emotionen aus; manchen Menschen gelingt es nicht mehr, diese Veränderungen zu akzeptieren. Was hat all dies menschliche Leid aber mit Humor zu tun?

Geradezu unanständig und unethisch klingt zunächst allein die Erwähnung von Lachen und Witz. Hat man im Trauerfall nicht ernst, lustlos und in sich gekehrt zu sein? Kann in Situationen, die zu gewaltig sind, um sie zu begreifen, etwa der Humor als „Schwimmreifen" genutzt werden, der einen wieder ins Leben zurücktreiben lässt? Schafft er Distanz, hilft er, die Perspektive zu wechseln, Belastung zu reduzieren?

Kann man Humor als Strategie gegen den emotionalen Untergang begreifen, nicht als „Methode", sondern als Einstellung zum Leben, zu dem Tod und Abschied ganz natürlich gehören?

» Humor ist keine Stimmung, sondern eine Weltanschauung. (Wittgenstein)

15.2   Trauer und Demenz

Eine dementielle Veränderung bringt oft Abschied „auf Raten". Angehörige verlieren den Ehemann als unterstützenden Partner, die Mutter als Anlaufstelle für Probleme: verändertes Verhalten, veränderte Kommunikation – nichts mehr ist so wie früher. Der Betroffene ist zwar körperlich anwesend und kann auf der Ebene der Gefühle (und auch über Humor) erreicht werden, dennoch verändert sich seine Rolle im Familienverband.

Der demente Mensch selbst verliert seinen Bezug zur Gegenwart; zu dem, was er kurz zuvor erlebt hat und schlussendlich auch zu seiner Vergangenheit. Mag dieser Verlust auch nicht immer bewusst reflektiert werden, so spüren die Betroffenen, dass sich etwas verändert und reagieren mit Trauer und Traurigkeit.

Bei manchen Begegnungen mit Menschen am Beginn einer dementiellen Erkrankung tritt unerwartet und gleichsam „verspätet" eine Reaktion auf den Verlust von Lebenspartnern oder engen Familienangehörigen ein. Lang gut gehütete Emotionen brechen hervor, Wut, verlassen worden zu sein, unermessliches Leid über die Unwiederbringlichkeit. Erst nach dem Fall der sozialen Schranken kann der Verlust verbalisiert werden, der Jahrzehnte verschüttet und unberührt geblieben ist. Themen sind vermisste Familienmitglieder, gefallene Soldaten, verstorbene Kinder, Ehepartner, um die nie richtig getrauert werden konnte.

15.3 Zur Entstehung des Humors

» Humor erfüllt in der Welt von Krankheit und Gesundheit eine kommunikative, eine soziale und eine psychologische Hauptfunktion. (Robinson 1999)

Lachen erfüllt im menschlichen Zusammenleben wichtige Funktionen; schon Säuglinge können lachen und damit spontane positive Emotionen zeigen – naive Lebensfreude, die meist ohne Begründung, als einer der vitalsten Affekte gilt (Tietze u. Kühn 2010).

Man nimmt an, dass Lachen als entspannendes Signal, eine Gefahr überstanden zu haben, schon in der frühen Menschheitsgeschichte ein wichtiges Zeichen für emotionalen Zusammenhalt innerhalb einer Gruppe gewesen ist. Humor ist also „sozialer Klebstoff", signalisiert Zustimmung und entschärft auch tragische Situationen.

Der entspannende Effekt des Lachens kann durch die Reduktion der Stresshormone Adrenalin und Cortisol und die Ausschüttung von Endorphinen, sogenannten Glückshormonen, erklärt werden. Zusätzlich entspannt es die Muskulatur, senkt den Blutdruck, erweitert die Bronchien und vieles mehr.

Aristoteles war der Meinung, dass der Mensch mit dem Herzen denke und lache und das Gehirn lediglich als Kühlorgan gegen körperliche Überhitzung dienen würde.

Heute weiß man, dass Lachen, und damit verbunden Emotionen, im Gehirn entstehen.

Zum einen steuert das Gehirn die 300 verschiedenen Muskeln, die beim Lachen benötigt werden; zum anderen verarbeitet es die Informationen, die wir über unsere Sinne aus der Umwelt aufnehmen auf ganzheitlich-systemische Weise. Jede strenge Trennung von Gedanke und Gefühl ist aufgehoben (Altenberger et al. 2012). Unsere Fähigkeit, Informationen und Fakten (auch scheinbar nüchterne) emotional zu „markieren", ist die Ursache des Humors. Diese emotionale Bewertung entzieht sich zum Großteil unserer bewussten Kontrolle.

Es ist schwer zu differenzieren, welche Gehirnregionen für das Lachen und Verstehen von Humor genau verantwortlich sind. Ein Netzwerk aus verschiedenen Regionen des Cortex und tiefer liegender Kerngebiete arbeitet am Verstehen eines Witzes, der Erheiterung und dem Lachen als Reaktion (Wild 2006).

Zunächst erkennt man eine Inkongruenz (etwas tritt zusammen auf, was nicht zueinander passt), die in eine Pointe (überraschende Auflösung) mündet, der *Blickwinkel muss also wechseln*. Dieser kognitive Aspekt des Lachens zeigt sich in vermehrter Aktivität im oberen Schläfenlappen bzw. im Stirnlappen der Großhirnrinde. Für die emotionale Reaktion sind der Mandelkern und der Nucleus accumbens im Belohnungssystem zuständig, das offensichtliche Lachen (motorische Reaktion) wird im Hirnstamm ausgelöst.

Lachen und Humor besitzen eine große subjektive Komponente. Es konnte allerdings bisher nicht entschlüsselt werden, warum manche Menschen eine Situation bzw. einen Witz lustig finden, andere aber nicht.

15.4   Lachen und Weinen

» Der Mensch hat gegenüber den Widrigkeiten des Lebens drei Dinge zum Schutz: die Hoffnung, den Schlaf und das Lachen. (Immanuel Kant)

Lachen, Lächeln, Schmunzeln – und das in der Begleitung von Menschen, die einen schweren Verlust erlitten haben bzw. an diesem Verlust leiden?

Was zunächst geradezu unangemessen und fern jeder Empathie klingt, spielt eine nicht unbedeutende Rolle, wie die folgenden Beispiele demonstrieren sollen:

15.4.1   „Liebe ist was dich lächeln lässt, wenn du müde bist." (Paulo Coelho)

Mit einem Lächeln beginnen, auch wenn das Thema des Gesprächs tragisch ist, schlägt eine Brücke zum Gesprächspartner und betont die interpersonale Einheit – gemeinsam werden wir den Widrigkeiten des Lebens begegnen.

■ **Fallbeispiel**
So sitze ich auch mit Frau D. zusammen, einer beinahe 80-jährigen Frau aus einer 4000 Seelengemeinde. Sie hat ihren Mann durch Selbstmord verloren und wirkt planlos und verloren – was soll sie bloß ohne ihn anfangen? Beinahe stärker als vom Verlust wird sie von Schuldgefühlen geplagt, dass sie den Selbstmord hätte verhindern können, wenn sie nur früher vom Einkaufen zurückgekommen wäre.

Die Szene wiederholt sich in ihrem Kopf, als wäre es gestern gewesen, immer wieder durchgespielt und wieder erlebt, davon erzählt sie.

Sie spricht aber nicht nur über den Abschied von ihrem Mann, sondern es fallen ihr Begebenheiten und Erlebnisse ein, bei denen sie schmunzeln muss, manchmal lachen wir beide. Das Bild des Ehegatten mit allen seinen kleinen Marotten und Eigenheiten entsteht, Resümee über die gemeinsame Zeit wird gezogen. Genau bei diesen „Anekdoten" verweilen wir und Frau D. versucht sich ganz dieser Situation hinzugeben. So entstehen Glücksgefühle, die die gegenwärtig belastende Situation entspannen. Dabei sind nicht nur verbale Äußerungen behutsam wahrzunehmen, sondern auch in Mimik und Körperhaltung kleine Schatten eines Lächelns oder Schmunzelns zu entdecken.

Die Erinnerung an die schönen Jahre kann so im Gespräch streckenweise die Oberhand gewinnen, Lachen und Weinen liegen dabei ganz nahe beieinander, gehen manchmal ineinander über; nicht umsonst ist der Clown als Protagonist des Humors mit einem lachenden und einem weinenden Auge ausgestattet.

> Humor ist damit das Gegenteil von Ärger und Hilflosigkeit. Wir gewinnen Abstand zu scheinbar ausweglosen Problemen und können so andere Perspektiven entdecken, Angst und negative Emotionen werden abgebaut, wir werden wieder handlungsfähig.
> Es ist legitim und sogar notwendig, dass auch akut Trauernde Humor und Glücksgefühle erleben und so, wenn auch kurzfristig, Entlastung und Stressreduktion erfahren.

15.4.2 „Im Abschied ist die Geburt der Erinnerung" (Salvador Dalí)

- **Fallbeispiel**

Der alte Herr W. von Zimmer X ist gestorben; auf der Geburtstagsfeier vorige Woche war er noch dabei und hat auf seiner Mundharmonika gespielt. Viel gesprochen hat er nicht mehr, aber Musik konnte ihn noch aufwecken. Viel gesehen hat er auch nicht mehr, aber gerne gegessen, da ist die Jause gerade recht gekommen.

Frau Y. erfährt davon erst, als sie am Zimmer von Herrn W. vorbeikommt und die Tochter sieht, die das Zimmer ausräumt. Sie bricht in Tränen aus und kann sich zunächst gar nicht äußern. So viel Trauer um einen Mitbewohner, dem sie eigentlich nicht nahe stand, den sie höchstens von Festen im Heim kennt – wie viele Worte mögen die beiden überhaupt gewechselt haben?

Wir dürfen kurz im Zimmer von Herrn W. Platz nehmen, um uns Stapel von Wäsche und geöffnete Koffer. Die Tochter erzählt, dass es Herrn W. schon sehr schlecht gegangen sei, dass er nichts mehr gegessen und nur mehr geschlafen habe. Dann sei es wohl eine „Erlösung" gewesen meint Frau Y. und sagt unter neuerlichen Tränen, dass sie ja genauso alt sei wie Herr W. Da ging der Trost also in die falsche Richtung. Betroffenheit macht sich breit.

Sätze wie „Frau Y., aber Sie sind ja noch so fit und gut drauf" bleiben zum Glück ungesagt.

Ich lade Frau Y. ein doch zu erzählen, wie die letzte Feier verlaufen ist, und lasse mir genau beschreiben, wie sie miteinander den Geburtstagskuchen gekostet hätten und offenbar viel Spaß hatten. Dann schmunzelt sie ein wenig, verweilt in Gedanken beim letzten Beisammensein und beginnt plötzlich ein Lied zu summen.

> Eine kleine Prise Humor entschärft die Situation, nimmt ein wenig die Spitze, macht Distanz möglich, lenkt den Blick auf positive Erlebnisse.

Schließlich können wir das Zimmer verlassen, sitzen noch ein wenig beisammen und dann kann sie auch über den eigenen Tod sprechen und die Angst, die sie dabei überkommt, wenn sie sich von neu gewonnenen Freunden wieder trennen muss. Wer bleibt da noch übrig? Wird sie die nächste sein?

15.4.3 Lachen ist Musik für die Seele

Was passiert, wenn tiefere Beziehungen zwischen Pflegenden und Patienten entstehen? Auch Pflegende trauern um die Verstorbenen, können sich aber nicht immer trauen, dies sofort offen zu zeigen.

Unter vier Augen kann dann endlich geweint werden, verbalisiert werden, wie sehr der Verstorbene die Gedanken fesselt, sozusagen noch auf Schritt und Tritt dabei ist – aber das soll ja keiner merken, dann wäre man der Lächerlichkeit preisgegeben. Stundenlang erzählen, reden mit jemandem, der einfach zuhört und nicht (ver)urteilt oder Ratschläge erteilt.

Die Frage schließlich, ob er denn ein humorvoller Mensch gewesen war und worüber sie denn beide gelacht hätten, öffnet das Tor der Erinnerungen für Erlebnisse, in denen das gemeinsame Lachen verbunden hat. Jetzt fehlt dieser Humor zwar, aber was wäre, wenn es dieses gemeinsame Lachen, sich lustig machen über die Welt und die Lust am Unsinn, nie gegeben hätte? Der Humor ist eine Bereicherung die bleibt, zumindest in der Erinnerung, und die man immer wieder hervorholen kann, um so die Gegenwart zu erhellen.

> Die Tragik des Verlustes wird ein wenig gemildert durch eine Zeitspanne, in der die Erinnerung an das erlebte Glück dominiert.

15.4.4 „Es knospt unter den Blättern, das nennen sie Herbst" (Hilde Domin)

Das dritte Lebensalter bringt nicht nur den Abschied von geliebten Menschen, sondern auch von Lebenszielen und Wünschen:

Es kommt Trauer um nicht Erreichtes oder verpasste Gelegenheiten auf, die schlussendlich angenommen und in den eigenen Lebensweg integriert werden sollen.

Der Umzug in ein Seniorenheim ist ebenfalls mit teils heftigen Trauerreaktionen verbunden: Eine neue Umgebung statt gewohntem Mobiliar, der Blick aus dem Fenster, die Gerüche, die Geräusche und wieder der Abschied von Selbstbestimmtheit, Tagesrhythmus, kleinen Ritualen – nichts ist mehr vertraut.

Tröstlich ist, dass langwährende soziale Verbindungen manchmal durch neue ersetzt werden können.

Bei allen Bemühungen des Personals bleibt der Umzug ein nicht zu unterschätzendes Ereignis im Leben der alten Menschen, das eigentlich noch viel intensivere Betreuung brauchen würde, als dies im Durchschnitt der Fall ist.

15.4.5 „Jedes Ding hat drei Seiten, eine positive, eine negative und eine komische." (Karl Valentin)

■ **Fallbeispiel**
Herr B. wurde aus seiner Welt, der Grazer Innenstadt, aufs Land versetzt und das sieht er nicht ein; da hilft die ganze schöne Aussicht nichts; schließlich wäre er ja zu Hause noch ganz gut alleine zurecht gekommen. So vermisst er seine Wohnung, die belebten Gehsteige vor seiner Haustür, die Nachbarin, am meisten aber seine Selbstbestimmtheit und Mobilität. Als Sportler geht ihm seine Beweglichkeit, sein Gleichgewicht ab und eben auch seine geistige Flexibilität, alles unwiederbringlich vorbei; ein permanentes Abschiedsszenario.

„Ich sitz da wie ein alter Hahn", sagt Herr B.; so betrachtet er sich von der Außenperspektive, kann sich ein wenig von diesem Herrn B. distanzieren, der da so unbeweglich geworden ist.

Schnelle Scherze sind nichts für ihn, es dauert beim Nachdenken, aber er nimmt sich gerne selbst auf den Arm. Es ist seine Eigenschaft, Tragisches auch von seiner lächerlichen Seite zu sehen, mildert die Trauer um die unwiederbringliche Geschicklichkeit. „Mein Gott, ist er (!) heute wieder patschert!", schmunzelt er beim Einsetzen seiner Hörgeräte – ein schier unendliches Unterfangen.

Herr B. kommuniziert gerne auch mit indirektem Humor: „Fragen Sie mich gar nicht, wie es mir geht!", begrüßt er mich. Er komme sich vor wie angenagelt, denn eine Schenkelhalsfraktur macht es ihm nun unmöglich, sich selbst mit dem Rollator zu bewegen – nun ist er völlig abhängig geworden.

„Wettermäßig würde ich sagen, dass ein starker Seitenwind weht", so beschreibt er seine gegenwärtige Situation; selbst fünf Jahre im Schützengraben wären nicht so schlimm gewesen, da habe er keinen Kratzer davongetragen.

In der Patsche sitzen drückt er so aus: „Ich sitze in einem riesengroßen Fettnäpfchen und komme nicht mehr heraus! Peinlich, peinlich!!"

> „Die schwierigste Turnübung besteht darin, sich selbst auf den Arm zu nehmen." Oder abgewandelt nach Heinz Erhardt: „Wer sich selbst auf den Arm nimmt, erspart anderen die Arbeit." Das Wichtigste aber ist, dass die satirische Betrachtungsweise der eigenen Defizite vom Betroffenen kommt, erst dann darf ich mich auf diese Ebene begeben, dann ist es erlaubt.

15.5 Fazit

- *Humor beeinflusst Stress und Angst positiv*; Lachen reduziert Stresshormone wie Adrenalin und Cortisol und fördert die Ausschüttung von Endorphinen, sogenannten Glückshormonen. Zusätzlich entspannt es die Muskulatur, senkt den Blutdruck, erweitert die Bronchien und vieles mehr.
- Humor erlaubt einen Zugang zum Du über die nonverbale Ebene, die Empathie sehr viel ehrlicher transportiert als Worte und ist daher auch bei dementen Menschen eine Brücke.
- Worüber gelacht wird, ist *individuell*, ist von Mensch zu Mensch verschieden und nicht in jeder Situation findet sich etwas zum Lachen.
- Humor ja, aber nicht um jeden Preis.
- Nicht lautes „schenkelklopfendes" Gelächter, sondern Schmunzeln, ein kleines Lächeln (nicht umsonst gibt es den Ausdruck „ein Lächeln huscht"), eine Veränderung in Mimik und Körperhaltung zeigen an, dass Entspannung eingetreten ist, oft nur als kurze Auszeit. Manchmal genügt eine kleine Geste, ein Augenzwinkern, eine bestimmte Haltung, ein Kopfnicken, eine angedeutete Bewegung, eben ein „Funken Humor." Dieser kann auf alle Anwesenden überspringen, die Stimmung verändert sich und befreit kurzfristig von einem Gefühl der Ohnmacht und des Ausgeliefertseins.
- Der Gesprächspartner gibt das Startsignal für Humor, der auch in seiner leisesten Ausprägung wahrgenommen werden sollte; das ist insofern wichtig, da Humor sich sehr leicht ins Gegenteil kehren kann, verletzend wird und den Betroffenen lächerlich macht. Nicht umsonst zeigt man beim Lachen auch die Zähne, eine Geste, die leicht auch in Aggressionen umschlagen kann. Die Gefahr jemanden zu verletzen ist gerade bei abfälligem, sarkastischem und zynischem Humor gegeben. Humor kann Türen öffnen, aber auch verschließen (Altenberger et al. 2012).
- Allerdings kann auch versucht werden, miteinander *andere Blickwinkel* einzunehmen und die Richtung des Gesprächs dahingehend zu verstärken, alternative Perspektiven wahrzunehmen. Es geht darum, auch Trauernde zu ermutigen, sich diesen Anflug von Humor oder auch Lachen zu „leisten", nichts ist daran unanständig oder unpassend.
- Humor in der Trauerbegleitung bedeutet nicht Ablenkung, Lächerlichmachen oder Herabwürdigung von Verlust und Schmerz.
- Manche Gesprächspartner nehmen sich sozusagen „selbst auf den Arm", um mit ihren Einschränkungen umzugehen; da heißt es dann *einzusteigen* auf diesen Tonfall und die satirische Betrachtungsweise von Tod und Krankheit.

Humor ist also keine „Methode", sondern kann als *seelische Grundhaltung* heiterer Gelassenheit bezeichnet werden, mit der gleichsam von einer höheren Warte, quasi von einer Außenperspektive, auch ernste oder tragische Lebenssituationen betrachtet werden; so kann man sich auch von einer akut *belastenden Situation distanzieren* (Kirchmayr 2006).

Auf eine humorvolle Betrachtungsweise „lässt" man sich ein! Humor entsteht in einer vertrauensvollen Beziehung – er verbindet und bringt uns auf Augenhöhe mit dem Gegenüber.

Humor als kreative Lebenskunst befreit eine Zeitlang von den Anforderungen des Alltags, *löst los von Denk-, Bewertungs-, Kontroll- und Leistungszwängen.*

Humor als Haltung, Situationen von verschiedenen Perspektiven aus zu betrachten, hilft in der Begleitung trauernder Menschen. Allerdings nur dann, wenn der Begleiter/Therapeut/ Pfleger diese Strategie auch bei der Bewältigung eigener kritischer Lebensereignisse eingesetzt hat, denn …:

» Humor ist keine Gabe des Geistes, er ist eine Gabe des Herzens. (Ludwig Börne)

Literatur

Altenberger A, Mayr-Pirker B, Putz C, Schloffer H (2012) Kann man bis zum Tod und über den Tod lachen? Abschlussarbeit Basiskurs Palliative Care. Palliativakademie, Salzburg

Kirchmayr A (2006) Witz und Humor – ein Annäherungsversuch an zwei kreativ-komische und befreiende Gesellen. Psychologie in Österreich 4&5

Robinson V (1999) Praxishandbuch Therapeutischer Humor. Grundlagen und Anwendung für Pflege-und Gesundheitsberufe. Ullstein Medical, Wiesbaden

Tietze M, Kühn R (2010) Lachen zwischen Freude und Scham. Königshauser und Neumann, Würzburg

Wanda: Der lächelnde Tod, Teil des Lebens, ein Fest http://www.aha-zeitschrift.de/der-laechelnde-tod (eingesehen am: 01.04.2013, 11:00)

Wild B (2006) Humor ernst genommen. Nervenheilkunde 25(7):562–566

15

Trauerarbeit: Ausblick, Perspektive und Zukunft

L. Wehner

L. Wehner (Hrsg.), *Empathische Trauerarbeit*,
DOI 10.1007/978-3-7091-1589-3_16, © Springer-Verlag Wien 2014

Aktive Trauerarbeit und Trauerbegleitung werden in Zukunft immer größere Bedeutung erlangen. Familie und Gesellschaft befinden sich im Wandel, die Anzahl der allein lebenden Menschen steigt stetig – damit auch der Bedarf an professioneller Trauerbegleitung. Die Begleitung im Trauerprozess durch Familienmitglieder ist für viele Menschen durch neue Lebensformen nicht mehr möglich. Wenn vorhanden, übernehmen Freunde oder Trauerbegleiter diese wichtige Aufgabe.

Auch durch das Abhandenkommen oder Aufgeben von Religion und Glaube, sowie der darin enthaltenen Werte und Rituale, wird Trauerbegleitung durch außenstehende, geschulte Personen an Bedeutung gewinnen.

Rituale sind ein wichtiger Bestandteil, wenn es darum geht Trauer aufzuarbeiten und „zum Fließen zu bringen", damit eine Neuorientierung möglich wird.

Spiritualität, Glaube, unsere unterschiedlichsten Religionen können wertvolle Helfer in der Trauer sein, können Halt und Kraft geben, können das Gefühl „Du bist nicht allein, wir sind bei dir" vermitteln und den Blick in die Zukunft möglich machen.

Gesellschaft im Wandel bedeutet auch, dass verlorene Werte wieder an Bedeutung gewinnen, dass Rituale wieder belebt werden. Was es braucht, damit Trauerarbeit in unserer Gesellschaft zu einem wichtigen Bestandteil, zu einem Stück Normalität wird, ist das Wissen um unsere alten und neuen Rituale, sowie um deren Bedeutung. Auch das Wissen um die Vielfalt der Kulturen, deren Werte, Normen und Religionen, ist ein wichtiger Baustein auf unserem Weg der Entwicklung.

Wenn es uns gelingt, vom Unverständnis zum Verständnis, zur Akzeptanz und zur Annahme des „Anders seins" der Kulturen und Religionen zu gelangen, kann dies ein friedliches, empathisches Miteinander der unterschiedlichsten Völker und Nationen möglich machen. Unwissenheit bewirkt Missverständnisse. Missverständnisse führen zu Auseinandersetzungen der Nationen.

Unser Ziel sollte es sein, in Frieden leben und sterben zu können.

» Die Freiheit der Wahl führt zur Würde des Menschen. (Maria Montessori)

Die Freiheit der Wahl im Werden und Leben, sowie die Freiheit der Wahl im Gehen und Sterben, sollte für alle Menschen zum Selbstverständnis werden, unabhängig ob wir zu Hause oder in Institutionen unser Alter verbringen und auch dort sterben werden.

Die Freiheit der Wahl sollte möglich machen ...
- Selbstbestimmt in Frieden und Freiheit altern zu können
- Den Lebensort und die Lebensform im Alter bestimmen zu können
- Die Art und Form des Gehens gestalten zu können
- Bestimmen zu können, wer Lebensbegleiter oder Trauerbegleiter sein soll
- Den Abschied mitgestalten zu können
- Und Rituale für ein würdevolles Gehen und Loslassen festlegen zu können

❯ Ein Loslassen in Liebe möglich machen.

Serviceteil

Anhang

Seminarbeschreibung: „Neue Wege der Trauerarbeit"

Aktive Trauerarbeit ist ein wichtiger Beitrag zur aktiven Gesundheitsförderung in sozialen, pflegenden und betreuenden Einrichtungen.

Zielgruppen: Pflegende, geriatrische, soziale, pädagogische Berufsgruppen, helfende Berufsgruppen aller Sparten, Personal in Kliniken, Behinderteneinrichtungen u.v.m.

Ziele:
- Möglichkeiten aktiver Trauerarbeit in sozialen, pflegenden und betreuenden Einrichtungen aufzeigen
- Ressourcen und Zielgruppen mittels Fragebogen erheben
- Ein auf die Bedürfnisse der Einrichtung/Station abgestimmtes Konzept inkl. Projekt- und Ablaufplan entwickeln
- Trauerrituale für unterschiedlichste Zielgruppen entwickeln
- Interdisziplinäre Zusammenarbeit zum Thema Trauerarbeit anregen
- Trauerarbeit als Teil professionellen Handelns im beruflichen Alltag
- Kompetenzen zum Thema Trauerarbeit erwerben und ausbauen
- Trauerarbeit im Team und Unternehmen implementieren

Inhalte:
- Selbstreflexion, persönliche Erfahrungen zum Thema Trauerarbeit
- Trauerarbeit im beruflichen Kontext, Möglichkeiten und Grenzen
- Trauerarbeit einst und jetzt
- Stufen der Trauer und Möglichkeiten der Begleitung
- Gelingende Kommunikation und Trauerbegleitung
- Ressourcenerhebung mittels Fragebogen
- Von der Auswertung des Fragebogens hin zur gelingenden Umsetzung
- Von der Idee zur Konzeptentwicklung
- Projekt- und Ablaufplan für die Einrichtung, Station usw. erstellen
- Evaluierungsmaßnahmen festlegen

Projektbegleitung und Teamcoaching zum Thema sind möglich!

Referentin: Lore Wehner, M.A.
Autorin, Coach, Geragogin, Moderatorin, Mediatorin, Trainerin, Supervisorin und Unternehmensberaterin

Kontakt:
http://www.lorewehner.at
info@lorewehner.at
Mobil: +43 664 23 30 692

Reflexionsfragebogen

Dieser Fragebogen soll für Sie und Ihre Institution den Ist-Stand erheben, aber auch Bereiche aufzeigen, wo Veränderungs- oder Handlungsbedarf besteht, sowie Ihren Wunschzustand oder Ihre Vision.

1. In welcher Institution arbeiten Sie?
- Betreutes Wohnen
- Betreubares Wohnen
- Tageszentrum
- Altenheim und/oder Pflegeheim
- Geriatriezentrum
- Hospiz
- Krankenhaus
- Andere Form der Institution:

2. Quantitative Erfassung
- Anzahl der Bewohner insgesamt:
- Anzahl der ehrenamtlichen Mitarbeiter:
- Wie viele Mitarbeiter beschäftigt Ihre Institution?
- Wie viele Stationen/Wohn- oder Lebensbereiche beherbergt Ihre Institution?
- Wie viele Bewohner leben mit diagnostizierter Demenz in Ihrer Institution?
- Wie lange ist die durchschnittliche Verweildauer der Bewohner in Ihrer Institution?

3. Trauerarbeit
- Für welche Berufsgruppen und Menschen in Ihrer Institution ist Trauerarbeit ein Thema?
- Für welche Berufsgruppen und Menschen in Ihrer Institution ist Trauerarbeit kein Thema?
- Zum Aufgabengebiet welcher Berufsgruppen in Ihrer Institution gehört für Sie die aktive Trauerarbeit?

Praktische Trauerarbeit
Welche Möglichkeiten für allgemeine Trauerrituale und Trauerarbeit gibt es in Ihrer Institution?
- Für Bewohner?
- Für Mitarbeiter?
- Für Angehörige?

Welche Möglichkeiten für Trauerarbeit bei Todesfall gibt es in Ihrer Institution?
- Für Bewohner?
- Für Mitarbeiter?
- Für Angehörige?

Trauerarbeit ist ein Prozess, welcher von unterschiedlich langer Dauer sein kann. Welche Form der Trauerarbeit gibt es in Ihrer Institution, um Angehörige, Mitarbeiter usw. in ihrer Trauer über einen längeren Zeitraum begleiten zu können?
Betrachten Sie den Jahreskreis – was bieten Sie an, wann und warum?

4. Visionen

Sie haben den Fragebogen nun ausgefüllt und vielleicht erkannt, was in Ihrer Institution in Bezug auf Trauerarbeit verbessert werden könnte. Welche Ideen haben Sie und was werden Sie umsetzen?

- ... in den nächsten drei Monaten? (Kurzfristige Ziele)
- ... in den nächsten sechs Monaten? (Mittelfristige Ziele)
- ... innerhalb eines Jahres? (Langfristige Ziele)
- Ziele – was wollen Sie mit aktiver Trauerarbeit und neuen Angeboten erreichen?

Sterbebegleitung aus persönlicher Sicht

E. Schnabl

Woher kommen wir? Wohin gehen wir?

Mit diesen Fragen bin ich ganz stark in meinem Leben, aber auch in meiner Arbeit gefordert.

Woher ich komme, weiß ich. Wohin ich gehe, darauf gibt es keine Antwort, und das ist gut so.

Etwas aber habe ich erfahren dürfen: Welch großartige Bedeutung es für mich hat, mein Leben so zu gestalten, wie es für mich gut ist.

Diese Erfahrung hat mich vor 16 Jahren in die Lebenshilfe nach Söding in das Haus 3 gebracht. Dort durfte ich zehn Jahre lang am Alltagsgeschehen von 25 Bewohnern teilnehmen. Ich bin in dieses Geschehen hineingewachsen.

Dieser Alltag, dieses Leben beinhaltet so vieles. Auch alt werden, krank werden und sterben gehören dazu.

Damals war das Thema „Tod" für mich in weiter Ferne, ich hab es verdrängt, habe es weit weggeschoben. Doch in diesem Wohnhaus hat es mich eingeholt. Ich wurde damit konfrontiert und musste lernen damit umzugehen. Wie schmerzvoll es ist, wie weh es tut, einen Menschen zu verlieren, ihm sogar noch zu sagen, er möge jetzt loslassen.

Hat man doch in all dieser Zeit eine Beziehung aufgebaut. Man war da, wenn man gebraucht wurde, man hat unterstützt, wo Hilfe gebraucht wurde, und man hat miteinander Freude geteilt.

Doch in all diesem Schmerz und der Trauer, war immer ein ganz besonderes Team da, um einen aufzufangen und zu trösten.

Rituale des gemeinsamen Verabschiedens fanden statt. Ein Bild des Verstorbenen wurde aufgestellt, Kerzen angezündet und eine Gedenkfeier fand statt.

In dieser Zeit wurde viel über diese Person gesprochen, geweint, aber auch gelacht.

Seit sechs Jahren arbeite ich im Wohnhaus am Rosenhain. Auch da durfte ich Menschen in der letzten Phase ihres Lebens begleiten. Inzwischen hat das Thema für mich etwas sehr Stimmiges. Denn der Tod gehört zum Leben dazu.

Ich nehme an ...

Ich akzeptiere ...

Ich lasse los ...

Tröstende Sprüche

» Und meine Seele spannte
   weit ihre Flügel aus,
   flog durch die stillen Lande
   als flöge sie nach Haus …
   Joseph von Eichendorff

» Was ein Mensch an Gutem
   in die Welt hinausgibt,
   geht nicht verloren.
   Albert Schweitzer

» Wenn wir aus dieser Welt durch Sterben uns begeben,
   so lassen wir den Ort, wir lassen nicht das Leben.
   Nikolaus Lenau

» Wenn Dir jemand erzählt,
   dass die Seele mit dem Körper zusammen vergeht
   und dass das, was einmal tot ist, niemals wiederkommt,
   so sage ihm: Die Blume geht zugrunde,
   aber der Same bleibt zurück und liegt vor uns,
   geheimnisvoll, wie die Ewigkeit des Lebens.
   Khalil Gibran

» Ihr, die ihr mich so geliebt habt,
   seht nicht auf das Leben, das ich beendet habe,
   sondern auf das, welches ich beginne.
   Aurelius Augustinus

» Die Hoffnung ist wie ein Sonnenstrahl, der in ein trauriges Herz dringt.
   Öffne es weit und lass sie hinein.
   Friedrich Hebbel

» Wenn durch einen Menschen
   ein wenig mehr Liebe und Güte,
   ein wenig mehr Licht und Wahrheit in der Welt war,
   hat sein Leben einen Sinn gehabt.
   Alfred Delp

» Was wir ausstrahlen in die Welt,
   die Wellen, die von unserem Sein ausgehen,
   das ist es, was von uns bleiben wird,
   wenn unser Sein längst dahingegangen ist.
   Viktor E. Frankl

» Das kostbarste Vermächtnis eines Menschen ist die Spur, die seine Liebe in unseren Herzen zurückgelassen hat.
Vinzenz Erath

Lebens- und Trauermärchen für Erwachsene

Ein Leben am Fluss der Zeit

L. Wehner

An einem wunderschönen Fluss voll Lebendigkeit, voller Farben, Düfte, Gerüchen, wunderbaren Geräuschen, umgeben von Schilf und Bergen saß auf einem Felsen ein junger Mann und beobachtete die Fische, die an ihm vorbeischwammen.

„Ach, Fische", sprach der junge Mann, „könnte ich doch mit euch schwimmen und lebendig sein wie ihr." Die Fische waren ganz erstaunt und sprachen: „Das kannst du doch, komm mit uns!"

Doch der junge Mann antwortete traurig: „Unsichtbare Fesseln halten mich gefangen." „Welche?", fragten die Fische neugierig. Da antwortete der junge Mann: „Fesseln wie Verantwortung, Verpflichtung, Versorgen, ..." „Schade", sagten die Fische, „dass dich diese Fesseln festhalten" und schwammen weiter.

Jeden Tag kam der junge Mann zum Fluss, setzte sich auf seinen Felsen und träumte sein Leben.

Da kam ein wunderschöner Reiher daherstolziert und entdeckte den jungen Mann auf seinem Felsen sitzen und träumen.

„Warum bist du so traurig?", fragte der Reiher. Wieder antwortete der junge Mann: „Ach, könnte ich doch mit dir fliegen ..." „Warum tust du es nicht?", fragte der Reiher erstaunt.

„Unsichtbare Fesseln halten mich gefangen." „Fesseln?", fragte der Reiher. „Diese Fesseln sind in deinem Kopf. Du hast sie dir selbst auferlegt und dich hier wie ein Vogel in einen Käfig gesperrt. Ich wünsche dir, dass du deine Fesseln ablegen kannst und fliegen kannst wie ein Vogel!" Der Reiher wanderte ein Stück weiter. Dann flog er davon.

Am nächsten Tag saß der junge Mann wieder am Fluss. Ein Fischerboot glitt langsam den Fluss hinunter. Die Fischer sahen den jungen Mann am Felsen sitzen und fragten ihn: „Warum bist du traurig, junger Mann?" „Ach", seufzte dieser, „ich möchte so gerne mit euch den Fluss entlangfahren." „Dann komm doch mit uns", riefen die Fischer.

„Nein, ich kann nicht", rief der junge Mann, „unsichtbare Fessel halten mich gefangen."

„Dann mach's gut", riefen die Fischer, „irgendwann wirst du deine Fesseln in Liebe lösen können, dann wirst du mit uns kommen!"

Viel Wasser floss den Fluss hinunter, tausende Male ging die Sonne auf und wieder unter und jeden Tag ging der Mann zum Fluss und träumte sein Leben.

Eines Tages kamen wieder Fischer an seinem Felsen vorbei.

Sie riefen: „Alter Mann, warum sitzt du so traurig auf deinem Felsen?". Erschrocken starrte der Mann ins Wasser und sah zum ersten Mal sein Spiegelbild. Er erkannte, dass er der alte Mann war, dessen Bild sich im Wasser spiegelte.

Die Fischer riefen: „Komm doch mit uns, alter Mann." „Ach", seufzte dieser, „nun ist es zu spät. Ich habe mein Leben lang auf diesem Felsen gesessen und habe auf das Leben gewartet. Zu spät muss ich erkennen: das Leben war in mir, ich habe es erst jetzt erkannt, wo ich alt bin. Dabei hätte ich nur von meinem Felsen steigen müssen und schon hätte ich die Lebendigkeit, dass Leben in mir gespürt." Da verabschiedeten sich die Fischer und fuhren flussabwärts.

Der alte Mann setzte sich auf seinen Felsen und weinte bitterlich. Er sah im Wasser des Flusses sein Leben noch einmal vorbeiziehen und schlief mit den Gedanken ein: „Ach, hätte ich doch gelebt …"

Doch kaum war er eingeschlafen, spürte er einen Lufthauch. Als er aufsah, blickte er einem wunderschönen Reiher ins Gesicht. „Erkennst du mich wieder?", fragte dieser. „Ja", sagte der alte Mann, „mit dir wollte ich fliegen." „Nun kannst du mit mir fliegen", sagte der Reiher, „es dauert nicht mehr lange."

So schlief der alte Mann unter dem Sternenhimmel ein und träumte vom Fliegen, von den Fischen und von der Fahrt mit den Fischern flussabwärts.

Wellen kamen, umspülten den Körper des Mannes und nahmen ihn mit auf eine lange wunderschöne Reise. Die Reise führte ihn mit den Fischen flussabwärts, vorbei an hohen Bergen und grünen Tälern. Mit den Fischen spürte er die Lebendigkeit des Wassers und er erhob sich mit dem Reiher hoch in die Luft und spürte das Leben des Windes an seinem Körper. Er fühlte sich frei und geborgen auf seiner wunderbaren Reise.

Loslassen

Ein buddhistisches Märchen

Zwei Mönche waren auf der Wanderschaft. Eines Tages erreichten sie einen Fluss und sahen am Ufer eine hübsche, junge Frau stehen. Sie trug wunderschöne Kleider, die bis an den Boden reichten. Sie wollte über den Fluss, wusste aber nicht, wie sie ihn überqueren sollte, ohne ihr schönes Gewand zu beschädigen.

Einer der Mönche kam auf sie zu, hob sie auf seine Schultern und watete mit ihr durch den Fluss. Der andere folgte den beiden. Die junge Frau bedankte sich für die Hilfe und die beiden Mönche zogen ihres Weges.

Es herrschte langes Schweigen. Erst nach vielen Meilen hielt es ein Mönch nicht mehr aus und fragte: „Wieso hast du die Frau über das Wasser getragen? Du weißt, dass wir keinen engen Kontakt zu Frauen haben dürfen, du aber hast sie auf deine Schultern gehoben und bist mit ihr durch den Fluss gegangen. Wie konntest du gegen unser Gelübde verstoßen?"

Der andere Mönch hörte sich die Vorwürfe an. Dann antwortete er ruhig: „Ich habe das Mädchen schon vor vielen Stunden am Rande des Flusses abgesetzt und zurückgelassen. Warum trägst du sie immer noch mit dir herum?"

Wenn eine Frau ein Kind verliert ...

S. Mörz

Zwei Welten soll es geben, die Welt des Himmels und die Welt der Erde.

Seit jeher war der Himmel der mächtigere, der größere und der stärkere gewesen. Doch die Erde war nie bereit gewesen, dies zu akzeptieren. Sie lehnte sich auf gegen den Himmel. Sie wuchs ihm entgegen, schickte ihre Pflanzen nach oben, ließ Berge wachsen und beauftragte sogar das Meer, dem Himmel immer wieder entgegen zu stoßen. Doch nichts von alledem wollte den Himmel erschüttern.

Vor Wut und Eifersucht bebte die Erde und ließ seine Berge Feuer spucken, auf dass der Himmel verbrenne. Doch der unverletzte Himmel versuchte nur, die Erde zu besänftigen. Das erzürnte die Erde nur noch mehr. So entschied sie sich dazu, dem Himmel alles zu nehmen, was er hatte – seine Geschöpfe.

Abermilliarden Seelen lebten glücklich und furchtlos im Himmel, bis zu dem Zeitpunkt, an welchem die Erde ihre gefährlichste Waffe erfand – den Leib. Denn kein Leib konnte existieren, ohne eine Seele. Jeder Leib, der auf der Erde entstand, sog dem Himmel eine Seele weg. Und diese Seelen sollten für ein Jahrhundert in den Körpern gefangen sein.

Und die Seelen lebten unglücklich auf der Erde, gefangen in Leibern, die ihnen nicht entsprachen. Manche Seelen waren jedoch zu schwach und so holte der Himmel sie frühzeitig zurück. Und das tat er auf folgende Weise:

Im Himmel lebten unzählige unterschiedliche Seelen, große und kleine, starke und schwache. Und die stärksten jener Seelen machte er zu seinen Kriegerinnen. Sie sollten die schwachen Seelen retten, so dass sie nicht auf der Erde vergaßen, dass es einen Himmel gab und so an Hoffnungslosigkeit erloschen.

Jene Kriegerinnen schickte er also in die Körper, welche die Erde erschuf. Der Himmel achtete darauf, dass seine Kriegerinnen stark und widerstandsfähig waren. Und jene Kriegerinnen hatten die Aufgabe, die Seelen, die ihr Dasein auf der Erde nicht verkraften würden, wieder hinaufzuschicken in den Himmel. Jene Aufgabe bedeutete Schmerzen, Tränen und Leid.

Denn in ihren Körpern hatten sich neue Körper entwickelt, in welchen eine Seele des Himmels hineingesogen wurde. Und jene Seelen wieder in den Himmel zu schicken bedeutete, einen Teil seines Selbst davon zu schicken. Und so fühlten sich jene Kriegerinnen, als hätten sie einen Teil ihrer Seele verloren.

Doch der Himmel hatte seine starken Seelen sorgfältig gewählt – die Kriegerinnen blieben stark, standhaft und schön und erhielten einen noch stärkeren Charakter, als sie ohnehin schon zu dem Zeitpunkt hatten, an welchem sie den Himmel verlassen hatten.

Und als die Erde dann ihres bösen Spiels müde wurde, hörte sie auf, Körper zu erschaffen, die Bäume und Berge wachsen zu lassen und Feuer zu spucken. Schließlich brach sie in sich zusammen und alle Seelen waren befreit und konnten zurückkehren in den Himmel.

Und dort wurden die Kriegerinnen gefeiert. Sie waren die Helden. Sie hatten einen Teil ihrer selbst geopfert, um den schwachen Seelen zu helfen. Sie hatten nicht nur ihre Stärke bewiesen, sondern sie auch noch intensiviert.

Niemand im Himmel würde jemals annähernd so viel Kraft aufweisen können, wie jene Kriegerinnen. Denn niemand außer ihnen hatte jemals erfahren, wie es war, ein Stück seiner selbst zu verlieren und trotzdem weiterzuleben, als wäre man ganz.

Text von Frédérick Leboyer

Aus: Leboyer F (2007) Sanfte Hände, 24. Auflage, Kösel, München

» Berührt, gestreichelt und massiert werden,
das ist Nahrung für das Kind.
Nahrung, die genauso wichtig ist
wie Mineralien, Vitamine und Proteine.
Nahrung, die Liebe ist.
Wenn ein Kind sie entbehren muss,
will es lieber sterben.
Und nicht selten stirbt es wirklich.

Hilfreiche Märchen für Kinder

N. Prähauser

- **Das junge, mutige Hasenkind**
Es war einmal …
… vor langer Zeit, in einem schönen, grünen Wald. Dort gab es eine Lichtung und dort lebte Familie Hase. Vater Hase, Mutter Hase und fünf kleine, neugierige, kecke Hasenkinder. Sie wohnten friedlich in ihrem Hasenbau, tief unter der Erde, gut geschützt. So gut versteckt, dass kein Fuchs, kein Wolf und keine Eule sie jemals finden konnten.

Es war ein warmer, sonniger Frühlingstag. Es duftete nach Maiglöckchen, frischem Moos und jungem Gras und die Hasenkinder waren schon ganz aufgeregt endlich, nach oben an die Lichtung zu kommen. Endlich öffneten Mutter und Vater Hase die Tür nach draußen. Bevor die fünf Hasenkinder nach draußen stürmen konnten, sprach der Hasenvater mit ernstem Ton: „Meine lieben Hasenkinder, seid achtsam und auf der Hut. Auch wenn euch die Frühlingsluft lockt, die Gefahr lauert überall – der Fuchs im Gebüsch, der Wolf im Wald und die Eule hoch oben in den Bäumen. Habt eure Augen stets offen und lauft nicht zu weit vom Hasenbau fort!"

Die Hasenkinder antworteten übermütig: „Ja, ja, Vater und Mutter. Das wissen wir schon, wir passen schon auf uns auf!" Das letzte Wort gesprochen hoppelten sie aufgeregt auf die Lichtung hinaus. Sie tobten, hüpften und lachten. Nach einiger Zeit kamen die fünf Hasenkinder auf die Idee Verstecken zu spielen. Das älteste Hasenkind hielt sich die Augen zu und zählte. Das jüngste Hasenkind sprach noch schnell: „Vergesst nicht, was wir Mutter und Vater versprochen haben! Wir müssen achtsam sein!" Doch die anderen Hasenkinder hörten es nicht mehr und suchten schon eifrig ein Versteck. Der kleine übermütige Hasenmatz wollte wieder einmal das beste Versteck finden und so hüpfte er immer tiefer in den Wald hinein.

Dort beobachtete schon länger der Fuchs das lustige Spiel der Hasenkinder. Er sah den kleinen Hasenmatz direkt auf sich zuhoppeln. Da versteckte sich der Fuchs listig im Gebüsch. Hasenmatz war so stolz auf sich so mutig zu sein, sich im Wald zu verstecken. Das jüngste Hasenkind beobachte den kecken Hasenmatz und witterte die Gefahr. Es lief und rief hinter ihm her: „Stopp, du läufst in Gefahr!" Doch da war es schon zu spät. Der listige Fuchs hatte sich den Hasenmatz geschnappt und ihn mit sich genommen. Erstarrt blieb das jüngste Hasenkind stehen und sah den Fuchs wie versteinert hinterher. Es konnte sich nicht mehr bewegen vor Angst. Nach einiger Zeit, es selbst wusste nicht, wie viel Zeit vergangen war, hörte es die anderen Hasenkinder seinen Namen rufen. Auch Mutter und Vater Hase suchten schon aufgeregt nach Hasenmatz und dem jüngsten Hasenkind. Da entdeckten sie das erstarrte jüngste Häslein. Sie fragten es nach Hasenmatz, doch dem jüngsten Häschen blieb die Sprache versagt. Es schüttelte nur den Kopf und kleine Tränchen flossen über seine Wangen. Vater Hase, Mutter Hase und die anderen Hasenkinder suchten noch vergeblich nach Hasenmatz.

Zurück im Hasenbau war die Traurigkeit groß. Das jüngste Hasenkind trank nicht mehr und aß nicht mehr. Es schlief auf Hasenmatz' Schlafplatz und das nun tage- und nächtelang. Große Sorgen hatten Vater und Mutter Hase nun um das jüngste Hasenkind. Es halfen kein Liedchen und kein Spaß. Kein Sonnenstrahl konnte es nach draußen locken und selbst Mutter Hases beste Karottensuppe wollte ihm nicht schmecken. Obwohl alle auch um Hasenmatz trauerten, so mussten sie das jüngste Hasenkind wieder zurückgewinnen. Sie überlegten, sie grübelten, sie fragten Freunde um Rat. Doch keine Lösung wollte sich finden.

Eines Tages, das jüngste Häschen war schon schwächlich, verschmähte es wieder einmal Mutter Hases Kohlblatteintopf. Die anderen drei Hasengeschwister spielten auf der Lichtung und das jüngste Häschen hörte sie dabei. Plötzlich rief das älteste Hasenkind: „Achtung, Achtung dort kommt der Fuchs!". Das jüngste Häschen hörte die Hilferufe seines Geschwisterchens, nahm allen Mut zusammen und hoppelte so schnell es nur konnte aus dem Bau hinaus. Es rannte zu seinen Geschwistern, stellte sich vor sie, breitete schützend seine Arme aus und schrie: „Wage es nicht, meinen anderen Geschwistern auch nur ein Haar zu krümmen. Ich rufe meinen Freund, den Bären, zu Hilfe!" Das letzte Wort kaum ausgesprochen drehte sich der listige Fuchs um und sprach: „Mit dem großen Bären möchte ich lieber nichts zu tun haben!", und verschwand so schnell wie er gekommen war!

Die Hasengeschwister rannten zum jüngsten Hasenkind, umarmten es und sprachen: „Du hast uns gerettet! Du bist so mutig. Doch sag', seit wann ist denn der große Bär dein Freund?" Das kleine Hasenkind antwortete: „Ich wollte nicht noch jemanden von euch verlieren! Da fiel mir nur ein, dass der Fuchs nur vor einem Angst hatte, vor dem großen Bären!" Die Hasenkinder umarmten sich glücklich und das jüngste Hasenkind sprach: „Los kommt, ich habe riesigen Hunger! Mutter hat gerade Karottensuppe gekocht und die duftet so gut!" Da rannten alle vier so schnell sie konnten zu Mutter Hase und aßen hungrig die Karottensuppe.

Von diesem Tag an achteten die jungen Hasenkinder gut aufeinander, denn sie wussten: „Gemeinsam sind wir stark und auch ein starker Fuchs kann uns nichts anhaben, wenn wir zusammenhalten." Dem jüngsten Hasenkind ging es von diesem Tag an wieder gut. Es konnte lachen, spielen, verstecken spielen und mit seinen Geschwistern toben. Es konnte einfach wieder glücklich sein. Und das Essen von Mama Hase schmeckte von diesem Tag an so gut wie nie zuvor.

- **Der alte Bienenstock**

Wenn du einmal eine Blumenwiese findest, wo du auch Bienen summen hörst, wo du siehst, wie diese von Blume zu Blume fliegen, als würden sie tanzen, dann sieh doch mal genauer hin. Vielleicht findest du dort einen großen Stein, der eigentlich kein Stein ist. Sondern Sand, Erde und Staub – verklebt zu einem Stein. Hast du so etwas schon mal geseh'n? Weißt du auch was das ist? Nein, dann hör gut zu, denn das war so:

Es war einmal auf einer Wiese, einer großen Blumenwiese. Dort stand ein großer Bienenstock. Es war der größte, schönste und prächtigste Bienenstock, den es weit und breit gab. Dort lebten viele Millionen fleißige Bienen. Einige von ihnen sammelten täglich mehr Honig als sie tragen konnten, andere bauten und vergrößerten ihren Stock Tag und Nacht. Sie waren alle gerne fleißig. Denn sie taten alles für ihre Königin. Es war eine gütige, großzügige und kluge Königin. Sie liebte ihr Volk und zeigte es ihm täglich, indem sie ihnen viel Nahrung ließ. Sie schuf ein großes Heer, welches den Stock vor Angreifern schützte, und sie wusste, wo die Blumen blühten, welche den nahrhaftesten Nektar gaben.

Das Volk liebte seine Königin und dankte ihr mit dem wertvollsten Gelee Royal, das es weit und breit gab.

In diesem Bienenstock waren alle glücklich und zufrieden.

Doch die Königin wurde älter und schwächer. Das Alter machte auch vor ihr nicht Halt. Sie spürte, dass ihr Ende nahe war und betraute ihre Nachfolgerin mit allen königlichen Tugenden. Dann starb die Königin. Das Volk war traurig. Die Sammlerinnen konnten keine Blumen mehr finden, die Arbeiterinnen konnten keine Waben mehr bauen und das Heer war müde geworden. Die neue Königin wusste, dass sie eine schwere Nachkommenschaft hatte. Doch auch sie war klug, wie ihre Mutter. Um ihrem Volk wieder neuen Lebensmut zu geben hatte sie eine Idee. Sie befahl allen Bienen, egal ob Sammlerin, Arbeiterin oder Soldat, Sand, Erde und Staub zu sammeln um anschließend damit den Bienenstock vollkommen zu umhüllen.

Als die Bienen diesen Auftrag ausgeführt hatten, sprach die neue Königin: „Mein liebes Volk! Ihr habt nun alle, mit vereinten Kräften, eurer geliebten Königin ein Denkmal gesetzt. Wir werden nun diesen, ihren, Bienenstock verlassen und uns eine neue Heimat schaffen. Dieser versteinerte Bienenstock wird uns alle immer an unsere geliebte Königin erinnern."

Da verließen alle Bienen – Sammlerinnen, Arbeiterinnen, Soldaten und die neue Königin – den alten Bienenstock und suchten sich einen alten, morschen Baumstumpf. Dort begannen nun die Arbeiterinnen neue Waben zu bauen, die Sammlerinnen neuen, besten Nektar zu sammeln und die Soldaten achteten gut darauf, dass allen Bienen kein Leid geschah.

Die neue Königin aber wählte einen Platz für ihre neue Heimat, von wo aus der alte, nun versteinerte Bienenstock stets zu sehen war. Das Volk arbeitete nun auch wieder gerne für die neue Königin.

Und wenn du einen solchen versteinerten Bienenstock gefunden hast, dann warte auf eine Biene und du wirst sehen, dass sie beim Überfliegen leicht ihr Köpfchen neigt.

■ **Der Staub der Traurigkeit**

Es war einmal …

… in einem fernen Land. Dort lebten Rosani und Paff, zwei kleine Elfenkinder. Sie waren gleich alt und beglückten ihre Eltern stets mit doppelter Lebensfreude.

Sie lebten gemeinsam in einem Häuschen auf der großen Blumenwiese unter dem Regenbogen. Sie lebten dort nicht alleine, sondern teilten sich diese schöne Welt mit vielen anderen Elfen.

Jeder dort hatte eine eigene Aufgabe. Der Vater von Rosani und Paff hatte die Aufgabe, die Blumen von Staubkörnern zu befreien. Das war eine wichtige Aufgabe, denn mit jedem Staubkorn, das er von den Blütenblättern fegte, glänzte ein Elfenflügel heller. Und je heller die Flügelchen aller Elfen glänzten, umso leichter konnten sie fliegen und glücklich sein. Rosani und Paff begleiteten ihren Vater oft bei der Arbeit, während Mutter das Häuschen sauber hielt, Essen zubereitete und für saubere Wäsche sorgte.

Eines Tages wurde Vater krank. Er musste das Bett hüten und litt an hohem Fieber. Mutter kochte täglich stärkende Süppchen und Rosani und Paff versuchten Vaters Gemüt mit Späßen aufzuheitern. Doch das Fieber wollte nicht vergehen und Vater schwächelte immer mehr. Mutter, Rosani und Paff sorgten sich sehr um ihn. Trotz der guten Pflege von Mutter gewann die

Krankheit und Vater starb. Er schloss die Augen, während er Rosani, Paff und Mutter noch ein letztes Lächeln schenkte. Dann verblassten seine Flügelchen sowie er selbst. Alles was blieb, war ein kleiner, grüner, glänzender Stein. Mutter nahm den Stein und legte ihn gemeinsam mit Rosani und Paff ins kleine Blumenbeet vorm Häuschen.

Es kam eine schwere Zeit. Mutter wurde von Tag zu Tag trauriger und ihr Herz immer schwerer. Sie konnte nicht mehr fliegen und das Lachen verschwand immer mehr aus dem Häuschen. Das machte auch Rosani und Paff sehr traurig. Der Regenbogen erschien ihnen immer blasser und ihnen selbst fiel das Fliegen auch immer schwerer. Doch auch alle anderen Elfen im Tal ereilte dasselbe Schicksal und schwere Traurigkeit erfüllte die kleine Welt.

Rosani nahm ihren Bruder Paff an der Hand, weinte und sprach: „Paff, was sollen wir nur machen? Ich fühle mich so schwer! Mutter lacht nicht mehr und alles wird immer blasser!" Paff drückte fest Rosanis Hand und antwortete: „Rosani, es geht mir nicht anders. Ich ertrage es nicht mehr Mutter weinen zu seh'n! Komm, geh'n wir zu den Blumen." Paff und Rosani hielten einander fest an den Händen und gingen betrübt zu den Blumen. Als sie dort ankamen, rief Rosani: „Paff, die Blumen! Sieh nur! So viel Staub liegt auf ihren Blumenblättern! Wir müssen sie wieder sauber machen!". Da antwortetet Paff: „Rosani, du hast recht! Wir machen es unserem Vater gleich. Wir fangen gleich damit an!" Und emsig, so emsig kleine Elfenhände nur sein konnten, begannen Rosani und Paff die Blüten von ihrem Staub zu befreien.

Mit jedem Blütenblatt fühlten sie sich leichter und glücklicher. Sie dachten an ihren Vater und daran, wie gerne und gut er diese Arbeit stets verrichtet hatte, und lächelten beide dabei. Als die Sonne unterging, fühlten sie sich beide wieder so leicht, dass sie fliegen konnten – bis nach Hause! Mutter wartete schon am Gartentor auf sie und sie lächelte. Auch ihre Flügelchen glänzten wieder. Sie nahm ihre zwei Elfenkinder in den Arm, drückte sie ganz fest und sprach: „Rosani! Paff! Ihr habt mich, ihr habt euch, ihr habt uns alle gerettet! Seht nur, wie es überall glitzert und funkelt. Das sind die Flügelchen aller anderen Elfen. Hört ihr das Lachen? Sie sind wieder fröhlich, sie können wieder glücklich sein, sowie ihr zwei, sowie auch ich!"

Sich an den Händen haltend flogen Rosani und Paff mit Mutter zum grünen Stein ihres Vaters. Sie fegten auch ihn vom traurigen Staub frei und erfreuten sich am neuen, wunderschönen Glanz.

Gemeinsam haben sich Rosani und Paff die Kraft gegeben, ihre Mutter und auch alle anderen Elfen vom traurigen Staub zu befreien. Gemeinsam haben sie es geschafft, wieder fliegen und lachen zu können.

Literaturempfehlungen

- **Literaturempfehlungen für Kinder**
- Eckardt JJ (2005) Wohnst du jetzt im Himmel? Ein Abschieds- und Erinnerungsbuch für trauernde Kinder. Gütersloher, Gütersloh
- Snunit M, Golomb N, Pressler M (2006) Der Seelenvogel. Carlsen, Hamburg
- Trabert G (2008) Als der Mond vor die Sonne trat. Trabert, Mainz

- **Literaturempfehlungen für Jugendliche**
- Erlbruch W (2007) Ente, Tod und Tulpe. Antje Kunstmann, München
- Gaarder J, Haefs G (2007) Das Orangenmädchen. DTV, München

- Härtling P, Knorr P (2001) Jakob hinter der blauen Tür. Roman für Kinder. Beltz & Gelberg, Weinheim

- **Literaturempfehlungen für Erwachsene**
- Höglinger A (2010) Loslassen ohne zu vergessen. Zehn Schritte bei Abschied und Trennung. Höglinger, Linz
- Kachler R (2012) Was bei Trauer gut tut. Hilfe für schwere Stunden. Kreuz, Freiburg
- Kast V (2011) Lebenskrisen werden Lebenschancen. Wendepunkte des Lebens aktiv gestalten. Herder, Freiburg
- Kast V (2012) Sich einlassen und loslassen. Neue Lebensmöglichkeiten bei Trauer und Trennung. Herder, Freiburg

192

Stichwortverzeichnis

A

Abschied 82, 103, 173
Abschiednehmen 33, 66, 84, 125
Aktivierung 84
Aktivierungsfachfrau HF 10
Aktivierungstherapie 14
Aktivierungstrainer 79
Akutbetreuung von Kindern und
  Jugendlichen 119
Akzeptanz 178
Altenheim 74, 76
Andacht 99
Angehörige 8, 12, 15, 47, 68, 170
– Bedürfnisse 48
– Gesprächsrunden 48
– Selbsthilfegruppen 48
– Trauerbegleitung 47
– Treffen 48
Angehörigenberatung 170
Angehörigennachmittag 70
Angst 12, 175
– vor Abhängigkeit 13
– vor dem Alleinsein 13
– vor Schmerzen 13
– zur Last zu fallen 13
Ängste Sterbender 12
Appellohr 19
Aromatherapie 29
Atmosphäre 68
Auditive Stimulation 29
Aufarbeitung 38
Auferstehung 96, 100
Aufmerksamkeit 22
Augen 30
Aushalten-Können 69
Aussöhnung 34, 36, 38, 75
Autonomie 13

B

Barmherzigkeit 96
Basale Stimulation 14, 22
Bedürfnisebenen nach Maslow 9
Bedürfnisse Sterbender 7
Beerdigung 88
Begleitdokumentation 155
Begleitungsprozess 78
Begräbnis 77
Begräbnisfeierlichkeiten 97
Berufsgruppen 6

Berührung 24
Berührung durch Klang 162
Bestattung
– Kulte 55
– Rituale 56
Bestattungspflicht 133
Bestattung von Stillgeborenen
  Kindern 133
Beziehung 182
Beziehungsohr 19
Biografie 23, 76
Biografische Trauerarbeit 49
Bio-psycho-soziales Modell 10
Blickkontakt 22
Brauchtum 40, 75
Buddhismus 57
Burnout 52

C

Christentum 55
Coaching 50

D

Demenz 170
Depression 6, 30
Dimension
– geistig-spirituelle 11
– körperliche 11
– psychisch-seelische 11
– soziale 12
Düfte 21, 28

E

Ehrlichkeit 8
Emotionen 171
Empathie 6, 13, 74, 164, 172
Empathische Trauerarbeit 91
Entschuldigung 35
Entspannung 158
Erinnerung 173
Erinnerungsarbeit 82
Erinnerungsbuch 66
Erlösung 99
Extremsituationen 69

F

Familie 80, 96, 113, 178
Familiengespräch 115
Familienorientierte Entlastungs-
  pflege 151
Familiensystem 113
Fehlgeburt 132
Fortbildung 134
Freiarbeit 149
Fürbitte 102

G

Gebet 10, 97, 98
Gehirn 171
Gehör 29, 160
Gemeinschaft 105
Geriatrische Einrichtungen 73
Geruchssinn 27
Geschmackssinn 27
Gesellschaft 6, 13, 40, 41, 178
Gesetze 74
Gestik 20
Getragensein 143
Glaube 75, 79, 96, 178
Glaubensbekenntnis 103
Gleichgewicht 25
Glückshormone 171
Gott 97, 99
Greifsinn 25
Grenzerfahrungen 132
Grundbedürfnisse 10

H

Hautkontakt 22
Herztonklangschale 165
Hilflosigkeit 44
Hinduismus 56
Hinterbliebene 80
Hoffnung 8
Hospiz 91
Hospizarbeit 7
Hospizbegleitung bei Stillgebore-
  nen Kindern 136
Hospizplattform 133
Humor 169, 171

Printed in the United States
By Bookmasters